el PROPÓSITO DEL YOGUI

UN PROGRAMA *para* **INTEGRAR LA PRÁCTICA** *y la* **SABIDURÍA DEL YOGA** *en* **TU VIDA COTIDIANA**

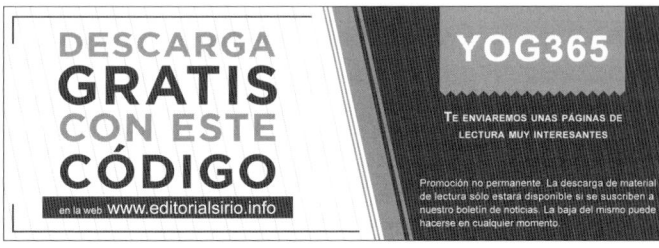

Título original: The Yogi Assignment
Traducido del inglés por Julia Fernández Treviño
Diseño de portada: Allison Meierding
Fotografía de portada: Agathe Padovani
Maquetación de interior: Toñi F. Castellón

© de la edición original
 2017, Kino MacGregor

 Publicado con autorización de Shambhala Publications Inc.
 www.shambhala.com

© de la presente edición
 EDITORIAL SIRIO, S.A.
 C/ Rosa de los Vientos, 64
 Pol. Ind. El Viso
 29006-Málaga
 España

www.editorialsirio.com
sirio@editorialsirio.com

I.S.B.N.: 978-84-17399-06-1
Depósito Legal: MA-1166-2018

Impreso en Imagraf Impresores, S. A.
c/ Nabucco, 14 D - Pol. Alameda
29006 - Málaga

Impreso en España

Puedes seguirnos en Facebook, Twitter, YouTube e Instagram.

Cualquier forma de reproducción, distribución, comunicación pública o transformación de esta obra solo puede ser realizada con la autorización de sus titulares, salvo excepción prevista por la ley. Diríjase a CEDRO (Centro Español de Derechos Reprográficos, www.cedro.org) si necesita fotocopiar o escanear algún fragmento de esta obra.

KINO MacGREGOR

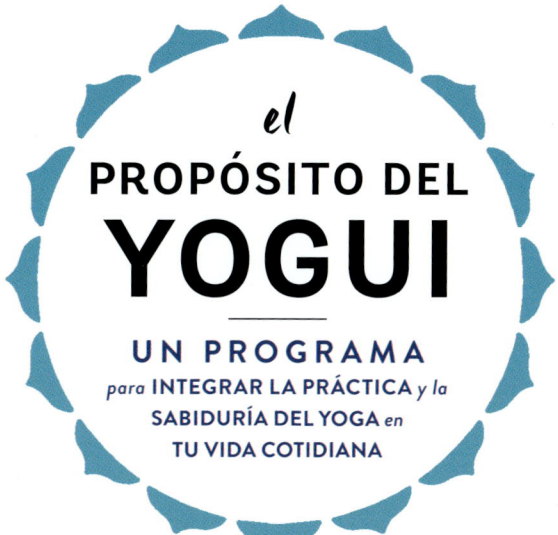

el
PROPÓSITO DEL
YOGUI

UN PROGRAMA
para **INTEGRAR LA PRÁCTICA** *y la*
SABIDURÍA DEL YOGA *en*
TU VIDA COTIDIANA

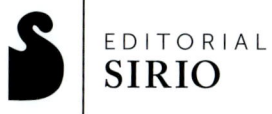

Editorial SIRIO

DEDICO ESTE LIBRO A TODOS AQUELLOS QUE SE ENTREGAN SINCERAMENTE A LA PRÁCTICA DE YOGA.

Yo creo en el yoga, pero lo más importante es que creo en *ti*. Tú perteneces a una generación de yoguis y estás cambiando el mundo. Este libro no hubiera sido posible sin ti.

Agradezco especialmente a mi mejor amiga, y mi cómplice en los desafíos de yoga que publico en Instagram, Kerri Verna. Muchos de vosotros probablemente la conoceréis como *Beach Yoga Girl* (la chica del yoga en la playa). Kerri, eres la yoguini más auténtica que he conocido jamás.

También quiero agradecer a la fotógrafa y cineasta de gran talento Agathe Padovani, que consigue que cualquier situación en cualquier lugar del mundo parezca hermosa. Todas las fotos del libro son el resultado de la mirada genial de Agathe para captar la belleza.

Tengo una infinita deuda de gratitud con mis maestros Shri R. Sharath Jois y Shri K. Pattabhi Jois; sin ellos nunca hubiera tenido la fuerza para dedicarme a esta práctica. Y también quiero expresar mi especial agradecimiento a Ajay Tokas, al que consulté muchas veces con urgencia para aclarar las dudas que me surgieron con los términos sánscritos.

Y por supuesto, mi gratitud constante a mi marido, Tim Feldmann, por el milagro de su amor incondicional por esta pequeña *bola de fuego* aficionada a las posturas sobre las manos que intenta infatigablemente superarse a sí misma. Me encontraría perdida sin mi madre, porque su energía ilimitada, su visión inteligente y su sentido del humor brillan siempre en los días lluviosos. Y mis respetos para mi padre, un hombre de corazón bondadoso que cultivaba orquídeas y criaba perros de raza doberman, y que me amó profundamente a lo largo de toda mi vida. Te echo de menos, papá, y te quiero más que al universo.

Índice

Introducción		13
Día 1	Calma · *Nirodah*	17
Día 2	Vulnerabilidad · *Arakshitah*	27
Día 3	El estado yóguico de higiene corporal · *Saucha*	35
Día 4	Elegir la satisfacción personal · *Santosha*	43
Día 5	No violencia · *Ahimsa*	51
Día 6	Paciencia · *Kshanti*	59
Día 7	Servicio altruista · *Seva*	65
Día 8	La mente ecuánime · *Upekshanam*	71
Día 9	La magia de la respiración · *Prana*	79
Día 10	Honradez y autenticidad · *Satya*	87
Día 11	Intención · *Sankalpa*	93
Día 12	Dirigir los sentidos · *Pratyahara*	99
Día 13	Fe inquebrantable · *Shraddha*	107
Día 14	Ser tu propio héroe/heroína · *Vira*	115
Día 15	Paz · *Shanti*	121
Día 16	Perdón · *Ksama*	129

Día 17	Ignorancia · *Avidya*	**135**
Día 18	Romper la cadena de *Samskara*	**143**
Día 19	Ser feliz · *Saumanasya*	**151**
Día 20	Amigos del yoga · *Sangha*	**159**
Día 21	Memoria · *Smrti*	**165**
Día 22	La aceptación del sufrimiento · *Tapas*	**173**
Día 23	La joya de la corona del amor · *Ratna*	**181**
Día 24	El espacio sagrado · *Mandir*	**189**
Día 25	Tú vales · *Purusa*	**197**
Día 26	El yoga como práctica personal · *Abhyasa*	**205**
Día 27	Dejarse llevar y confiar en Dios · *Vairagya*	**213**
Día 28	Obstáculos · *Arishadvargas*	**221**
Día 29	Ser fuerte · *Sthira*	**229**
Día 30	Buscar refugio en la protección divina · *Sharanam*	**237**

Glosario de posturas **244**

Acerca de la autora **255**

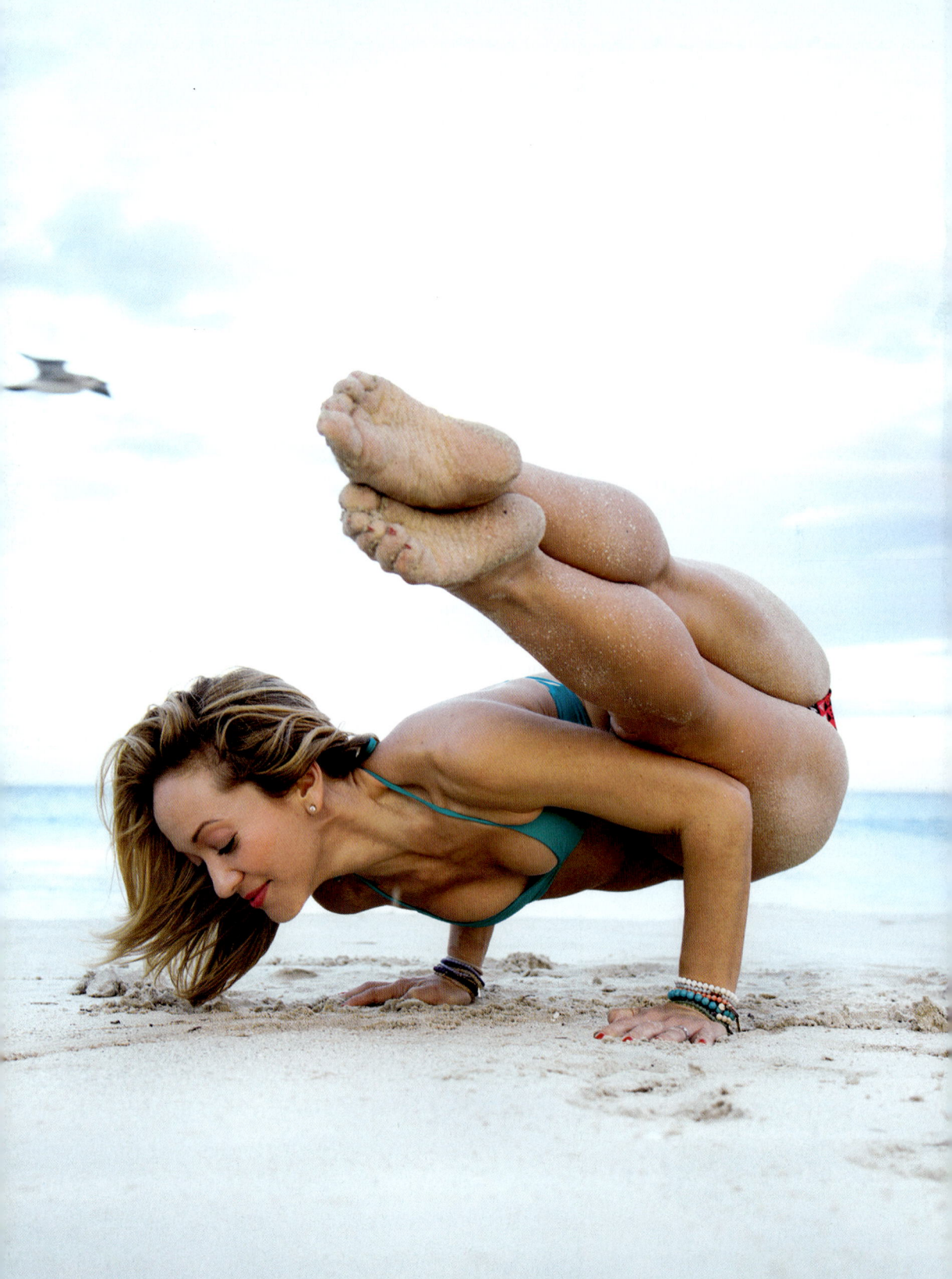

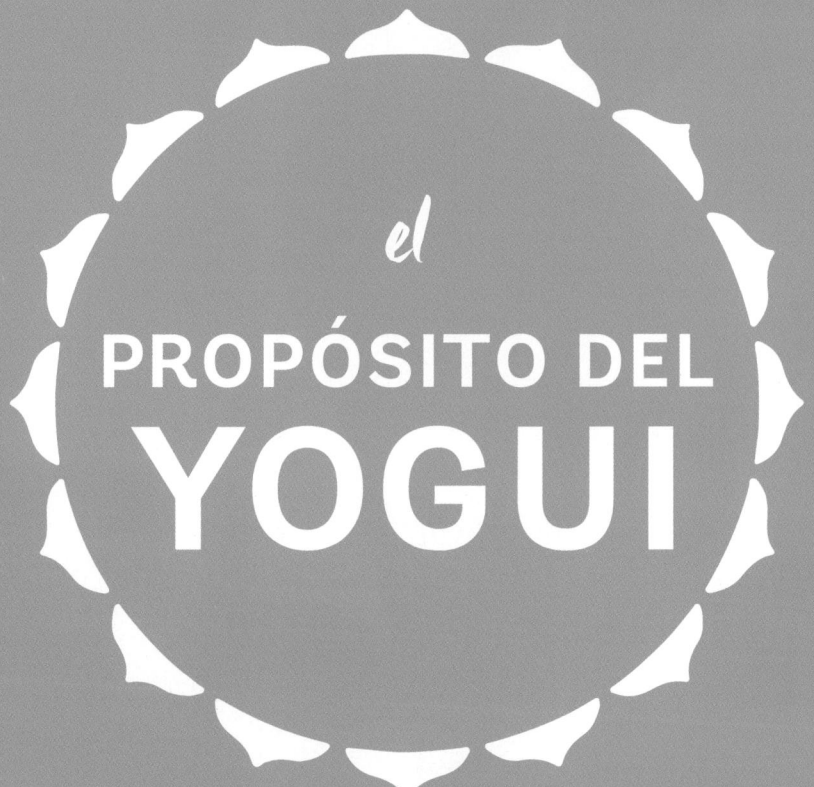

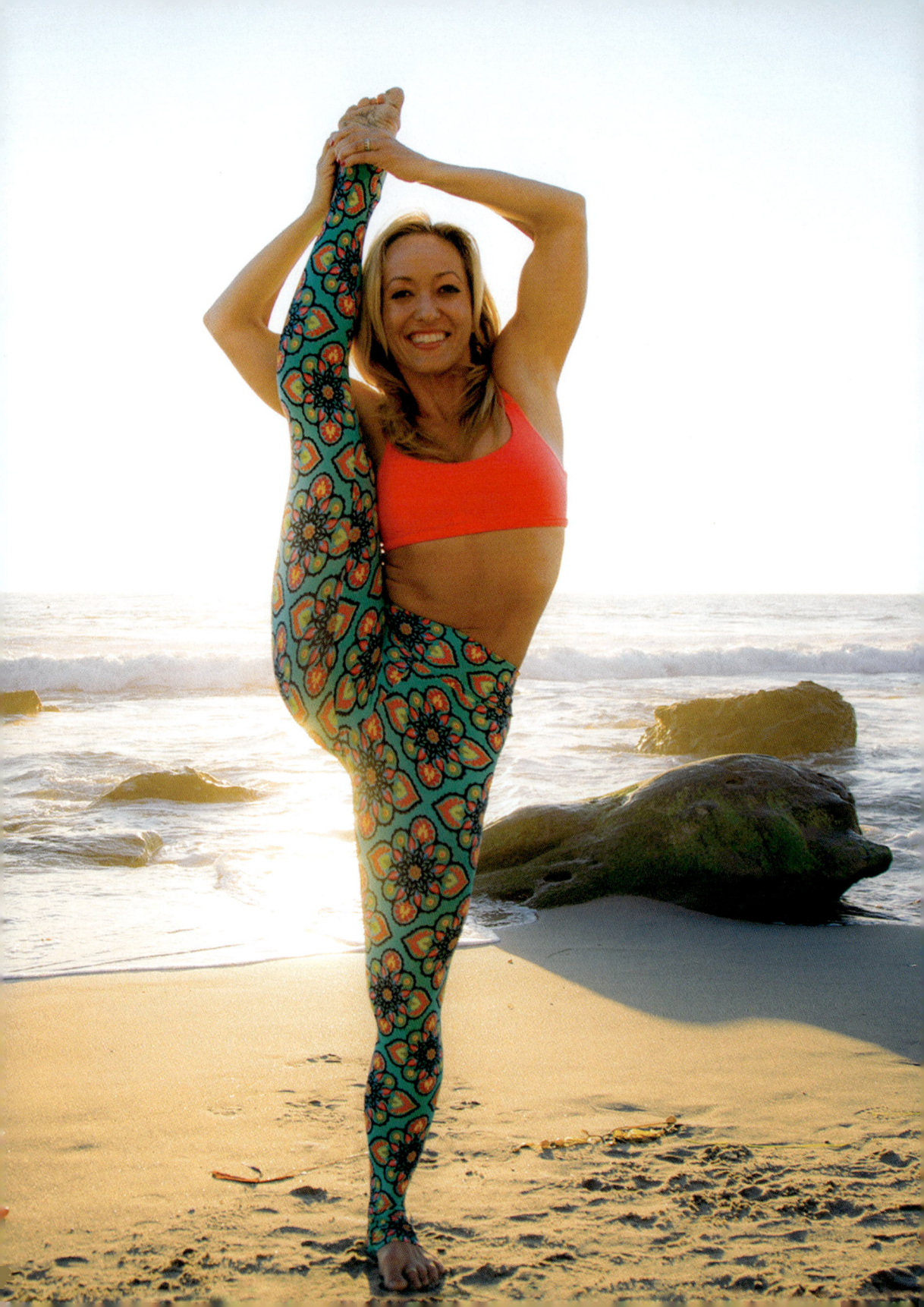

Introducción
Bienvenidos a *El propósito del Yogui*

Estás a punto de acompañarme en un viaje a través del yoga que probablemente será el reto más difícil, pero también el más singular y gratificante, que hayas experimentado en toda tu vida como practicante de esta disciplina. La práctica requiere que recuperes la paciencia cuando la has perdido, que abandones la negatividad cuando sientes una cólera latente, que aquietes esa voz que hay en tu cabeza que se dedica a juzgarte, o a juzgar a otros, y que manifiestes bondad y generosidad cuando te sientes incapaz de hacerlo. Entre los atascos de tráfico, las demoras de los vuelos, los platos sucios, los perros que ladran, los bebés que lloran, las facturas que hay que pagar, la colada que se acumula y los miles de cosas que hay en tu lista de obligaciones, no te va a resultar fácil concentrarte y encarnar sistemáticamente los valores y preceptos del yoga en tu vida cotidiana. Pero eso es justamente lo que te pido que hagas.

La mayoría de las personas asocian la práctica de yoga a las *asanas*, o posturas y secuencias de movimientos. Efectivamente, esa es la parte fundamental de la tradición. Sin embargo, es solo una parte. Los valores y preceptos yóguicos se encuentran en los *Sutras* de Patanjali. Hace más de dos mil años el sabio Patanjali resumió el camino del yoga en una serie de cuatro libros y ciento noventa y seis aforismos. En sus escritos ofrece abundante información sobre el viaje interior del yoga, pero ninguno de los *sutras* se ocupa de la técnica de las asanas. Patanjali presenta el yoga como el camino espiritual del despertar que permite tener una mente ecuánime, serena y estable. El nombre Ashtanga Yoga procede del segundo libro de los *Yoga Sutras*, en el cual nos describe el camino de los ocho pasos, u ocho ramas. *Ashtanga* está formado por las palabras sánscritas *Astau*, 'ocho', y *Anga*, 'rama, parte, o segmento'. Los ocho pasos, o partes, de Ashtanga Yoga son los siguientes:

1. Normas morales y éticas que definen la relación que mantiene el yogui con la sociedad *(yamas)*
2. Normas morales y éticas que definen las observancias personales del yogui *(niyamas)*
3. Posturas físicas *(asanas)*
4. Respiración *(pranayama)*
5. Retraimiento de los sentidos *(pratyahara)*
6. Concentración *(dharana)*

7. Meditación *(dhyana)*
8. Paz definitiva *(samadhi)*

Aparte de eso, cada uno de los *yamas* y *niyamas* contiene cinco subcategorías que forman la base holística de la vida de un yogui. Los *yamas* se definen como:

1. No violencia *(ahimsa)*
2. Veracidad *(satya)*
3. No robar *(asteya)*
4. Abstinencia sexual *(brahmacharya)*
5. Desapego *(aparigraha)*

Los niyamas son los siguientes:

1. Pureza *(saucha)*
2. Satisfacción *(santosha)*
3. Disciplina *(tapas)**
4. Estudio de uno mismo *(svadhyaya)*
5. Entrega a Dios *(isvara pranidhana)*

Por lo tanto, dentro de la presentación tradicional de los valores y preceptos del yoga, una asana es meramente una de las ramas, o pasos, del camino de los ocho pasos.

Después de practicar Ashtanga Yoga durante aproximadamente veinte años, ahora mido mi éxito en términos de cuánto tiempo soy capaz de mantener mi centro emocional lo suficientemente abierto como para ser genuinamente bondadosa. En comparación, desplegar la esterilla para flexionar y girar tu cuerpo es una tarea sencilla. Es mucho más difícil que el corazón siga siendo amable y generoso en la vida cotidiana en épocas de dificultades o cuando estamos muy estresados. El propósito de todas y cada una de las posturas de yoga es presentarte un microcosmos de tu vida, que incluye tanto las experiencias positivas como las negativas. Necesitamos entrenarnos para conseguir estar en paz aunque tengamos problemas, y también para no apegarnos demasiado a la felicidad. El corazón valiente de un yogui se define por las acciones que hacen del mundo un lugar mejor. Todos los esfuerzos que inviertes en una asana son realmente un campo de experimentación para el esfuerzo que tendrás que realizar al aplicar los principios y valores yóguicos en tu vida real. El yoga es una disciplina física con una intención espiritual. El poder de las posturas no reside

---

* N. de la T.: Tapas literalmente significa calor, pero se suele traducir como disciplina o austeridad.

en ejecutarlas con maestría sino en el viaje que emprendes con cada una de ellas. Cada asana alberga una lección, y esa lección tiene muy poco que ver con la flexibilidad de tus caderas o con la fortaleza de tu cuerpo. Por el contrario, la lección espiritual de cada asana consiste siempre en mantener un espíritu amable y generoso.

Este libro te propone un desafío personal y espiritual a lo largo de treinta días. He condensado algunas de las enseñanzas esenciales del yoga en treinta lecciones esenciales que te ayudarán a vivir como un yogui. Cada día comienza con un análisis de la tarea que debes realizar, e incluye algunas aplicaciones para la vida real y posturas de yoga para la práctica personal. Encontrarás una selección de las posturas en el glosario de la página 244, que puedes consultar siempre que lo necesites. En realidad, cada día es un viaje en sí mismo y debería impulsarte a cuestionar tus limitaciones emocionales, físicas y mentales. Espero que estos treinta días de trabajo en el camino del yogui promuevan la esperanza y el cambio en tu vida.

La inspiración para escribir este libro llegó a mí a través de las redes sociales. Después de publicar en Instagram diferentes desafíos de yoga todos los meses durante varios años, me animé a publicar en todas mis plataformas sociales los ejercicios diarios que constituyen el propósito del yogui. Cada mañana buscaba una lección conmovedora y esencial del camino del yoga y luego la compartía en Instagram, Snapchat y Periscope, y algunas veces también en YouTube. Fue entonces cuando me percaté de que el desafío real del yoga es llevar la vida de un yogui.

Asumir la tarea de ser bondadoso y sincero, y conservar la calma y un talante ecuánime durante toda la jornada cuando atravesamos un periodo de dificultades, puede parecer un objetivo inalcanzable. Es posible que consideremos que, tal como sucede con el mismo método de Ashtanga Yoga, nunca seremos capaces de lograr ese objetivo. Pese a que no soy una erudita en los *Vedas* ni en el idioma sánscrito, me encuentro en un lugar único de la tradición del yoga. Con un pie en la antigua práctica hindú y el otro en el mundo material occidental, este libro es en gran medida una reflexión sobre mí misma. Mi vida y mis enseñanzas son un ejemplo de lo que significa vivir como un yogui siendo una persona contemporánea involucrada en la era digital. Tengo la esperanza de que te cubras con el manto del yoga para emprender un camino espiritual, que lo transmitas a las generaciones futuras y que contribuyas a que el mundo entero sea un lugar más pacífico.

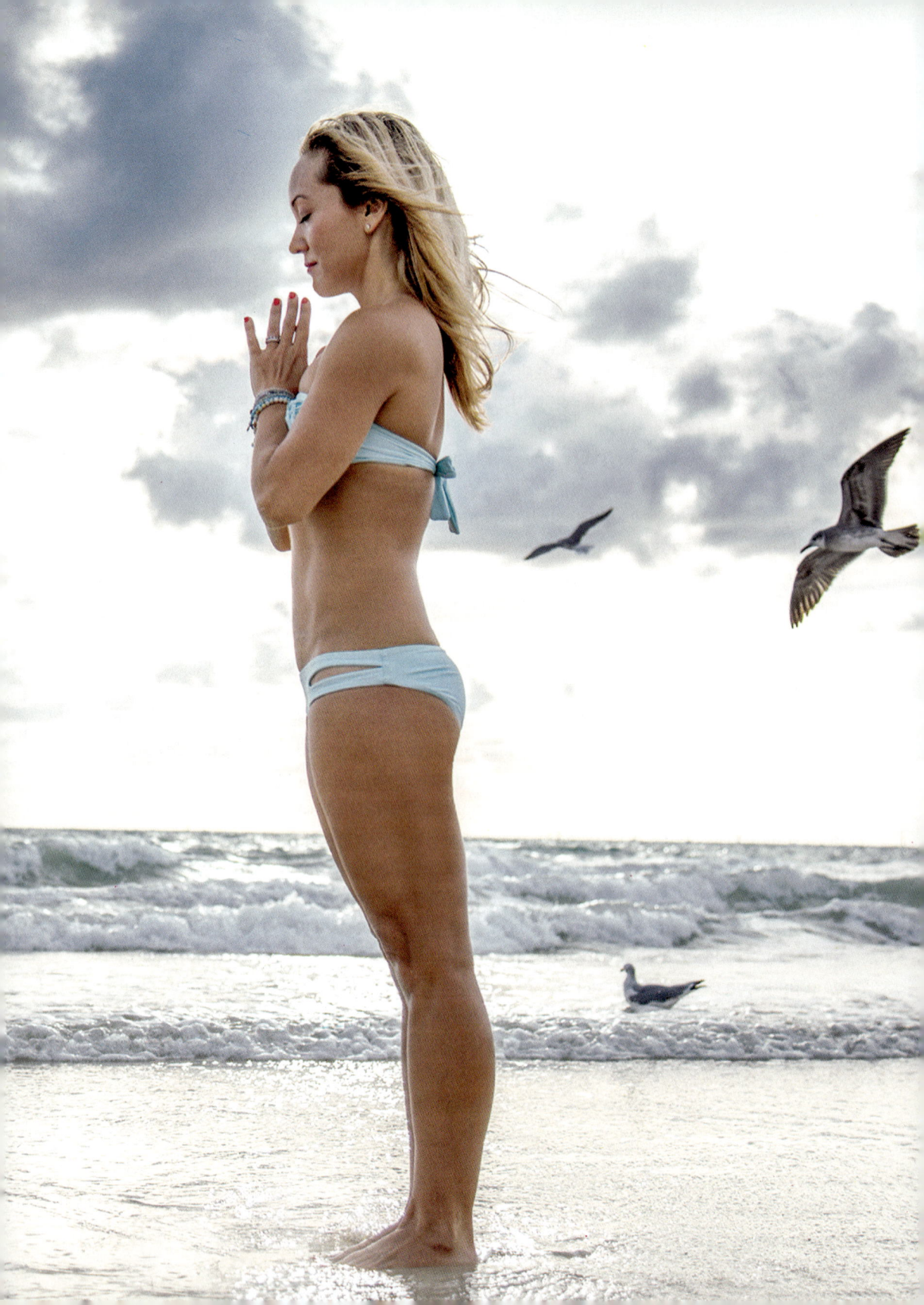

Día 1 | Calma
Nirodah

Cuando comencé a practicar yoga, intentaba poner a prueba mi valía a través de la acumulación de posturas. En mi práctica apliqué la misma perspectiva materialista que había definido mi vida. En lugar de potenciar mi sensación de autoestima a partir de la acumulación de riqueza o activos, me medía a mí misma en virtud de la cantidad de posturas que era capaz de hacer. Y dado que mi autoestima dependía de ello, asumí falsamente que cuanto mejor dominara las posturas avanzadas más me iluminaría. Mientras practicaba yoga nunca me sentía realmente en calma porque pensaba que toda mi vida dependía de las asanas. Si conseguía hacer una postura sobre la cabeza, tenía la sensación de ser una buena persona y estaba contenta durante todo el día. Pero si fallaba, sentía que era una mala persona y lo pasaba mal el resto de la jornada. Esa actitud desencadenó una montaña rusa emocional. Y, sencillamente, eso no tiene nada que ver con el yoga.

Es una falsa creencia asumir que las posturas pueden ofrecerte una sensación de valía personal, y que el hecho de poder adoptar asanas avanzadas demuestra tu mérito o valor. Muchos practicantes de yoga caen en esa trampa. Es una especie de materialismo que da lugar a un estado de ansiedad y malestar. El yoga es un camino espiritual que consiste en valorarte a ti mismo, más allá de cuál sea el estado de tu existencia material. Básicamente, tienes que aprender a ser una buena persona y a pasar un buen día más allá de las posturas de yoga que seas capaz, o incapaz, de hacer durante tu práctica diaria. Para liberarte de la búsqueda material de las asanas tienes que conseguir estar en calma para descubrir el verdadero ser que hay en tu interior.

La opción entre lo espiritual y lo material es una batalla épica que tiene lugar todos los días en el corazón del yogui. Ha sido relatada en una de las historias más antiguas de heroísmo yóguico, conocida como *Bhagavad Gita*. En esta parte de la épica *Mahabharata*, el príncipe guerrero Arjuna se encuentra en el campo de batalla antes de un enfrentamiento crucial entre los kurus y los pandavas, lo cual constituye una metáfora de la batalla entre Dios y el demonio, o entre lo espiritual y lo material. Se le concede la clarividencia de los eventos del día a través de la gracia de la encarnación divina de su guía y cochero, Krishna. Arjuna ve por anticipado que ganará la batalla con un coste de muchísimas muertes y sufrimiento, y reacciona con horror y desilusión. Le comunica a Krishna que su victoria estará teñida de sangre, su mente estará confusa y su corazón acongojado por la pena, y que sencillamente ha decidido no luchar. En ese momento Arjuna se calma. Gracias a esa calma Krishna puede comenzar a impartir las enseñanzas del camino del yoga, el cual se expone en el resto del Gita.

La calma, la serenidad de la mente, el silencio representan el camino hacia la escucha interior y la conciencia interior. Esa es la cualidad esencial del practicante que aspira a vivir como un yogui. La historia que acabo de contar, a menudo denominada *La desesperanza de Arjuna*, destaca un momento de inflexión por el que pasan todos los yoguis. Cuando nos confrontamos con el sufrimiento y el dolor que forman parte de la vida, sentimos el deseo de escapar, tal como hizo Arjuna. Sin embargo, si seguimos su camino y nos serenamos, seremos capaces de crear el espacio necesario para escuchar la sabiduría interior.

El yoga puede definirse como un descenso hacia el ser real que hay en nuestro interior. El primer paso ineludible para calmar la mente es invertir la orientación de los órganos de los cinco sentidos, apartándolos del mundo externo y guiándolos hacia el espacio interior. Una forma de comprender la naturaleza de la mente es pensar en ella como si fuera un océano de conciencia que se expande por todas partes. Lo que se observa en la superficie es únicamente el comienzo; el verdadero poder del océano se revela en sus profundidades. Solo cuando las aguas llegan a calmarse es posible mirar más lejos. Y cuando eso sucede, quizás pueda verse todo lo que hay en el fondo oceánico después de que la calma se mantenga durante un determinado periodo de tiempo. Una mente serena es el punto de acceso para la percepción directa del ser real que hay en nuestro interior. El yoga como filosofía sostiene que la verdad está al alcance de todos los que la buscan. La verdad no es ningún principio esotérico que debe mantenerse bajo cerrojos, destinada a unos pocos elegidos. Por el contrario, el yoga libera el conocimiento de la verdad interior y la mente serena. Ahora, cada vez que te dedicas a practicar yoga te sumas a las legiones de yoguis que se han embarcado en la búsqueda heroica de la calma.

En sus *Yoga Sutras*, Patanjali afirma que la práctica de yoga implica calmar la mente. La actividad normal de la vida estimula la mente y dirige nuestra atención hacia el mundo exterior. Cada vez que interactuamos con el mundo, las olas llamadas *vrittis* reverberan sobre la superficie oceánica de la mente. Una *vritti* es como una ondulación que interrumpe el sosiego mental y puede formar parte de nuestra conducta inconsciente habitual si no prestamos la atención suficiente para detenerla. Más *vrittis* significan más emociones y pensamientos, gustos y aversiones, que ocluyen el estado natural de serenidad mental. Cuanto más atrapados estemos en el ciclo de acción y reacción basado en el mundo externo, más olas y tormentas emocionales habrá en el mar de nuestra conciencia.

La alternativa es el estado de *nirodah* o calma. Cuando vuelves a dirigir la mente hacia la experiencia interna, eres capaz de calmar sus aguas y percibir la profundidad del ser interior. Una mente entrenada, experta en el estado de *nirodah*, reconoce la naturaleza real del ser interior y permanece constante ante cualquier dificultad que pueda surgir mientras viajas por el océano de la vida. De pronto te percatas de que no eres tu cuerpo, tus pensamientos, tu trabajo ni tu hogar. Tienes un santuario interior donde impera la calma, y esa es la raíz de tu verdadera percepción del ser. Te ves a ti mismo a través de los ojos del espíritu. La calma es el punto de acceso a tu mundo interno.

De un modo similar, hay un cuerpo interior justo por debajo de la piel. Resulta fácil pensar en el cuerpo como un conjunto de huesos, tejidos y líquidos, aunque realmente es un depósito de fuerza y profundidad. Al practicar yoga se llegan a sentir los puntos más oscuros e íntimos del cuerpo que no pueden ser percibidos a simple vista. ¿Y cómo ocurre eso? Cuando comencé a practicar yoga sentía mi cuerpo de una manera burda, poco refinada. Por ejemplo, conocía la existencia de los tendones de las corvas y sabía que debía estirarlos para poder flexionar mi cuerpo hacia delante. Pero ahora, tras muchos años de práctica, mi forma de hacer una flexión hacia delante no se basa en estirar los tendones de las corvas sino en el hecho de conseguir estar en calma. Sereno mi mente, me sumerjo en mi cuerpo interior y luego exploro lo que sucede en ese espacio de quietud. En algunas ocasiones experimento una sensación de alivio y fluidez alrededor de las articulaciones de las caderas y mi estructura esquelética parece flotar en suspensión. A veces tengo una sensación que recorre mis piernas como si fueran cascadas que caen hacia la tierra bajo mis pies; otras, experimento una sensación de vacío y ligereza en lo más profundo del centro de mi pelvis. En algunos momentos simplemente siento calma, conexión con mi ser y una profunda paz. Si cultivas la calma como un estado mental, también encontrarás el reino mágico del cuerpo interior.

El yoga es una herramienta que te enseña a interiorizarte lo suficiente como para vislumbrar lo eterno. En el espacio eterno del cuerpo interior algunas experiencias son tan profundas que te transforman para siempre. Esos momentos son un punto de inflexión en tu vida. Eres capaz de reconocerlos porque tienes la corazonada de que tu vida va a cambiar. Eres más fuerte y más consciente, eres más tú mismo, menos egoísta pero también menos interesado en complacer a los demás. La calma que hay en tu interior es eterna e inmodificable, infinita y real, compasiva e intensa.

El yoga te da la fuerza que necesitas para ser lo suficientemente valiente para afrontar las emociones contenidas y abrirte camino hacia una profunda determinación y aceptación, que se traduce en un estado de calma. Mira y escucha con el corazón abierto y con un espíritu sereno y receptivo. Confía en la calma que hay en tu interior.

TAREA **1. Cultiva la calma.** Encuentra una posición sedente que te resulte cómoda y cierra los ojos. Dirige tu atención al centro cardíaco. Siente el esternón y el pecho desde un punto de vista físico. Quizás sientas el contacto de la ropa que llevas sobre esas zonas de tu cuerpo. Toma conciencia de tu respiración, del aire mientras entra y sale de tus pulmones. Comienza percibiendo las sensaciones táctiles reales. A medida que la mente se calma puedes dirigir tu atención hacia el espacio que hay entre la piel y el esternón. Descubre el centro cardíaco espiritual del cuerpo interior dirigiendo tu mirada hacia lo más profundo. Mientras tu poder de percepción se agudiza puedes hacerte consciente de sensaciones más sutiles (por ejemplo, una sensación de pesadez o de ligereza) o de tus emociones (como pueden ser la tristeza, la felicidad, la ira o la ansiedad). También puede suceder que tomes conciencia de la presencia de una profundidad infinita, de una luz pura o de la paz.

Deja descansar tu mente durante al menos un minuto y escucha con tu oído interno, percibe con tu visión interna, siente a través de tu cuerpo interior. No es necesario que esto sea algo ceremonioso ni grandilocuente. Podrías simplemente cerrar los ojos frente al ordenador durante un minuto o permanecer en tu coche durante unos instantes antes de ir a trabajar o de volver a casa. También podrías decidir sentarte en una postura de meditación o aquietar tu mente y escuchar sin expectativas ni apegos. Practícalo una vez al día durante treinta días y apunta tus experiencias en un diario.

2. Reacciona con calma. La próxima vez que te sientas tentado de reaccionar de manera crispada ante una situación desagradable de tu vida, haz una pausa, cierra los ojos y respira varias veces sin cambiar de postura antes de responder.

3. Planifica la calma. Si tienes dificultades para encontrar un momento para serenarte porque tu vida es muy ajetreada, incluye en tu agenda pasar cinco minutos diarios en silencio para reflexionar. Esto puede ser algo tan simple como desconectar la música mientras estás conduciendo, apagar la televisión, salir a dar un paseo por los alrededores o detenerte periódicamente para mirar el cielo. Dedica cinco minutos cada día a procurarte calma interior. Planifícalo con anticipación y se fiel a tu cita.

PRÁCTICA

1. *Samasthiti* – Postura erguida

Ponte de pie en el frontal de tu esterilla con los dedos gordos de los pies en contacto, dejando un pequeño espacio entre los talones. Activa suavemente los cuádriceps y el suelo pélvico y contrae la parte inferior del abdomen manteniendo los hombros relajados y permitiendo que fluya la energía a lo largo del eje central de tu cuerpo. Coloca las manos en la posición de oración mientras permaneces en *Samasthiti* para meditar o entonar cánticos. Relajar los brazos a los lados del cuerpo puede ayudar a deshacer la tensión. Samasthiti representa el punto de quietud del que parten todos los movimientos. Es el espacio que hay entre las respiraciones en el momento presente, perfectamente posicionado entre el futuro y el pasado. En el espacio del ahora hay una calma que habla por sí misma.

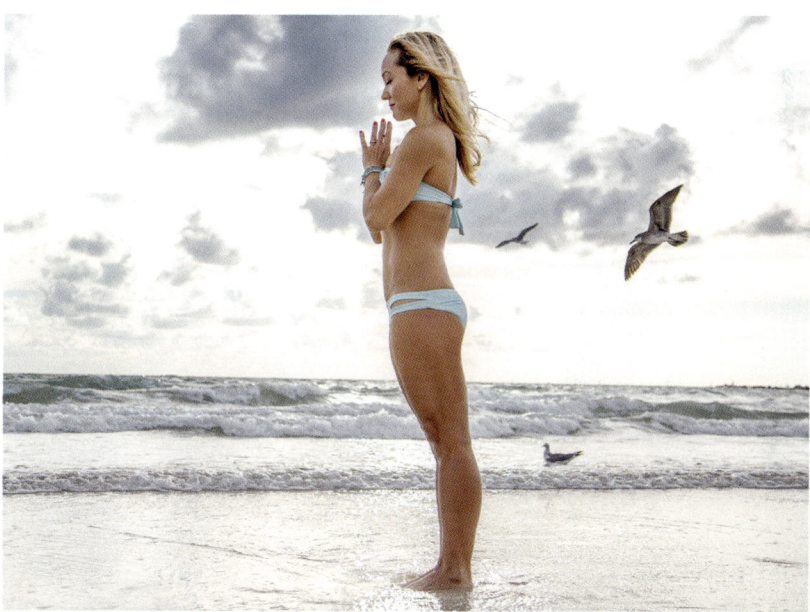

2. *Urdhva Kukkutasana* – Postura del gallo elevado

Es muy probable que la primera vez que observes esta postura te preguntes cómo podrás realizarla. La transición requiere que encuentres la calma interior, aunque el movimiento en sí mismo no es tan difícil como puede parecer al principio. Necesitarás una mente estable y serena para abordar esta postura. Yo decidí incluir *Urdhva Kukkutasana* porque llegar a realizar esta asana fue un verdadero viaje emocional durante el cual aprendí lo que significa tener fortaleza y serenidad mental. Durante muchos años me sentí indigna por no ser capaz de hacer esta postura. Quizás tú también la encuentres muy difícil o prácticamente imposible de ejecutar. Sin embargo, si consigues integrar lo imposible en tu práctica y al mismo tiempo mantener tu mente en quietud y en calma, el mero hecho de intentarlo te hará más fuerte. Nunca te juzgues a ti mismo basándote en si has logrado o no realizar una postura de una forma estética. Continúa con tu viaje interior y deja que tu propia calma sea la medida del éxito.

Hay muchas formas diferentes de hacer esta difícil asana que requiere mantener el equilibrio sobre los brazos. Vamos a empezar por lo más básico. Desde una posición sedente, dobla las piernas para ir a *Padmasana* (postura del loto). Desplázate hacia delante sobre las rodillas y coloca las manos sobre la esterilla justo delante de las rodillas. Estabiliza los hombros y contrae las costillas inferiores en dirección a la columna vertebral. Lleva los hombros hacia delante y flexiona ligeramente los codos. Inclínate hacia la derecha para

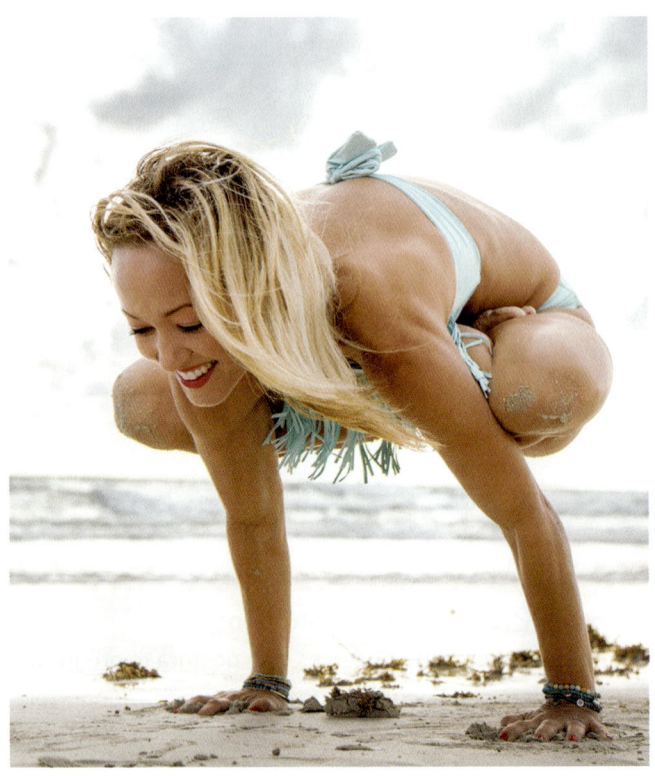

llevar la rodilla izquierda hacia la axila izquierda. Inclínate hacia la izquierda para elevar la rodilla derecha hasta la axila derecha. Las rodillas quizás no lleguen a tocar las axilas. La postura debería ser fácil de adoptar siempre y cuando las rodillas descansen sobre la parte superior de los brazos por encima de los codos. Estira ambos brazos y presiona firmemente hacia abajo desde los hombros. Contrae la parte central del cuerpo, baja y sube las caderas y dirige la mirada hacia la nariz. Permanece en la postura durante cinco respiraciones. Exhala y salta hacia atrás para adoptar *Chaturanga Dandasana* (postura del bastón de cuatro miembros), deshaciendo *Padmasana* durante el movimiento. Ten en cuenta que si todavía no eres capaz de hacer Padmasana puedes utilizar Bakasana (postura de la grulla) como una modificación de esta asana.

3. *Urdhva Mukha Paschimattanasana* – Estiramiento ascendente intenso mirando hacia arriba

Urdhva Mukha Paschimattanasana es la versión ascendente de la flexión hacia delante conocida como *Paschimattanasana* (flexión profunda hacia delante). Esta flexión flotante hacia delante encarna la quietud necesaria para descubrir el cuerpo interior. Si intentas

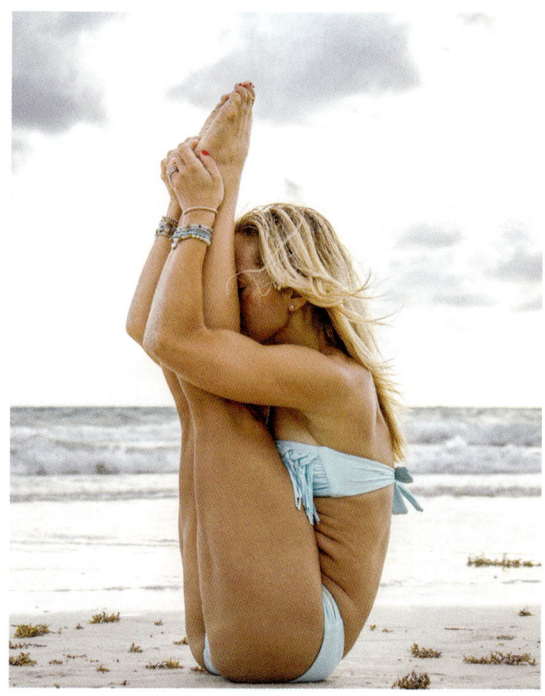

realizarla a base de fuerza y sin tener conciencia del espacio interno de tu pelvis, la postura es esencialmente imposible. Para practicar esta asana necesitas una mente estable y serena.

Comienza en posición supina. Inhala y levanta las piernas por encima de la coronilla. Coloca los dedos de los pies sobre el suelo por detrás de la cabeza, igual que en *Halasana* (postura del arado). Flexiona ligeramente los pies y sujétalos colocando las manos cerca de los talones. Exhala para estabilizar el suelo pélvico. Inhala mientras pasas a una posición sedente moviendo paulatinamente cada una de las vértebras. Utiliza las caderas para iniciar y dirigir el movimiento. Mantén las piernas rectas y los pies sujetos durante toda la transición. Encuentra el equilibrio con los brazos y las piernas estirados. Exhala y acerca el pecho a los muslos, empujando hacia abajo la cabeza de los fémures sobre su cavidad. Si no consigues hacer la transición con las piernas estiradas, puedes flexionar las rodillas mientras elevas el cuerpo y estirar las piernas todo lo que te resulte posible una vez que estés sentado. Mantén la postura durante cinco respiraciones. Luego inhala y estira los brazos, exhala y adopta una postura en forma de V. Finalmente suelta los pies y vuelve a la posición sedente.

4. *Krounchasana* – Postura del héroe

Krounchasana requiere un alto nivel de rotación interna. Las posturas dirigidas preponderantemente hacia el interior ayudan a que la mente profundice en la conciencia interior y crean un reflejo del verdadero ser que hay dentro de nosotros.

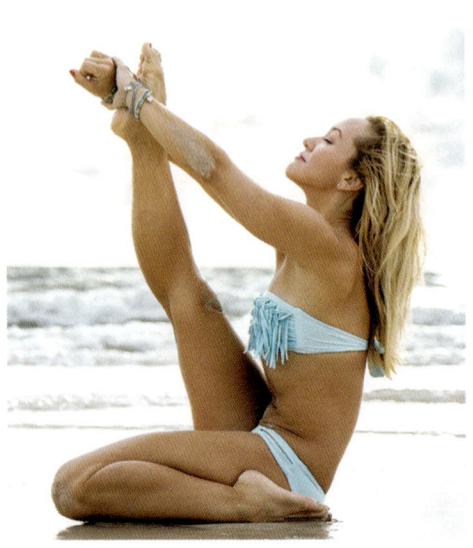
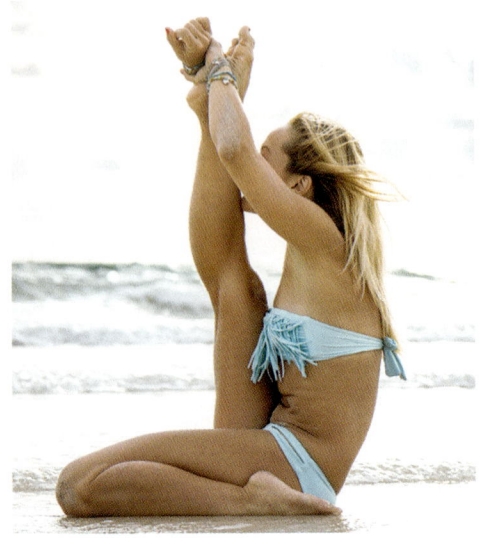

Inicia el movimiento en posición sedente y dobla la rodilla izquierda hacia atrás realizando una profunda rotación interna de la cadera izquierda. El pie izquierdo debería estar junto a la cadera izquierda. Empuja hacia abajo la cabeza del fémur derecho sobre su cavidad mientras elevas la pierna derecha. Si es posible, mantenla estirada mientras la elevas y coloca las manos sobre el arco del pie. Si sientes tensión en el tendón de la corva, puedes doblar la rodilla derecha. Inhala para crear espacio y alarga el movimiento a través de tu cuerpo interior. Exhala mientras flexionas la pierna derecha hacia dentro en dirección a la línea central de tu cuerpo y al mismo tiempo continúas empujando el fémur derecho hacia abajo. Acerca muy lentamente la barbilla a la espinilla o la cabeza hacia la rodilla. Alinea la rodilla derecha con el esternón para facilitar una suave rotación interna y encontrar quietud en la postura completa de Krounchasana. Mantén la postura durante cinco respiraciones. Inhala, estira los brazos y aparta la cabeza de la pierna derecha. Exhala para estabilizar el suelo pélvico y luego coloca las manos sobre la esterilla para abandonar la postura. Repite toda la secuencia de movimientos con el lado izquierdo.

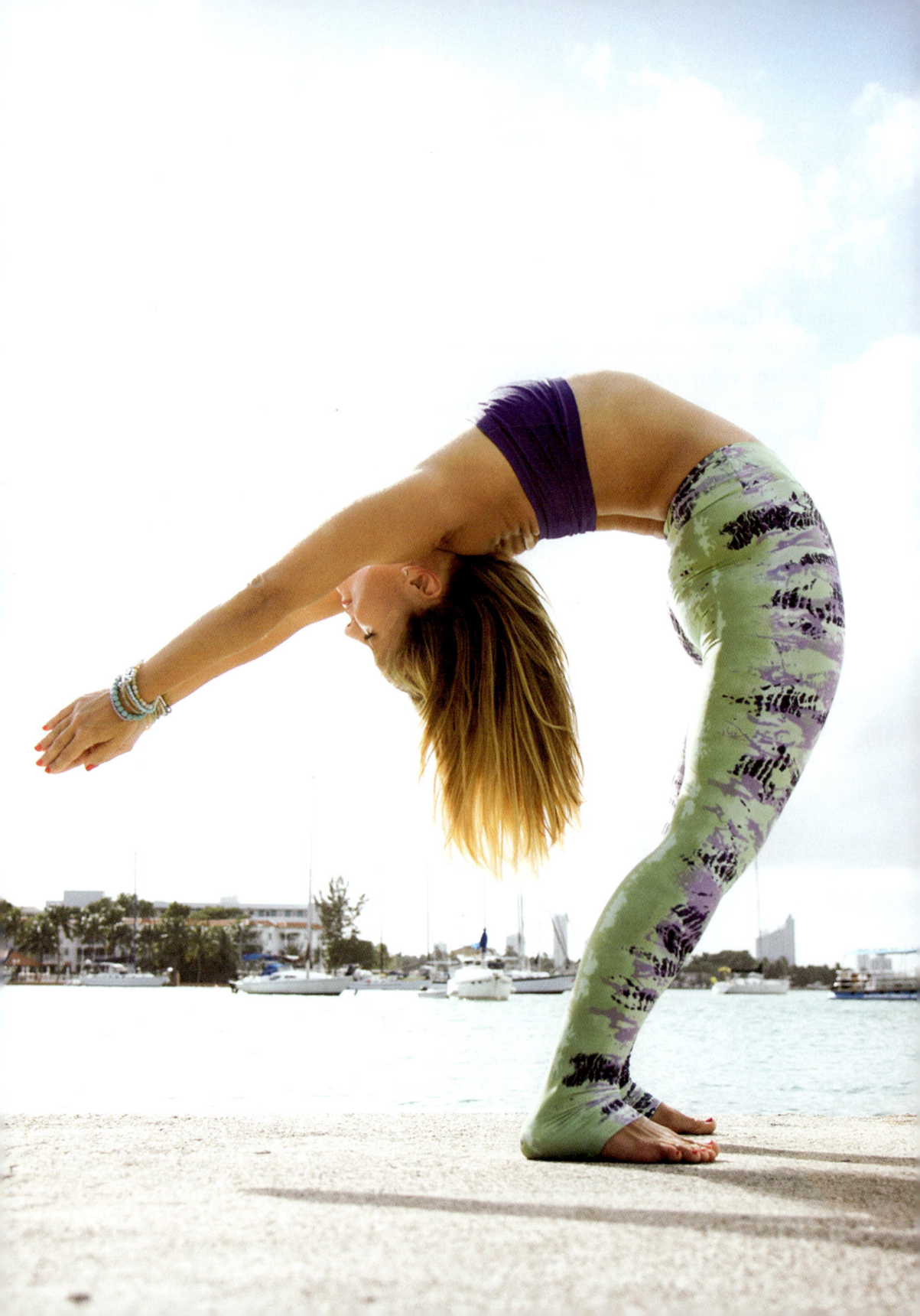

Día 2 | Vulnerabilidad
Arakshitah

Todos nosotros hemos experimentado traumas en distintos grados, tanto en el terreno físico como en el relacional (o interpersonal), medioambiental, económico o de cualquier otro tipo. Con mucha frecuencia las experiencias traumáticas dejan una especie de cicatriz emocional alrededor del corazón, de la mente o del cuerpo. Esto es como una protección contra sensaciones angustiosas como el pánico, el abatimiento o la ira incontrolable. Tendemos a acumular nuestros sentimientos en lo más profundo de nuestro ser, a negar nuestras vulnerabilidades y a desarrollar una armadura emocional. No obstante, estas medidas son transitorias. Las sensaciones de cólera y dolor no desaparecen porque las ignoremos. Aunque no les hagas caso, todas las emociones se alojan en tu cuerpo y se almacenan en la mente subconsciente. Esas emociones sin procesar están dentro de ti y emergen de vez en cuando a la superficie, perturbando la apariencia aparentemente tranquila de tu personalidad que a menudo protege tu mundo interno.

Muchas personas recurren al yoga para escapar del sufrimiento que hay en su vida y encontrar una existencia más apacible. Sin embargo, el camino del yoga no es una huida. La paz que te ofrece llega a ti cuando te aceptas real y plenamente. El yoga «funciona» cuando tu corazón se engrandece tanto que puede contener la bondad y la maldad, la felicidad y la tristeza.

La tarea del yogui para el día de hoy es la vulnerabilidad o *arakshitah*. *Arakshitah* significa "sin protección" y está perfectamente ilustrada en la historia escrita en sánscrito del poeta Kalidasa sobre el rey guerrero Dusyanta en el *Reconocimiento Shakuntala.* Un ermitaño del *ashram* Rishi Kanva detiene a Dusyanta cuando está a punto de matar un ciervo durante una cacería. El ermitaño le explica que el ciervo es inviolable porque pertenece al santuario espiritual, y que el arma del rey debe ser utilizada para proteger a los que sufren y no para matar a los inocentes. El rey y el ciervo están yuxtapuestos como una dicotomía entre el poder y la vulnerabilidad. El yogui ermitaño indica al monarca que el propósito del poder es honrar la vulnerabilidad y nunca atentar contra ella. El rey obedece al ermitaño y gracias a ello pasa la prueba del ciervo y es considerado digno. Dusyanta se confronta luego con la vulnerabilidad última entrando en el *ashram*, es decir, enamorándose. Conoce a Shakuntala y le ofrece un anillo real como símbolo de su amor. Dusyanta se convierte en un guerrero espiritualmente valiente.

En el contexto del yoga todos somos el poderoso rey guerrero y el inocente ciervo, y nuestra mayor responsabilidad es navegar a través de los complejos cometidos que tenemos en la vida. Es bastante frecuente que nuestro sufrimiento se deba a la falta de equilibrio entre el poder y la vulnerabilidad. Afrontar nuestros sentimientos con una mente ecuánime y un corazón receptivo es un paso crucial en el viaje de sanación que nos ofrece el yoga.

Muchas posturas están específicamente diseñadas para que sientas todas esas emociones latentes que están acumuladas en algún lugar de tu cuerpo. En un sentido, muchas de las asanas actúan como disparadores de las emociones que nos atemorizan y que están escondidas bajo la capa más externa del ser superficial. En el espacio seguro de la práctica del yoga puedes sentir tu vulnerabilidad y hacer las paces contigo mismo. Trabajas para poder actuar basándote en tu respiración, tu postura y tu punto focal, y así aprendes que eres más grande y más fuerte que cualquiera de tus emociones o experiencias pasadas.

Yo he sufrido periodos de depresión desde que tenía nueve años, y algunas veces todavía experimento ataques de pánico que me estropean el día. En ocasiones lloro cuando practico yoga, especialmente después de hacer flexiones profundas hacia atrás. En esos momentos tengo recuerdos de situaciones que han sucedido en el pasado, y que yo pensaba que tenía a buen recaudo en la caja de seguridad de mi mente subconsciente. Hay ciertos aspectos de mi infancia que he intentado olvidar y experiencias que nunca me he atrevido a compartir. Tardé más de veinte años en ser completamente sincera conmigo misma y otros diez antes de permitirme sentir cólera o tristeza por todo lo que me había ocurrido. Mi respuesta a una serie de traumas sexuales tempranos fue no contárselos a nadie y fingir que todo era normal. No obstante, nunca conseguí dominar realmente mis sentimientos porque toda esa tristeza y rabia sin procesar se expresaron como pánico, narcisismo, depresión y adicción a las drogas. Tenía miedo de compartir mis secretos porque no quería ser rechazada ni juzgada. Sin embargo, mi propia falta de decisión era lo que me impedía tener la fuerza para ser exactamente quien soy y aceptar mis imperfecciones sin dejar de quererme a mí misma. A través de mi práctica he aprendido a dejar que el guerrero y el ciervo sean amigos.

Las lágrimas no son una sorpresa en una clase de yoga. Casi todas las personas que practican las flexiones profundas hacia atrás sentirán en algún momento una necesidad de llorar que surge de lo más profundo de su ser. Tal como decía mi maestro R. Sharath Jois, cuando hay lágrimas «el yoga está funcionando». No son nuestras perfecciones lo que nos conecta con nosotros mismos sino nuestra vulnerabilidad. Es la ternura de nuestro corazón roto o resquebrajado lo que nos hace ser quienes somos. Tú eres un ser íntegro y completo, y todo lo que has experimentado forma parte de un plan divino. Estás exactamente donde debes estar, atravesando exactamente lo que necesitas atravesar. La práctica de hoy es reconocerte, abrirte y aceptar tu vulnerabilidad, aun cuando esto te haga llorar. Comparte la versión natural y sin procesar de ti mismo.

TAREA

1. Muéstrate vulnerable ante ti mismo. Describe en tu diario algunos momentos difíciles de tu vida. Concédete permiso para sentir todas las emociones que tus recuerdos susciten. No retengas nada y sé rigurosamente sincero. Vuelve a conectarte con la inocencia del ciervo que hay en tu interior.

2. Muéstrate vulnerable ante otra persona. Comparte uno de tus secretos con otra persona o publica en las redes sociales algo que exprese algún aspecto de tu vulnerabilidad. Comparte esta información sin ningún apego y sin ninguna expectativa de recibir una respuesta. Estás compartiendo tu verdad para liberarte y no para obtener la aprobación o la aceptación de otras personas o de una comunidad virtual.

3. Ofrécele a alguien el espacio para ser vulnerable. Formula preguntas y escucha con el corazón abierto y sin juzgar. Empatiza con esa persona y ayúdala a salir de su protección emocional. Canaliza tu rey guerrero interior y protege el espacio vulnerable de la intimidad.

PRÁCTICA

1. *Garbha Pindasana/Kukkutasana* – Postura del embrión/Postura del gallo

Estas dos posturas juntas forman una de las partes más complicadas de la práctica. No hay nada que promueva más nuestra vulnerabilidad que moverse con las manos sujetas entre las piernas. Ejecutar *Garbha Pindasana* significa arriesgarse a caer como un niño pequeño que empieza a andar. El cambio drástico que se produce entre la vulnerabilidad que despierta esta postura y la fuerza de *Kukkutasana* es una lección clave en el camino del yoga. Las dos posturas ejecutadas juntas ilustran el equilibrio necesario entre la fuerza y la vulnerabilidad.

Comienza en una posición sedente y flexiona las piernas para adoptar *Padmasana*. Lleva las piernas junto al pecho y equilibra el cuerpo sobre el espacio que hay entre los isquiones y el coxis. Pasa los brazos por debajo de las piernas, comenzando por la mano derecha. Ahueca las manos y dirígelas hacia el centro de tu cuerpo deslizándolas a través del espacio que hay entre el músculo de la pantorrilla derecha y el muslo. Flexiona el codo en cuanto pase a través de la pierna y lleva la mano hacia arriba en dirección a la cara. Repite el procedimiento con el brazo y la mano izquierdos. Puedes mojar ligeramente la piel para reducir la fricción, y también puedes considerar utilizar pantalones cortos para facilitar el movimiento. Si no eres capaz de hacer *Padmasana*, siéntate con los pies cruzados y utiliza las manos para sujetar los tobillos contrarios con el propósito de levantar las piernas.

A continuación lleva la cabeza hacia el pecho y muévete hacia atrás y hacia delante para balancearte sobre la esterilla. Exhala mientras te mueves hacia atrás e inhala mientras

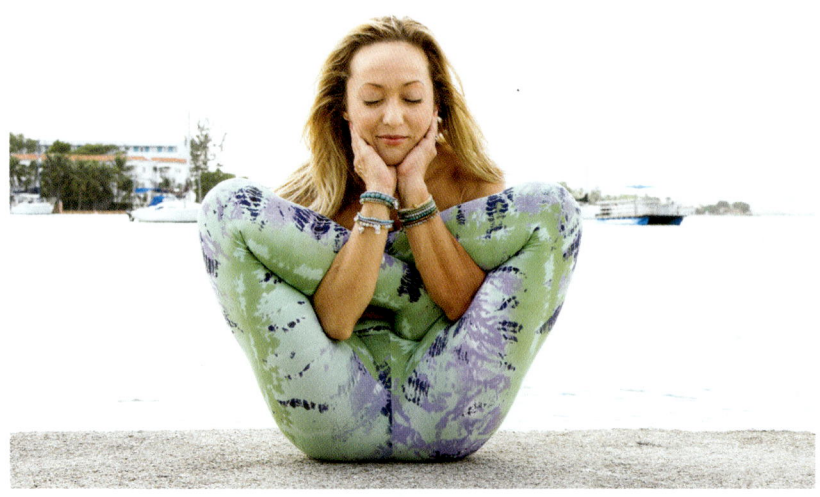

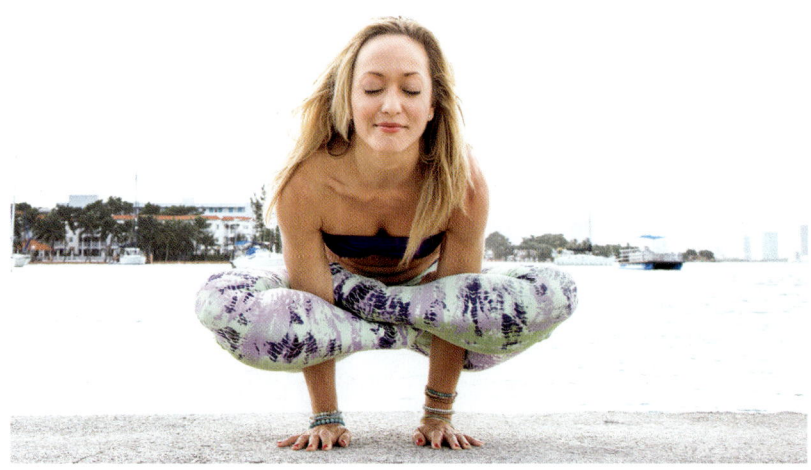

subes el cuerpo. No te sorprendas si tu espalda se bloquea y terminas sintiéndote vulnerable y necesitando ayuda. Mueve el cuerpo desde tu centro de gravedad y aprende a levantarlo. Después de realizar el movimiento de atrás hacia delante cinco veces, vuelve a orientarlo hacia la parte delantera de la esterilla de yoga. Inhala, relaja la barbilla y muévete hacia delante sobre las manos. Desliza los muslos por debajo de los codos. Inhala mientras presionas con las manos hacia abajo, estabilizas la cintura escapular, llevas el suelo pélvico hacia dentro y afirmas los músculos abdominales inferiores para elevar el cuerpo con el fin de adoptar *Kukkutasana*. Si quieres modificar la postura, simplemente debes colocar las manos sobre el suelo cerca de los muslos y elevar las caderas. Mantén la postura durante cinco respiraciones. Baja la espalda al suelo y retira los brazos de su posición entre las piernas.

2. *Trikonasana B* – Postura del triángulo B

Trikonasana B es la primera torsión fundamental del método Ashtanga Yoga. Las torsiones pueden constituir un viaje emocional hacia el centro del cuerpo. *Trikonasana* B expande el centro cardíaco, desintoxica la parte central del cuerpo y estabiliza las piernas.

Comienza en *Samasthiti*. Inhala mientras das un paso a la derecha, dejando una distancia entre los pies que sea ligeramente más corta que el largo de una pierna. Esta distancia es regulable y depende de la altura, la longitud de las piernas y el nivel de flexibilidad de cada practicante. Contrae la parte inferior del abdomen mientras llevas la mano izquierda más allá de la línea central de tu cuerpo para colocarla en el suelo junto al borde externo de tu pie derecho. Si no puedes llegar hasta el suelo con comodidad, puedes colocar la mano izquierda sobre la espinilla o sobre un bloque colocado previamente junto al borde externo

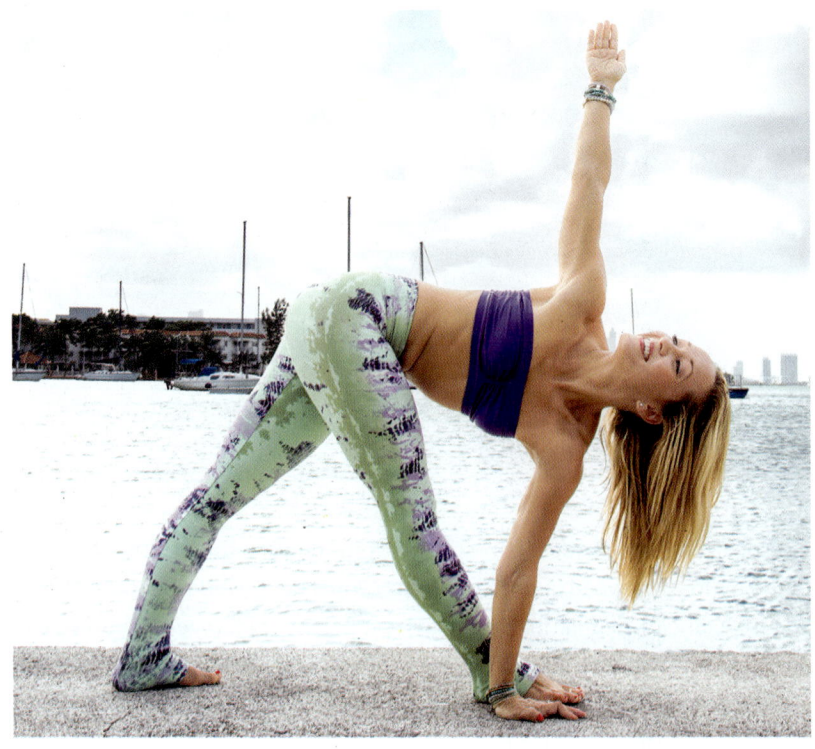

del pie derecho. Alinea el meñique de la mano izquierda con el dedo pequeño del pie derecho. Inhala mientras levantas la mano derecha, elevas las costillas para apartarlas de las caderas, expandes el pecho y haces una torsión en torno al eje espinal para adoptar la postura completa de *Trikonasana* B. Respira cinco veces en la postura. Inhala mientras elevas el cuerpo y gira sobre los pies para repetir la postura con el lado izquierdo. Vuelve a *Samasthiti* después de haber completado el lado izquierdo. Abrir el pecho y mantener el equilibrio al mismo tiempo puede ser un desafío complicado. Expandir el pecho es una de las claves para abrir el centro cardíaco y sentir tus emociones.

3. *Anuvittasana* – Flexión hacia atrás de pie

En la práctica de yoga tal vez no haya mayor reto entre la fuerza y la vulnerabilidad que las flexiones hacia atrás. El valor tenaz de la fuerza del guerrero es fundamental para relajarse y tener el corazón franco y receptivo del ciervo.

Comienza la asana de pie, con los pies separados a la distancia que marcan las caderas, las manos en posición de oración y las plantas de los pies firmes sobre el suelo. Activa los cuádriceps, lleva el suelo pélvico hacia arriba y hacia dentro y contrae la parte inferior del abdomen. Abre el pecho y maximiza el espacio que hay entre las costillas y las caderas y entre cada una de las vértebras de la columna. Exhala mientras llevas las caderas hacia delante, flexiona hacia atrás cada una de las articulaciones de la espina dorsal y deja caer la cabeza. Mantén las manos en posición de oración junto al centro de tu pecho. Si te sientes cómodo, extiende los brazos por encima de la cabeza. Dirige la mirada hacia el suelo. Permanece en la postura durante al menos cinco respiraciones. A continuación vuelve lentamente a la postura de pie invirtiendo las mismas instrucciones necesarias para entrar en la postura. Lleva las caderas hacia delante; alinea la caja torácica con ellas; coloca las manos, que siguen unidas, junto al centro del pecho, e inhala mientras elevas el cuerpo.

Observa tus emociones. Adoptar una flexión hacia atrás a menudo provoca sensaciones de miedo, pánico, ira, tristeza y muchas otras emociones. Mantén una actitud ecuánime y reorganiza tu respuesta neurológica a estas complicadas emociones. Deja que emerjan a la superficie y acéptalas con la fuerza de la respiración, la postura y el punto focal.

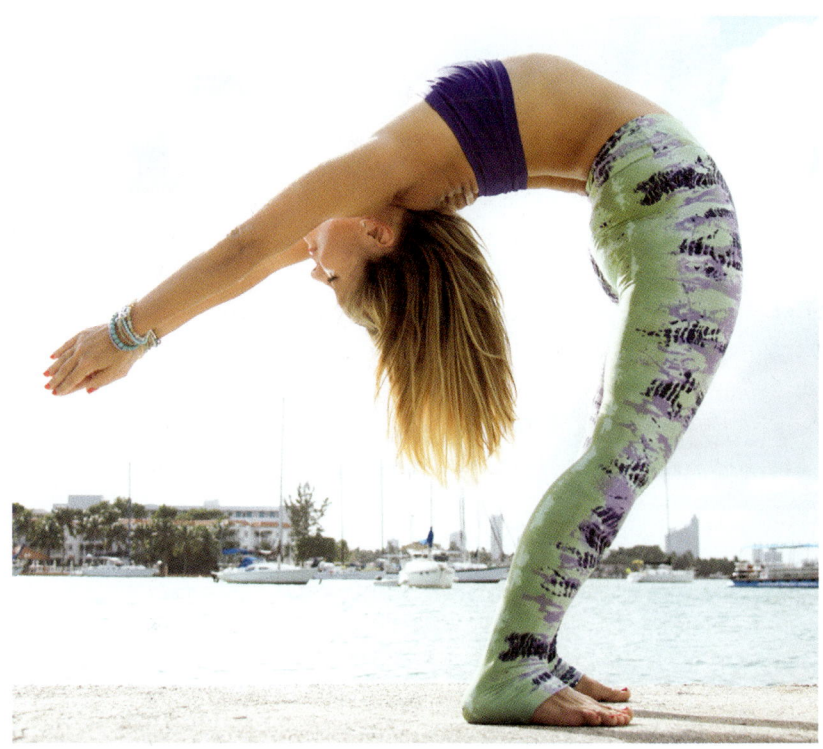

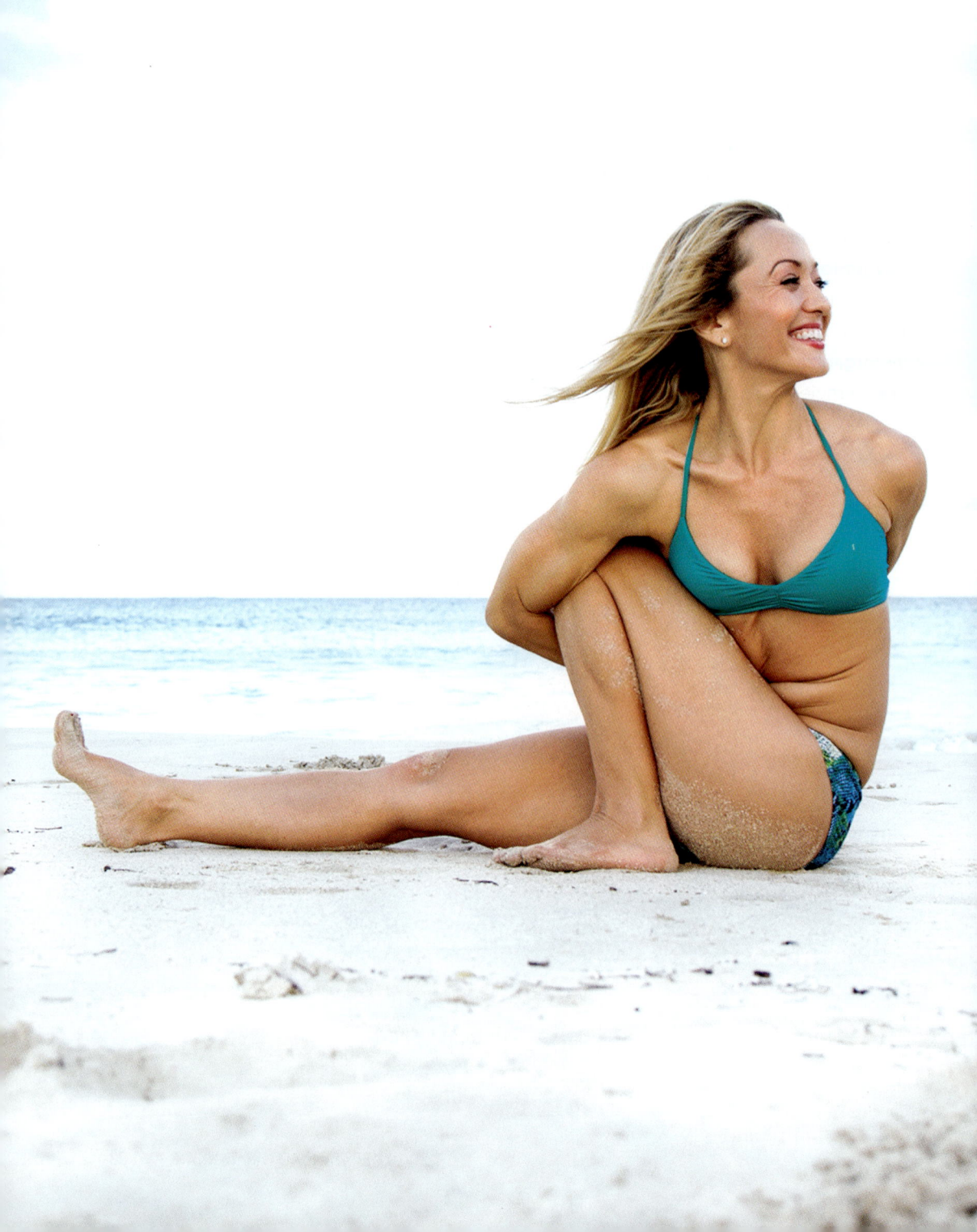

Día 3 | El estado yóguico de higiene corporal
*Saucha**

La tarea de hoy, la higiene corporal, es un principio esencial de la filosofía tradicional del yoga. Denominada *saucha* en sánscrito, la práctica de la higiene se incluye en el camino de los ocho pasos de Ashtanga Yoga bajo las observancias morales y éticas (los *niyamas*). El yoga es una práctica de purificación que pone de manifiesto la luz del verdadero ser que reside en nuestro interior a través de una limpieza sistemática del cuerpo, la mente y las emociones.

En muchos sentidos, la higiene es una especie de tendencia moderna. La *desintoxicación* es un concepto clave, no solamente para las clases de yoga sino también para muchos tratamientos y remedios holísticos. No obstante, de acuerdo con la tradición del yoga, *saucha* tiene una intención espiritual. Los *Yoga Sutras* de Patanjali afirman que practicar la higiene yóguica da lugar a un estado denominado *jugupsa*, que a menudo se traduce como "aversión al estado material de la encarnación". Algunas personas lo asocian erróneamente con el rechazo al cuerpo, pero no tiene absolutamente nada que ver con eso. *Saucha* es un principio espiritual de pureza que te enseña a amar y honrar tu cuerpo, tu mente y el medioambiente. Quizás *jugupsa* se entienda mejor si lo interpretamos como el hecho de admitir humildemente que no podemos controlar por completo el mundo material ni tampoco domesticarlo. Al consagrar tus esfuerzos a la purificación, a veces puedes sentirte agobiado por el trabajo constante que es necesario realizar para mantener todos los aspectos del mundo material en un estado de limpieza. El mero hecho de realizar las tareas domésticas requiere un alto grado de atención consciente y acción.

Sin embargo, tu entorno físico es solamente uno de los aspectos de todo lo que necesitas aprender en el mundo material. Tu mismo cuerpo forma parte de él y necesita constantemente cuidados externos, internos e higiene que implican un trabajo a jornada completa. Puede decirse que la mente y su reino de pensamientos forman parte del mundo material, esto es, la mente tiende a producir pensamientos más arraigados en el mundo material que en el espiritual. Como tal, la mente requiere higiene. A pesar de que la tarea de limpiar el cuerpo, la mente y el mundo puede ser un poco abrumadora, el efecto positivo de *jugupsa* es que nos ayuda a identificar y apreciar más la búsqueda espiritual del yoga.

---

* N. de la T.: *Saucha* también significa "pureza".

Cuando comencé a practicar yoga, cambié mi dieta drásticamente para aplicar los principios de *saucha* y lograr una desintoxicación total. En un periodo de unos pocos meses pasé de tener una alimentación basada casi exclusivamente en la carne, la dieta típica norteamericana, a adoptar una dieta vegana crudívora. ¡Decir que llegué a obsesionarme un poco no es más que un eufemismo! Más adelante hice una serie de ayunos y limpiezas para eliminar toxinas, ya que muchas personas del mundo del yoga me explicaron que estaban almacenadas en mi cuerpo. A pesar de ser vegetariana durante casi veinte años, de respetar y adorar las comidas de la dieta vegana crudívora y de seguir haciendo ayunos periódicos, me involucré en ese proceso de una forma tan extrema que sencillamente no fue saludable para mí. En lugar de amar mi cuerpo lo estaba castigando. *Saucha* no significa tener una disciplina punitiva.

La dieta es un ejercicio personal tanto en lo que se refiere a la ética como a la salud. La práctica yóguica de *saucha* consiste en el equilibrio, y su objetivo es crear un cuerpo, una mente y un medioambiente sanos, y al mismo tiempo estimularnos para alcanzar la verdad espiritual del ser interior. Cualquier camino que se concentre exclusivamente en el cuerpo con excesivo rigor es un callejón sin salida. El yoga busca volver a definir el enfoque mental de la conciencia del espíritu: el estado de saucha es realmente posible solo cuando llegas a ver tu pureza interior natural. Determinados alimentos, pensamientos y acciones pueden ocasionar que te identifiques más con el mundo material y que te sumerjas más profundamente en el ciclo de placer y sufrimiento. Las elecciones de los alimentos y del estilo de vida marcan la diferencia para la salud del cuerpo y para el estado general del mundo que te rodea, tanto en tu hogar como en tu vecindad.

El compromiso del yogui con *saucha* es una prueba crucial para todas las acciones que cada practicante debe realizar y las decisiones que debe tomar personalmente. Decir que puedes comer cualquier cosa que te apetezca porque eres internamente puro no es más que un engaño. Pero decir que tú eres íntegro y puro gracias a lo que comes también lo es. Las elecciones de los alimentos son un mero reflejo de un estado interior de resolución. El compromiso con *saucha* también significa que no puedes esconderte del impacto que producen tus acciones sobre el mundo. La limpieza es tanto un ritual de higiene personal como una responsabilidad social. No tiene ningún sentido adoptar una dieta pura si te dedicas a prácticas que contaminan la Tierra. Pero *saucha* no se ha concebido para perfeccionar el espíritu a través de reglas y dogmas aplicados a la carne. *Saucha* es una práctica espiritual que te anima a arraigar el verdadero sentido de la autoidentificación en la eternidad del espíritu que hay en tu interior. Aunque quizás sería más fácil recurrir a dogmas estrictos para realizar el esfuerzo de la purificación y la limpieza, *saucha* es más un estado interior de amor incondicional que un conjunto de normas que hay que seguir. Tú tienes que descubrir por ti mismo cuál es ese camino y luego echarte a andar con honestidad.

El corazón espiritual es siempre puro. Hay un espacio sagrado en lo más profundo de ti que no puede ser contaminado por ninguna acción. La gracia y la belleza se encuentran dentro de ti. No hay ni una sola alma que carezca de la chispa del esplendor. Pero muchos de nosotros nos apartamos de la luz que hay en nuestro interior. Nos creemos las mentiras que nos cuentan nuestra debilidad y nuestras dudas, que nos quieren hacer creer que no somos dignos de ser amados. Pero nada de eso es verdad. La pureza de tu espíritu es toda la gracia que necesitas. No precisas luchar para tratar de ser alguien diferente. Solo mostrarte tal como eres, y ser tú mismo al cien por cien de la forma más pura y limpia.

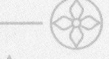

TAREA

1. Practica *saucha* del pensamiento. Limpia tus pensamientos, pues todo lo que piensas refleja tu intención en la vida. Una forma maravillosa de purificar tus pensamientos es observar lo que dices y pronunciar únicamente palabras que afirmen la vida (para ti y para otras personas) e infundan paz y amor en tu mundo. Presta atención a cualquier comentario negativo respecto de ti mismo. Nunca te castigues ni te regañes. Pregúntate si crees que todos tus pensamientos son verdaderos. Si es así, pregúntate cuáles pensamientos pueden ser meras opiniones y no ser completamente ciertos. Cuestiona tus pensamientos y limpia tu mente.

2. Practica *saucha* del cuerpo. Tu práctica de yoga regular limpia tu cuerpo. Prueba la serie de posturas que se incluyen en la sección dedicada a la práctica. Hoy elige alimentos sanos y nutritivos. Haz un ayuno de zumos si sientes que necesitas una limpieza adicional, o simplemente haz una minilimpieza eliminando un solo tipo de alimentos (como pueden ser los productos lácteos, el trigo o la carne) de tu dieta cada día a modo de experimento. Considera la posibilidad de adoptar una dieta vegana o vegetariana un día a la semana durante un año. Apunta en tu diario todo lo que sientes.

3. Practica *saucha* del mundo. Todos tenemos un espacio en nuestra casa al que solemos acudir con frecuencia, y al que no le vendría mal que le prestáramos un poco de atención. Limpia ese pequeño armario descuidado o ignorado. Retira de la nevera y de la despensa todos los alimentos que ya no vas a utilizar. Barre el suelo. Cuando estés fuera de casa, recoge los residuos tirados en la calle y deposítalos en una papelera. ¡Haz algo positivo por la Tierra!

PRÁCTICA

1. *Marichyasana C* – Postura dedicada al sabio Marichi C

La torsión es uno de los agentes más poderosos de la limpieza interna. Esta postura es muy importante para aprender los principios básicos de las torsiones. Las asanas de torsión limpian el organismo y producen las flexiones desde dentro hacia fuera y, por otra parte, fomentan una mayor conciencia interior del cuerpo.

Comienza en *Dandasana* (postura del bastón) y lleva la rodilla izquierda hacia el pecho. Realiza una suave rotación interna de la articulación de la cadera izquierda, de manera que la rodilla izquierda se deslice por debajo de la axila izquierda. Coloca el pie izquierdo plano sobre el suelo, manteniendo los dos isquiones firmemente apoyados sobre la esterilla. Contrae profundamente la parte inferior del abdomen y procura ahuecar la cavidad pélvica. Luego comienza a inclinarte hacia la izquierda. Coloca el torso alrededor del muslo izquierdo y contrae las costillas para iniciar una torsión a partir del centro de tu cuerpo. Exhala mientras pasas el codo derecho alrededor de la espinilla izquierda. Completa la postura elevando la mano izquierda para colocarla detrás de la espalda y juntando las dos manos por encima de la cadera derecha. Si no puedes unir las manos, deja caer el hombro derecho para rodear el muslo izquierdo, coloca la mano derecha, o los dedos de la mano, sobre el suelo

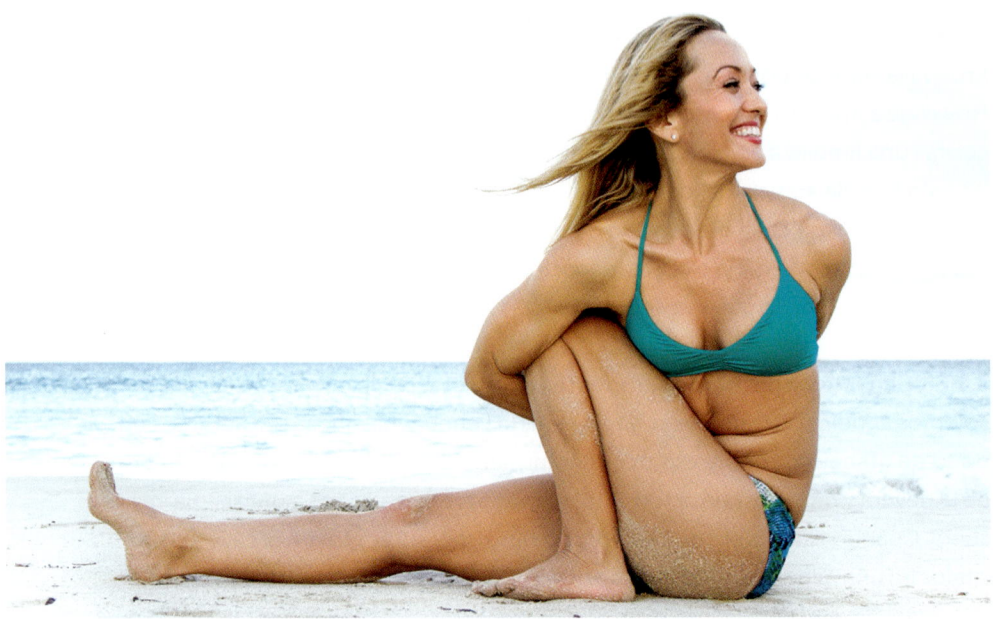

y extiende el brazo izquierdo en dirección al suelo por detrás de tu cuerpo para que te sirva de soporte. Concentra tu atención en la torsión. Mira por encima de tu hombro izquierdo. Permanece en la postura durante cinco respiraciones, como mínimo, y luego vuelve a *Dandasana*. Repite el ejercicio con el lado derecho.

2. *Padangusthasana* – Postura de la mano sobre el dedo gordo del pie

Las flexiones hacia delante promueven la limpieza del sistema digestivo y crean una sensación de vacío en la cavidad pélvica. *Padangusthasana* es una profunda flexión hacia delante que te lleva a afrontar la necesidad de limpiar tu cuerpo.

Comienza en *Samasthiti* y separa los pies al ancho de las caderas. Desplaza el hueso púbico hacia atrás y hacia arriba para facilitar la flexión desde las articulaciones de las caderas. Evita redondear la espalda. Flexiona el cuerpo hacia delante y coloca los dedos de la mano alrededor de los dedos gordos de los pies. Inhala y eleva el pecho mientras alargas la espina dorsal. Exhala mientras prolongas un poco más la flexión en el espacio creado a

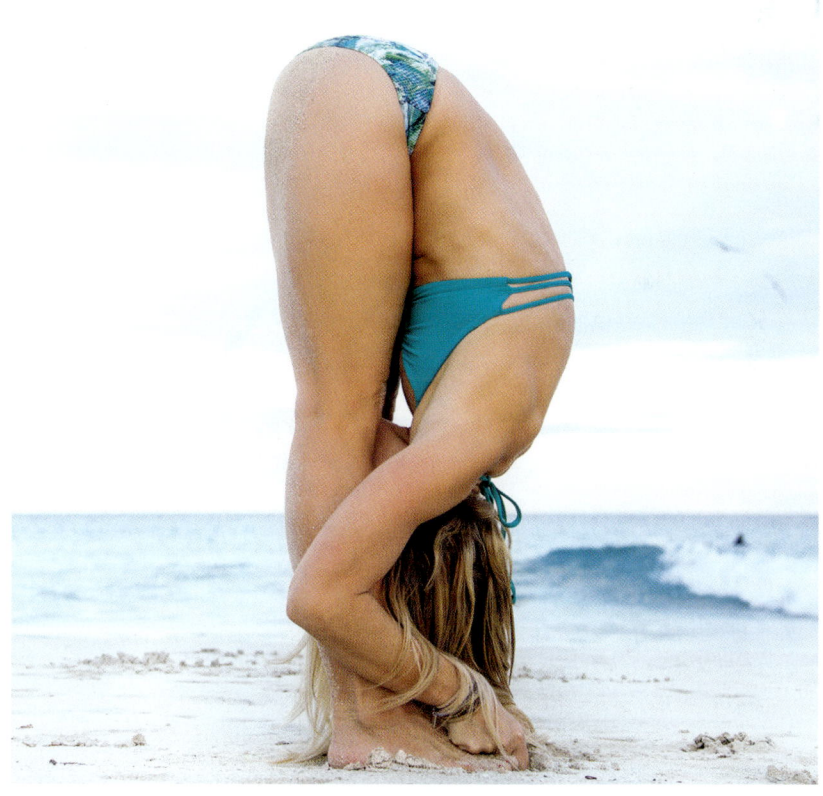

través de la postura en lo más profundo del cuerpo interior. Si no llegas a agarrar los dedos de los pies con las piernas estiradas, puedes doblar ligeramente las rodillas e intentar luego estirar las piernas. Mantén la sensación de vacío en la cavidad pélvica. Respira cinco veces en la postura. Inhala, estira los brazos y mira suavemente hacia arriba. Exhala, afirma el suelo pélvico y vuelve a *Samasthiti*.

3. *Bakasana* – Postura de la grulla

La fuerza es una parte importante de la limpieza interior. Las asanas que se basan en mantener el equilibrio sobre los brazos suelen ser las que producen el fuego interior y el calor de la purificación. Bakasana se basa en el vacío creado en las profundas flexiones hacia delante en combinación con la activación del fuego interior.

Inicia la postura a cuatro patas y coloca luego las rodillas junto a las axilas. Mantén los brazos lo más rectos posible. Si necesitas doblar los codos, evita abrir los brazos en sentido lateral. Activa el suelo pélvico, afirma los músculos abdominales inferiores, contrae las costillas inferiores y desplaza el peso corporal hacia delante confiándolo a la estabilidad de tus

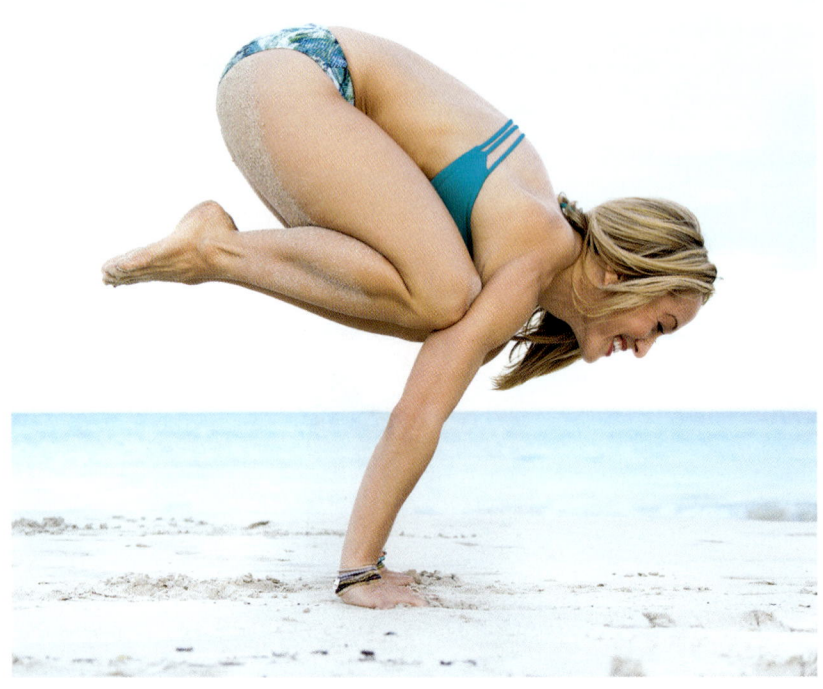

hombros. Afirma la cintura escapular y lleva las caderas hacia atrás y hacia arriba. Dirige la mirada hacia la nariz. Presiona las rodillas hacia delante, acerca los pies a las caderas, apoya las yemas de los dedos de las manos sobre el suelo y eleva el cuerpo para adoptar *Bakasana*. Exhala y vuelve a la postura de cuatro apoyos. Repite un máximo de tres veces.

4. *Mayurasana* – Postura del pavo real

Este potente equilibrio sobre los brazos es probablemente la postura de limpieza más tradicional de la práctica de yoga. Se dice que *Mayurasana* fortalece el sistema digestivo, haciéndolo inmune a las toxinas. Los pavos reales son famosos por ser capaces de consumir animales venenosos como parte de su dieta sin que les produzcan efectos perniciosos.

Comienza esta asana de rodillas. Orienta las manos hacia atrás de manera que los dedos apunten hacia los dedos de los pies. Alinea los dedos meñiques con los codos. Flexiona los codos y sitúalos en el centro del abdomen junto al plexo solar. Estabiliza la cintura escapular, afirma los músculos abdominales y desplaza el peso del cuerpo hacia delante mientras elevas las piernas para iniciar *Mayurasana*. Para abandonar la postura coloca simplemente los pies sobre el suelo, flexiona las rodillas y retira las manos.

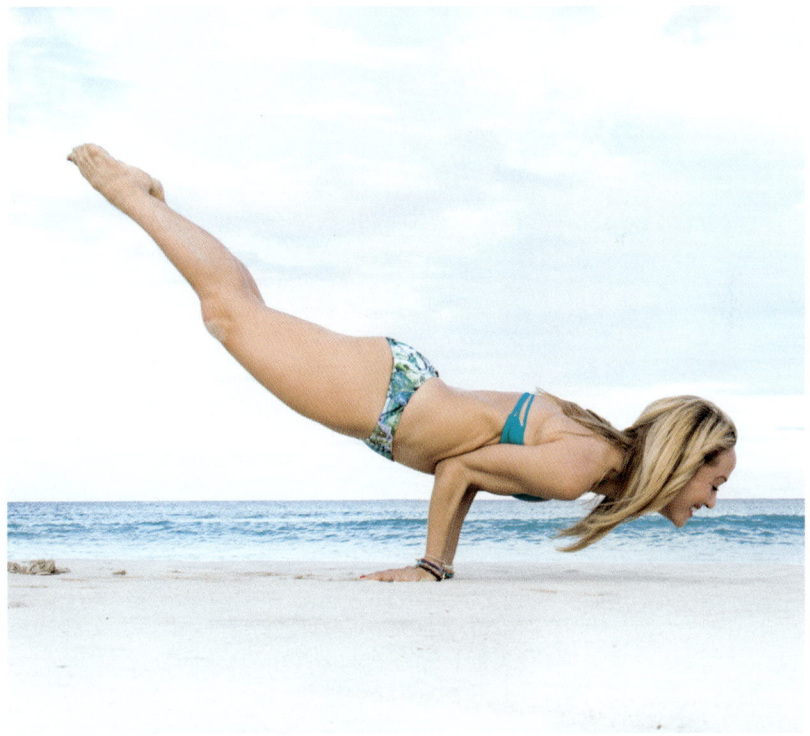

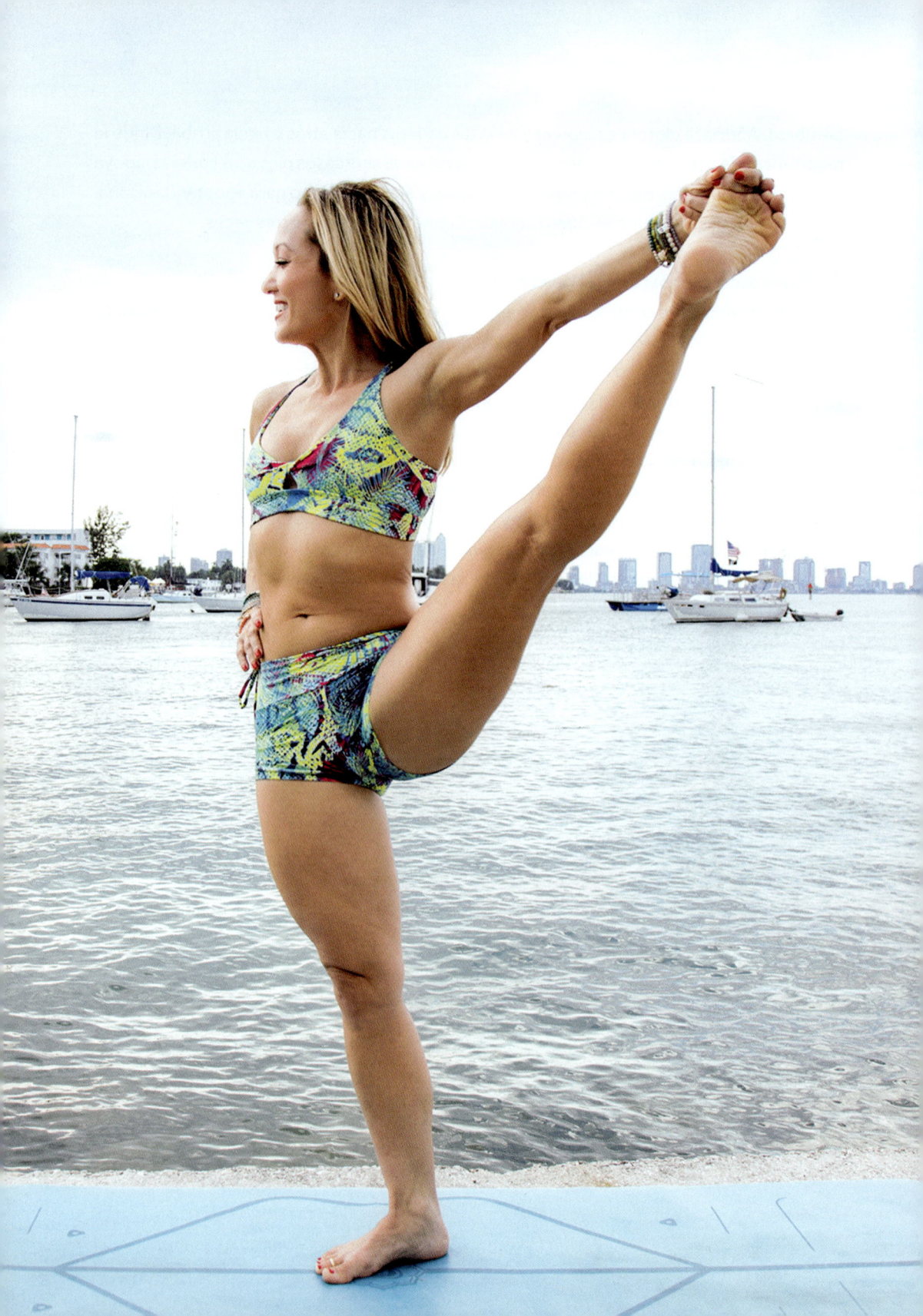

Día 4 | Elegir la satisfacción personal
Santosha

Cuando alguien te pregunta cómo estás, ¿respondes automáticamente «atareado»? Estar atareado es adictivo. Provoca una inercia que hace que la actividad entre en una vorágine cada vez más vertiginosa. Y detenerse parece una tarea imposible. Es como un episodio de obsesión leve en el cual ese apresuramiento perpetuo significa que estás tan ocupado que no tienes que sentir nada. El yoga es un camino que se opone a ese estado mental ajetreado y que te ayudará a empezar a reconocer el desorden que hay en tu mundo mental y emocional.

Uno de los *vrittis* más potentes de la vida moderna es el elevado estado de agitación que produce el hecho de estar siempre ocupado, nuestra permanente obsesión por alcanzar el siguiente gran logro. Esa constante actitud por ser más y hacer más garantiza que nuestro sistema nervioso funcione en un estado de excitación que puede acercarnos al pánico. De manera que muchos de nosotros somos adictos a la sensación de estrés, y la idea de relajarnos y conectarnos con el mundo interno parece algo sencillamente imposible de alcanzar. Para una mente adicta al estrés no hay nada que sea lo suficientemente bueno. Nunca estamos satisfechos. Por el contrario, estamos atrapados en un ciclo de felicidad e insatisfacción autoinducidas. El torbellino que produce un estilo de vida ajetreado es como estar apresados en la rueda de *samsara*, que algunas veces se interpreta como la rueda del tiempo que genera una red ilusoria basada en la creación de un falso ser, es decir, el ego.

Samsara tiene lugar cuando tus acciones están basadas en la sensación egocéntrica de «mi» y «mío», del placer y del sufrimiento, del apego y de la aversión. El ego busca la felicidad constante y un punto estable en la rueda siempre cambiante de *samsara*, pero no lo encuentra. *Samsara* es la decisión de iniciar una carrera cósmica feroz en un intento por alcanzar un destino desconocido que nos promete éxitos futuros. Sin embargo, justo por debajo de la superficie de todo ese ajetreo no hay más que una enorme y alborotada confusión. Las emociones que no consigues sentir (como la tristeza, la depresión, la ira, la ansiedad, la autocompasión y el miedo) están al acecho en la mente subconsciente. Los problemas físicos (como el dolor crónico, las heridas persistentes, las enfermedades u otros trastornos que requieren atención pero que están a la cola de las prioridades de una persona muy ocupada) son solamente una de las muchas formas en las que el cuerpo interioriza el estrés no procesado. Lo que ocurre con más frecuencia es que el ego corre porque teme afrontar las verdades simples del dolor y el sufrimiento encerradas en un corazón herido.

Más allá de la rapidez con que gire tu mundo, o de lo ocupado que realmente estés, tienes una alternativa para cambiar tu vida. Todo lo que debes hacer es parar el tiempo necesario para respirar con la intención de atravesar tu armadura emocional y ser lo suficientemente fuerte como para afrontar todo aquello de lo que estás huyendo.

La tendencia compulsiva a mantenerte constantemente ocupado nace de una sensación de vacío, un vacío interior que te lleva a sumergirte en una ingente cantidad de actividades y compromisos para demostrar que eres «digno». Conozco muy bien ese estado. Hubo una época en la que sentía que tenía que manifestar mi valía como ser humano a través de mis logros y de mi esfuerzo por hacer determinadas asanas. Más tarde, cuando empeoró la salud de mi padre drásticamente y al mismo tiempo empecé a tener problemas en mi matrimonio, mi primer recurso para afrontar esa época tan difícil fue trabajar cada vez más y tener una agenda vertiginosa. Aunque las ruedas de mi vida estaban girando a toda velocidad, estaban condenadas a fracasar porque se asentaban en la percepción de mis propias carencias. Afortunadamente, el camino del yoga me enseñó la forma de salir de esa confusión.

La filosofía tradicional del yoga tiene un antídoto para la excitación moderna. Afirma que únicamente llegarás a sentir una paz y una alegría reales y duraderas cuando aprendas a aceptarte tal como eres, en la totalidad y plenitud de tu ser. La satisfacción que brinda la aceptación plena de uno mismo se denomina *santosha*. *Santosha* es la felicidad que se genera al conectarte con el espacio eterno de la verdad que hay en tu interior, el sitio en el que tienes todo lo que necesitas, donde todo es bondad y plenitud y desde donde tienes acceso a todo el amor que hay en el universo. Este es efectivamente el único lugar real. *Santosha* es una mente fuerte y ecuánime, libre de inseguridades, íntegra y basada en la sabiduría de un corazón pleno y de una mente clara. *Santosha* es uno de los *niyamas*, el segundo de los ocho pasos de Ashtanga Yoga orientado a las observancias personales que corresponden al camino yóguico.

En el mar de las ocupaciones siempre habrá algo que puede distraer tu mente: un correo electrónico que responder, otra promoción a la que aspirar, un coche más moderno, una cuenta corriente más abundante o una casa más grande. Es preciso reconocer estas aspiraciones como lo que realmente son: distracciones que te apartan de tu camino y te hacen sentir perdido, disperso y confundido en relación con lo que es realmente importante. Practicar el estado mental conocido como *santosha* te dará la fuerza necesaria para dedicarte a desarrollar la intención espiritual de la vida. *Santosha* no es una práctica específica sino un cambio paradigmático que afecta a todas tus acciones. Es como actualizar el sistema operativo de tu mente y volver a calibrar la medida de los éxitos. El objetivo de cada día en la vida de un yogui es amar más, permanecer fiel al corazón espiritual y aprender a honrar, respetar y apreciar a los demás a través del amor. El yogui está siempre atento para detectar las grandes y pequeñas quejas que desencadena un estilo de vida demasiado ajetreado. Si esos pensamientos, que generalmente no llegan a expresarse, no son identificados, tienen la capacidad de plantar las semillas de la amargura, los celos o la animosidad hacia otras personas (o hacia uno mismo)

Acaso te sorprenda saber que en el pasado no me sentía particularmente a gusto mientras practicaba yoga. De hecho, he llegado a sentirme tan torpe que a menudo abandonaba la esterilla con una sensación de fracaso. Después de casi veinte años de práctica sigo teniendo problemas de coordinación cada vez que pruebo una nueva postura. La diferencia entre antes y ahora es que ya no me molesta. Ese es el poder de la actitud de *santosha*. Ahora no me importa dar con mi trasero en el suelo; de hecho, me siento satisfecha. Cuando me caigo, sonrío e incluso me río, mientras que antes me hubiera puesto furiosa y me hubiera sentido muy desdichada. Sientes satisfacción cuando comprendes tu verdadera naturaleza; a partir de entonces todas tus acciones son un reflejo de tu plenitud interior. Si percibes que estás desviándote de tu camino, detente, obsérvate y vuelve a dirigir tu mente hacia el propósito más profundo de tu vida. Cuando practicas *santosha*, hacer se sustituye por ser.

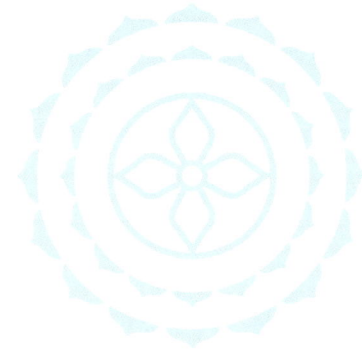

TAREA

1. Practica *santosha* en tus pensamientos. Trabaja para cultivar una mente ecuánime. La próxima vez que tengas una experiencia que podría ser fácilmente calificada como «buena» o «mala», olvídate del argumento de la historia y dedícate simplemente a observarla sin juzgarla. Concéntrate en tu respiración contando hasta diez y obsérvala en su estado natural. Deja que la inhalación sea inhalación y que la exhalación sea exhalación. Simplemente observa cómo se desarrolla la experiencia de forma natural y siéntete satisfecho con lo que hay. Abstente de hacer ningún juicio de valor y de contar una historia sobre lo que está sucediendo. Pronuncia las palabras «es sencillamente lo que es» y deja que surjan las sensaciones.

2. Practica *santosha* en tu mundo. Observa cuáles son las áreas de tu vida cotidiana de las que sueles quejarte, como pueden ser el tiempo, la política o el tráfico. Cuando estés a punto de quejarte de algo, limítate a observarte. En lugar de dejarte llevar por la irritación o el enfado, en primer lugar observa simplemente lo que hay y luego entrénate para aceptarlo tal como es. Haz las paces con tu mundo. Comprueba lo que ha sucedido a lo largo del día para confirmar una vez más tu compromiso con *santosha*. Si estás en un atasco de tráfico, sencillamente observa lo que está sucediendo. *Estoy en un atasco.* No juzgues la situación en términos de buena o mala, acepta las cosas tal como son. Abstente de contar ninguna historia positiva o negativa sobre tu situación actual. Limítate a ser.

3. Recuerda «yo soy suficiente». Concentra tu atención en el corazón. Obsérvate y siente que estás lleno de luz. Deja que la luz interior alimente tu alma y llene todo tu cuerpo como una fuente que se desborda. Pronuncia las palabras «yo soy suficiente».

PRÁCTICA

1. *Utkatasana* – Postura de la silla

Esta postura te permite hacer las paces con las dificultades y desarrollar resistencia espiritual. Comienza en *Samasthiti* en el frontal de la esterilla, con los dedos gordos de los pies juntos y dejando un pequeño espacio entre los talones. Agáchate desde las articulaciones de las caderas mientras flexionas profundamente las rodillas. Acerca la parte interior de los

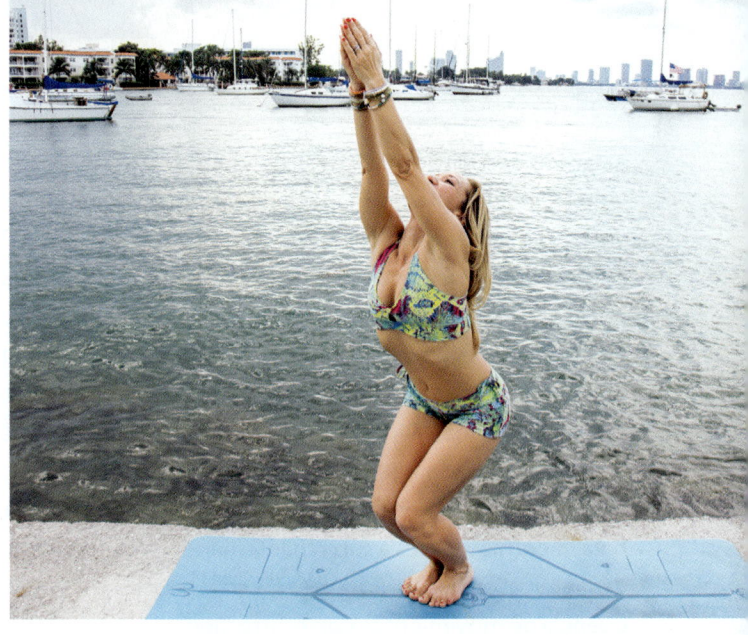

muslos entre sí mientras afirmas los cuádriceps. Contrae la parte inferior del abdomen para que sirva de apoyo a la columna vertebral y la parte baja de la espalda. Eleva la caja torácica mientras mantienes las caderas intensamente flexionadas. Estira los brazos en dirección al cielo raso y presiona las palmas una contra otra. Dirige la mirada hacia los pulgares para adoptar la postura completa de *Utkatasana*. Permanece en esta asana durante cinco respiraciones. A continuación vuelve a *Samasthiti*.

Quizás sientas molestias o una especie de ardor en los muslos mientras realizas esta postura. Intenta mantenerte ecuánime y no sentirte perturbado por el pequeño malestar en los muslos que se produce inevitablemente al practicar esta asana.

2. *Utthita Hasta Padangusthasana* – Postura extendida de la mano en el dedo gordo del pie

Como en cualquier postura de equilibrio, el esfuerzo que se requiere para mantenerlo a menudo supone que fracasemos. Este proceso será todo un desafío para tu estado mental de *santosha*.

Comienza en *Samasthiti*. Inhala mientras flexionas la rodilla izquierda, elevas la pierna y rodeas el dedo gordo del pie izquierdo con los dedos de la mano. En cuanto encuentres el equilibrio, estira la pierna izquierda hacia fuera y hacia arriba y lleva hacia atrás la cadera izquierda. Si puedes estirar correctamente la pierna, contrae el abdomen y exhala para flexionar el cuerpo hacia delante, alineando el

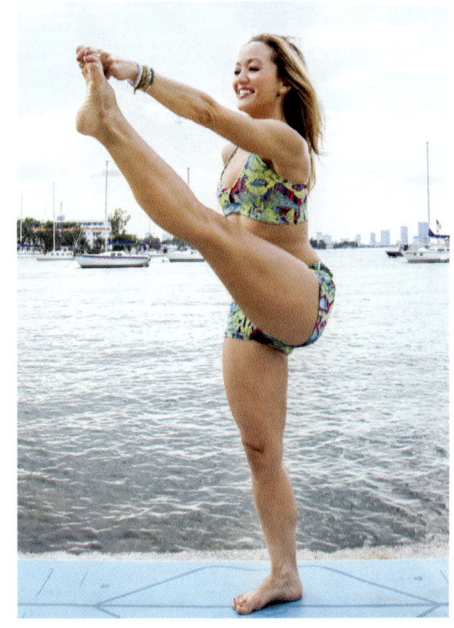

esternón con la rodilla. Si no eres capaz de estirar la pierna, no realices la flexión hacia delante; simplemente permanece de pie y trabaja para mantener el equilibrio. Respira cinco veces en esta asana.

Inhala para elevar el torso mientras estabilizas la postura con la fuerza de tu suelo pélvico. Exhala mientras produces una rotación externa con la articulación de la cadera izquierda para mover la pierna en sentido lateral. Mira hacia la derecha. Una vez más, si todavía no puedes estirar completamente la pierna, agarra sencillamente el dedo gordo del pie con la rodilla doblada. Mantén la postura durante cinco respiraciones. Inhala, vuelve a desplazar la pierna izquierda hacia el centro y estabiliza la postura. Exhala y flexiona el cuerpo hacia delante llevando el esternón hacia abajo, en dirección a la rodilla, y la cadera hacia atrás. Inhala mientras vuelves a subir manteniendo la pierna elevada. Coloca las manos en la cintura y mantén el equilibrio durante cinco respiraciones. Vuelve a *Samasthiti* y luego repite la secuencia de movimientos con el otro lado.

Utthita Hasta Padangusthasana a menudo genera frustración e impaciencia porque requiere un alto nivel de equilibrio y flexibilidad. Practica *santosha* aceptando tus

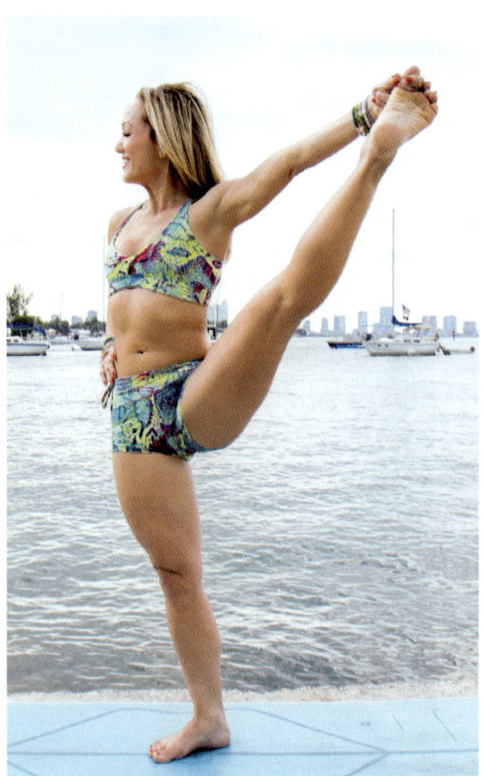
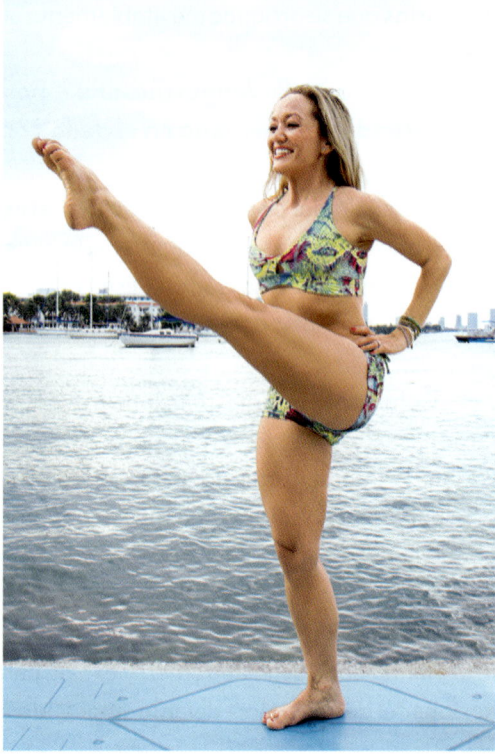

posibilidades actuales y realiza la postura sin esforzarte. Si te caes o pierdes el equilibrio, permanece ecuánime observando que te has caído o que has perdido el equilibrio, y luego inténtalo otra vez.

3. *Bhujapidasana* – Postura de presión sobre el hombro

Comienza en *Adho Mukha Svanasana* (postura del perro bocabajo). Inhala mientras saltas o das un gran paso hacia atrás. Flexiona los codos y también dobla ligeramente las rodillas para colocar los muslos sobre la plataforma que te ofrece la parte superior de los brazos. Activa y eleva el suelo pélvico. Aparta los pies del suelo, rodea los brazos con la parte inferior de las piernas y cruza los tobillos frente al cuerpo. No te afanes por realizar la postura completa si no puedes cruzarlos fácilmente; trabaja con tus posibilidades actuales practicando *santosha*.

Exhala mientras desplazas el cuerpo hacia delante y colocas la cabeza o la barbilla sobre el suelo y al mismo tiempo deslizas los pies hacia atrás entre las manos. Permanece en la postura durante cinco respiraciones. Inhala, levanta la cabeza y desliza los pies nuevamente hacia delante. Exhala, libera los tobillos, desliza los pies hacia atrás ahora por la parte externa de los brazos y salta hacia atrás para adoptar *Chaturanga Dandasana*.

Muchos practicantes tendrán una sensación de fracaso al intentar realizar esta asana. Es muy común que el trasero se hunda y se deslice hacia atrás. Cada vez que te caigas hacia atrás, simplemente observa lo que ha sucedido y acepta tus posibilidades y limitaciones actuales sin sentir la necesidad de apresurar el proceso.

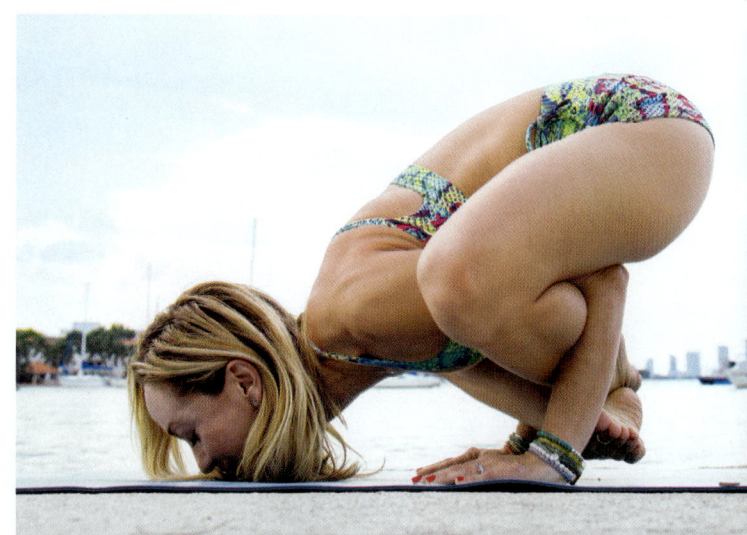

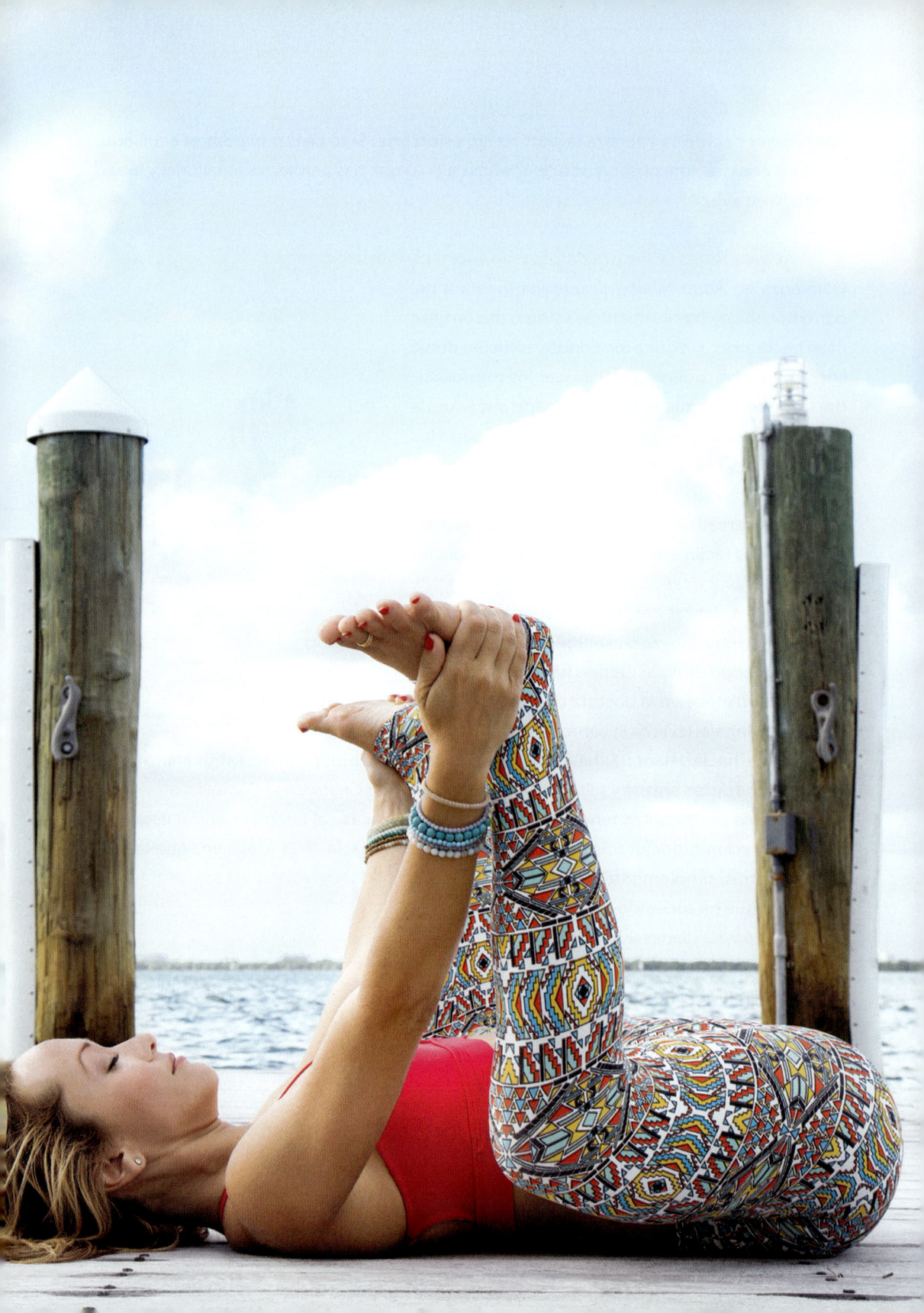

Día 5 | No violencia
Ahimsa

El yoga atraviesa las capas brillantes del ser exterior para poner de manifiesto el corazón tierno y doliente de la compasión y la empatía que cada uno de nosotros guarda en su interior. Cada vez que sufres mientras practicas yoga tu corazón se expande y crece. Tener el valor de experimentar todo tipo de sensaciones implica que te estás fortaleciendo lo suficiente para asumir los votos de *ahimsa* (no violencia). Shri K. Pattabhi Jois siempre esperaba que los estudiantes le preguntaran sobre los principios morales y éticos de una vida yóguica antes de hablar de ellos. Era como si supiera que hasta que el corazón estuviera preparado gracias a los rigores de la práctica, no tenía ningún sentido enseñar a los estudiantes un nuevo dogma que reemplazara todas las normas y directrices a las que ya se habían adherido.

La tarea del yogui para hoy es *ahimsa*. En los *Yoga Sutras* de Patanjali *ahimsa* es el primero de los principios morales y éticos de una vida yóguica. Es el «cuenco» que contiene los ocho pasos y que hace posible la práctica de yoga. *Himsa* es la palabra sánscrita utilizada para "violencia" y *ahimsa* se traduce como "no violencia". Sin embargo, cabe agregar que *ahimsa* no solamente significa no violencia sino también todo lo contrario de la violencia: compasión, piedad, paz y amor. Patanjali también presenta *ahimsa* como el gran voto, denominado *mahavrtam* en sánscrito. Ese gran voto es un dogma legal que debe ser juzgado por el corazón sincero del practicante de yoga y no por terceras personas. Los estudiantes pueden adoptar algunos aspectos de *ahimsa*, como el veganismo o el respeto por el medioambiente, pero su práctica será completamente baldía si lo hacen de una forma crítica o moralista y sin compasión. La violencia asume múltiples formas y el primer paso para tener una vida más plácida y tranquila es reconocer la violencia a la que hemos sido sometidos, o con la que hemos sometido a otras personas. La violencia a menudo se manifiesta como un juicio sobre nosotros mismos o los demás, o como una falta de compasión por nosotros mismos y por los demás.

El mejor yogui actúa como una fuerza de sanación en el mundo. Inicia tu viaje acabando con la violencia que hay en tu propia vida. Empieza por cultivar una actitud de compasión hacia ti mismo, de tolerancia y de aceptación de tu propia persona. Haz las paces contigo mismo, con tu cuerpo, con tus éxitos y tus fracasos. No dirijas la negatividad hacia ti mismo a través de palabras, pensamientos o acciones. No te maltrates mientras practicas yoga. Acepta tu propio cuerpo. No intentes moldearlo para que se parezca al de otra persona; el cuerpo perfecto para la práctica de yoga es el que tienes. Yo desperdicié demasiados años de mi vida aborreciendo mi cuerpo. Cuando te odias a ti mismo, menoscabas tu autoestima y creas un caparazón de infelicidad que es mucho más dañino que cualquier cosa que comas o te abstengas de comer. Por el contrario, trata a tu cuerpo como un espacio sagrado de veneración y pronuncia únicamente palabras que sirvan para afirmarte en tu propia vida. El estado de *ahimsa* debe comenzar con la profunda decisión de amarte a ti mismo.

En cuanto hayas comenzado a desarrollar una relación amable contigo mismo, dirige tu atención al mundo que te rodea. Mantén el compromiso con *ahimsa* a través de las palabras, los pensamientos y las acciones cuando interactúas con las personas de tu entorno a lo largo del día. Presta especial atención a tu tono de voz cuando hablas con tu pareja, con tus amigos o con los miembros de tu familia. Cuando menos, intenta no infligir ningún daño a nadie. Toma nota de los pensamientos violentos o negativos que surjan en tu mente y responsabilízate de ellos. Abstente de realizar cualquier acción que se base en la negatividad.

A continuación, concéntrate en el impacto que tienen tus acciones en el mundo en general. Tal vez llegues a sentir el deseo acuciante de trabajar como voluntario para una misión social, acoger animales abandonados o presionar a los líderes políticos para que promuevan los cambios que deseas ver en este mundo.

Probablemente descubras que la decisión de adoptar una dieta vegetariana te sienta muy bien. Eso es precisamente lo que me sucedió a mí. Nunca nadie me dijo que debía ser vegetariana o vegana, y de ninguna manera te estoy diciendo que deberías seguir ese camino. Mi práctica me llevó a cuestionar mi propia dieta. Luego leí un libro sobre las implicaciones éticas de la cría a gran escala de animales comercializados y del impacto medioambiental del ganado. Sentí una enorme compasión por los animales y por la Tierra, y supe de inmediato que sería bueno para mí adoptar una dieta vegetariana. Cuando alguien le preguntaba a Shri K. Pattabhi Jois sobre la dieta yóguica, él siempre respondía lo mismo: «Alimentos vegetarianos simples». Sin embargo, jamás obligó a nadie a cambiar de dieta.

Aunque *ahimsa* se asocia generalmente a la opción ética y moral de adoptar una dieta vegetariana o vegana, en realidad es mucho más que eso. Algunas de las personas más coléricas que he conocido eran vegetarianas, y algunas de las más pacíficas consumían carne. Llevar la vida de un yogui no consiste en crear un dogma y juzgar luego a los demás porque no se atienen a él. Ninguno de nosotros practica *ahimsa* cabalmente. Cualquier palabra o pensamiento duro o riguroso, cualquier semilla de amargura o envidia, cualquier trozo de plástico no reciclable, cualquier uso de la energía nuclear y cualquier depósito lleno de gas podrían considerarse como una violación de *ahimsa*. Yo creo en el yoga, pero esencialmente creo en ti. ¡Una generación de yoguis puede cambiar el mundo! Solamente cuando los valores culturales se transformen a gran escala conseguiremos ver el tipo de cambio global que puede sanar a la Tierra.

La bondad es acción. Tu corazón siempre se pone de manifiesto a través de tus actos. Tú puedes decir que valoras algo, pero lo que de verdad demuestra a qué le das valor es aquello en lo que inviertes tu tiempo. El compromiso con *ahimsa* es una promesa de por vida entre tu espíritu y el mundo. Dedícate a cultivar el principio de *ahimsa* y vive realmente como un yogui. No dejes que nadie te diga lo que significa ser un yogui, escucha tu corazón. Deja que tus acciones transmitan el compromiso de tu corazón para hacer de este mundo un lugar más pacífico.

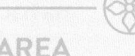

TAREA

1. Practica *ahimsa* con las palabras y los pensamientos. Durante todo un día comprométete a pronunciar exclusivamente palabras que afirmen la vida y a generar pensamientos positivos acerca de ti mismo y de tu mundo. Detente antes de decir algo negativo. No mientas y niégate a mantener una conversación que sea malintencionada, lo que significa no gritar ni despotricar, no aceptar comentarios anónimos negativos en las redes sociales y no intervenir en ningún tipo de discusión.

2. Considera la posibilidad de llevar una dieta *ahimsa*. Reflexiona sobre los alimentos que consumes y sobre el impacto que tienen sobre el mundo. Si comes carne, pregúntate cuál es su origen y piensa por todo lo que pasó ese animal que se ha convertido en los trozos de carne que te sirven de alimento. Si eres vegetariano, considera si las fuentes de los productos animales que ingieres, como los productos lácteos, son realmente éticas. Si eres vegano, piensa en los medios de producción y en los procesos agrícolas que originaron los alimentos que consumes. Comprométete a tomar al menos una comida al día que implique la menor cantidad de violencia posible para el mundo.

3. Practica la autosanación. El mayor caudal de violencia puede originarse dentro de nosotros mismos. Interiorizamos la negatividad o nos castigamos duramente por nuestros defectos y fracasos. Comprométete por un día a mantener únicamente un diálogo interior positivo y a realizar un ritual de autoafirmación. Reflexiona en cada momento sobre todo lo que has hecho bien y perdónate por cualquier equivocación en la que puedas haber incurrido. Cada vez que te descubras dudando o juzgándote, modifica tu pensamiento. En lugar de concentrarte en una zona de tu cuerpo que te desagrada, enfoca tu atención en una que te guste. Si te parece imposible encontrar palabras positivas referidas a ti mismo, simplemente evita cualquier diálogo interior negativo.

4. Practica la sanación del mundo. La Tierra necesita nuestro compromiso de llevar una vida más apacible. Evalúa cada una de tus acciones y el impacto que tienen sobre el medioambiente desde la perspectiva de los recursos y la contaminación. ¿Hay algún cambio que puedas llevar a cabo para reducir tu impacto sobre el planeta? ¿Existe alguna causa social que coincida con algo que te entusiasmaría hacer y a la que puedas dedicarle tiempo y energía?

PRÁCTICA

1. *Ananda Balasana* – Postura del bebé feliz

Ananda Balasana te ofrece la oportunidad de hacer las paces con tus caderas y, en última instancia, contigo mismo.

Comienza en posición supina. Inhala mientras elevas las piernas, flexiona las rodillas y lleva los muslos en dirección al torso. Separa los muslos a una distancia ligeramente mayor que la del torso y mantén la parte inferior de las piernas en posición vertical. Extiende los brazos para sujetar los bordes externos de los pies. Mantén el sacro lo más cerca posible del suelo y levántalo solamente lo necesario para que tus manos y tus pies se mantengan en contacto. Dirige la mirada hacia el cielo raso o cierra los ojos. La parte inferior del abdomen debe estar contraída para que la parte inferior de la espalda esté apoyada sobre el suelo. Respira al menos cinco veces y luego vuelve lentamente a la posición supina.

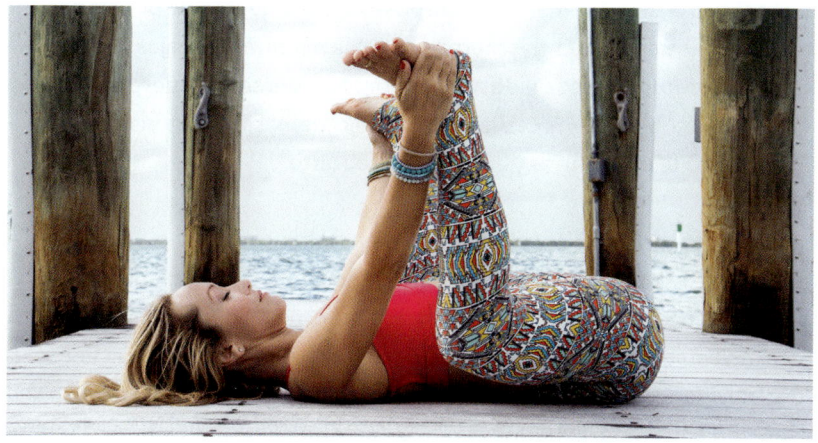

En cuanto encuentres una postura cómoda, apoya el sacro completamente sobre el suelo manteniendo la conexión entre las manos y los pies. Observa si surgen pensamientos negativos, acaso sobre el tamaño o la forma de tu cuerpo, o sobre una posible limitación de tus caderas. Asume una actitud pacífica y reparadora en relación con tu cuerpo.

2. *Supta Samokanasana* – Postura del ángulo recto reclinado

Esta es una postura reconstituyente que te ayuda a desarrollar una actitud pacífica de autoaceptación.

Comienza en posición supina. Inhala mientras levantas las piernas, manteniéndolas unidas. Apoya el sacro sobre el suelo y contrae la parte inferior del abdomen. Exhala mientras abres las piernas para relajar y estirar la parte interior de los muslos. Mantén los cuádriceps activados y extiende las dos piernas hacia fuera. Estira los dedos de los pies y no

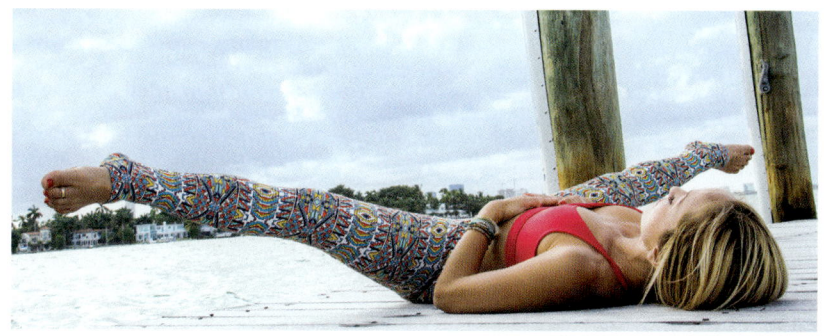

adoptes una actitud pasiva. Permanece en la postura durante diez respiraciones. Inhala suavemente mientras juntas otra vez las piernas y exhala mientras las bajas al suelo.

Asume una actitud pacífica y de aceptación. No fuerces tu cuerpo para adoptar una postura determinada ni le exijas realizar un trabajo demasiado intenso. Observa exactamente en qué punto te encuentras y aprende a aceptarte.

3. *Supta Matsyendrasana* – Torsión espinal en posición supina

Esta postura simple es perfecta para practicar la autosanación. Comienza en posición supina. Inhala mientras desplazas la rodilla derecha hacia el pecho. Agarra la rodilla con la mano izquierda y exhala mientras haces una torsión sobre la línea central de tu cuerpo para llevar la rodilla derecha hacia el suelo junto al lado izquierdo de tu cuerpo. Estabiliza la pierna izquierda y mantenla estirada. Extiende el brazo derecho en sentido lateral, alineándolo con los hombros. Contrae la parte inferior del abdomen y activa el suelo pélvico. Gira la cabeza y mira hacia la derecha. Respira entre cinco y diez veces en la postura. A continuación vuelve al centro y repite toda la secuencia de movimientos con el otro lado.

Encuentra el espacio interior de paz y aceptación mientras permaneces en la postura, y elimina cualquier pensamiento negativo sobre tu propia persona. Limítate a ser tú mismo.

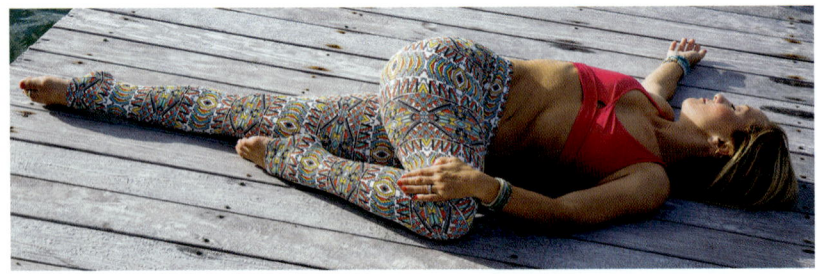

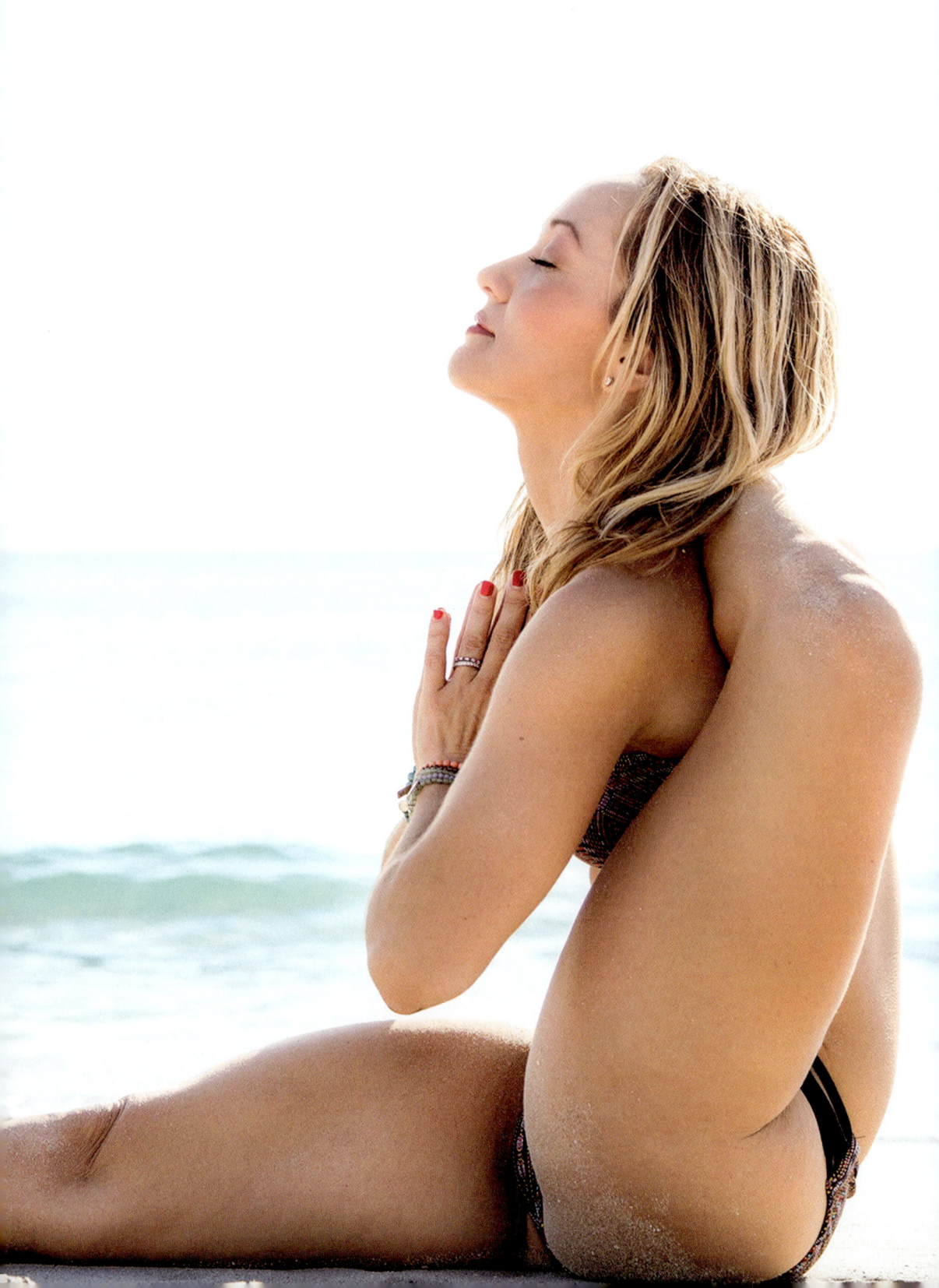

Día 6 | Paciencia
Kshanti

No soy una persona paciente por naturaleza. En cuanto tengo una nueva idea quiero ponerla en práctica de inmediato. Debido a mi temperamento, tiendo a concentrarme en los resultados y no en el proceso. Por eso cuando aprendí todas las posturas avanzadas de Ashtanga Yoga, que son francamente difíciles, me topé con numerosos obstáculos que no me permitieron satisfacer mi deseo de obtener resultados inmediatos. Solía animarme diciéndome: «¡Hoy es mi día!». En cierta ocasión, llegué a repetir esa frase alrededor de quince veces en medio de una loca carrera por dominar una de las posturas más complicadas. Huelga decir que con esa forma de actuar lo único que conseguí fue sentirme agotada y derrotada. Después de casi veinte años de práctica he aprendido a tener paciencia conmigo misma, con mi cuerpo y con el mundo que me rodea. Y tú también puedes hacerlo.

Cuando viajé por primera vez a Mysore (India), conocí a mis maestros Shri R. Sharath Jois y Shri K. Pattabhi Jois. Después de ocho meses de práctica estaba impaciente por que llegara el momento de alcanzar el elevado objetivo de *samadhi*, la paz definitiva. Cuando hacía preguntas sobre el método Ashtanga Yoga, Shri K. Pattabhi Jois me respondía que el camino del yoga es muy largo y que debía ser paciente, trabajar sistemáticamente y entregarme a mí misma y al método, teniendo fe en ambos. ¡Y estoy tan agradecida de haberlo hecho! Una de las mayores lecciones de humildad que te ofrece la práctica de yoga es que tú no decides cuándo ni dónde suceden las cosas. Cada postura se desarrolla a su propio ritmo, y el cuerpo tiene su propio tiempo. Así como una flor tiene un momento específico para brotar, desarrollarse y alcanzar su plenitud, y tal vez incluso para producir un fruto, tu cuerpo tiene su propio tiempo para abrirse, relajarse, fortalecerse y entregarse. Cuanto más lo empujes y lo fuerces, menos probabilidades tendrás de progresar.

La tarea del yogui para hoy es la paciencia, definida en el *Bhagavad Gita* como *kshanti*, o el cultivo del autocontrol paciente, la moderación y la tolerancia. La paciencia es una de las cualidades fundamentales de un guerrero espiritual. El yoga es un camino de autoconocimiento y las asanas son espejos del mundo interno. La forma en que enfocas tu práctica es un microcosmos en el que se refleja la manera de enfocar la vida. Si aprendes a ser paciente con una postura de yoga que te produce ansiedad, frustración, irritación, depresión e incluso rabia, también llegarás a afrontar con paciencia las situaciones de la vida que desencadenan esas mismas emociones. En la vida hay un número infinito de situaciones desagradables —demoras en los vuelos, atascos de tráfico, tazas de café que saben mal, cuartos de baño malolientes, indirectas pronunciadas por alguna persona de tu entorno..., la lista es realmente interminable—. Cuanto más te molesta algo, más fácil es que reacciones de mala manera y que dejes que la precipitación que te impone tu sufrimiento personal gobierne tu vida. La capacidad para soportar situaciones que son incómodas requiere una gran fortaleza espiritual. Imagina que la próxima vez que estás a punto de perder los nervios con alguien que quieres, decides respirar profundamente diez veces. Imagina que en lugar de tocar frenéticamente la bocina en medio de un atasco de tráfico porque llegas tarde al trabajo, decides activar tu suelo pélvico y conectarte con tu cuerpo interior. Imagina que en la próxima ocasión en que el dueño de la cafetería a la que acudes habitualmente te sirve un café que sabe mal o se equivoca con tu pedido, tú respondes con una sonrisa de comprensión. Si lo haces, el mundo que te rodea será cada vez más tranquilo.

He tardado en dominar algunas asanas el mismo tiempo que llevo practicando yoga. Muchas de ellas todavía siguen siendo una meta difícil de alcanzar. De diversas maneras sigo siendo la misma persona que era cuando comencé a practicar yoga. Me enfrento a estas posturas complicadas todos los días sobre la esterilla y trabajo infatigablemente para ser cada vez más fuerte física, emocional y espiritualmente. Cuando reflexiono sobre mi práctica bajo la luz de estas consideraciones, ya no me juzgo a mí misma por mi incapacidad para adoptar determinadas asanas. Por el contrario, trato a mi cuerpo y a mi práctica con paciencia y comprensión porque sé que estoy desarrollando mi ser interior. La paciencia es el antídoto para el ansia de obtener una gratificación instantánea, así como también para la tendencia a poner en tela de juicio tu autoestima midiéndola según los logros externos.

Cultivar *kshanti* únicamente puede ser posible si tienes fe en algo superior a ti: Dios, la verdadera luz del mundo o comoquiera que te representes la presencia de un Poder Superior en el universo. Sin fe es difícil aprovechar la magnificencia de todos y cada uno de los momentos de tu vida. Tú estás aquí por una razón, y todo está aconteciendo exactamente como tiene que suceder. Es posible que las razones no siempre te resulten evidentes, pero si confías en que estás exactamente donde necesitas estar en este instante de tu vida, tendrás la paciencia para obtener todo lo que deseas. La paciencia infinita a menudo ofrece resultados inmediatos porque provoca una actitud de amor y aceptación. La paciencia es la decisión de esperar la promesa de lo que ha de llegar. Es la opción para saber esperar que pasen las adversidades, más allá de lo que duren, con una fe plena. En otras palabras, es el largo y zigzagueante camino espiritual.

TAREA

1. Sé paciente con la práctica. ¿Existe alguna postura de yoga que te haga perder la paciencia y juzgarte duramente por no ser capaz de hacerla? Desarrolla una actitud paciente y de aceptación en relación con tu cuerpo y contigo mismo.

2. No te preocupes, sé paciente. ¿Existe alguna situación en tu vida que escapa claramente a tu control pero aun así no puedes evitar preocuparte por ella? ¿Hay alguna persona en tu vida que te saque de tus casillas? Medita entre cinco y veinte minutos y pide que te liberen de la carga de preocupación que aflige tu corazón.

3. Recurre a pensamientos pacientes. Reestructura tu foco de atención para concentrarte en el viaje y no en el destino. En lugar de pensar en el objetivo, disfruta del proceso. Piensa en tres cosas que aprecies del proceso vital en el que te encuentras o de tu práctica de yoga. Date permiso para perderte en los detalles del viaje y deja que el tiempo pase lentamente.

PRÁCTICA

1. *Eka Pada Sirsasana* – Postura del pie detrás de la cabeza

El mero hecho de pensar en poner el pie detrás de la cabeza puede producir ansiedad y frustración. Algunos estudiantes trabajan sistemáticamente durante más de una década para abrir sus caderas obteniendo pocos resultados físicos. Independientemente del punto de la práctica en que te encuentres, tómate tu tiempo para abordar las posturas difíciles como *Eka Pada Sirsasana*. Te servirá para desarrollar un corazón paciente.

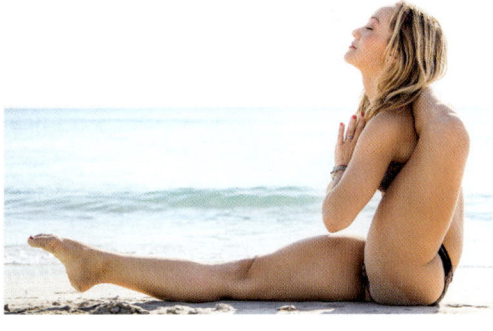

Comienza en posición sedente con las piernas estiradas. Inhala y haz una rotación externa con la cadera izquierda, dejando caer la rodilla hacia fuera. Sujeta el pie izquierdo

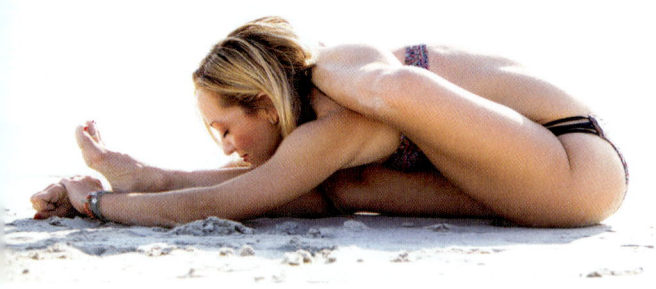

con ambas manos y lleva el hombro izquierdo hacia delante. Desliza el hueso de la espinilla, la tibia, alrededor del hombro izquierdo. Libera la mano izquierda y utiliza la derecha para regular la postura del pie izquierdo. Estabiliza el suelo pélvico, coloca las manos en posición de oración junto al esternón en la parte central del cuerpo y mira hacia arriba para fijar la pierna en su sitio. Exhala mientras flexionas el cuerpo hacia delante, alineando el esternón con la rodilla derecha.

Rodea el pie derecho con las manos y dirige la mirada hacia los dedos del pie derecho. Respira cinco veces en la postura.

Inhala mientras elevas el cuerpo y luego exhala mientras colocas las manos sobre el suelo. Intenta mantener la pierna detrás de la cabeza al tiempo que te levantas y deja que se deslice de su sitio solamente al volver hacia atrás. Inhala y eleva el cuerpo, exhala y salta hacia atrás para adoptar *Chaturanga Dandasana*. Inhala y avanza para ir a *Urdhva Mukha Svanasana* (postura del perro bocarriba). Exhala y vuelve hacia atrás para adoptar *Adho Mukha Svanasana*. Inhala, salta hasta colocar las piernas entre los brazos y repite toda la secuencia con el lado derecho.

No debes sorprenderte si la pierna no llega hasta la cabeza; intenta llegar lo más lejos posible sin forzar tu cuerpo. Practica la paciencia.

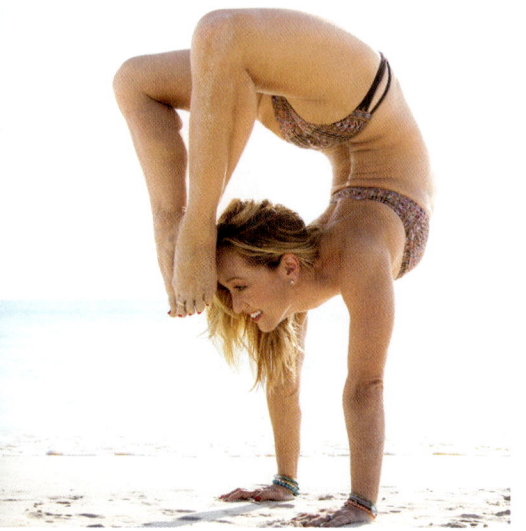

2. *Vrschikasana* – Postura del escorpión sobre las manos

He elegido posturas particularmente duras para este capítulo porque quiero enfatizar que la práctica es muy larga y que requiere un compromiso durante muchos años. Solo después de cinco años de práctica constante comencé a tener pequeños éxitos con esta postura sobre las manos. Es una asana que sigo practicando actualmente.

Comienza en una postura sobre las manos que sea estable. Extiende las piernas para que estén lo más lejos posible de los hombros, alargando la columna vertebral y al mismo tiempo arqueándola, y desplaza el pecho hacia delante y hacia arriba. No tengas prisa por hacer esta parte de la postura. Flexiona las rodillas únicamente después de haber llegado a la máxima extensión espinal. Exhala mientras llevas la cabeza hacia los pies y presionas firmemente las manos contra el suelo. Permanece en la asana durante cinco respiraciones. Inhala mientras vuelves a la postura sobre las manos y exhala mientras bajas el cuerpo realizando una simple flexión hacia delante.

No intentes que los pies lleguen a tocar la cabeza ni fuerces la postura, de lo contrario sufrirás calambres en los tendones de las corvas o en los dedos de los pies y tendrás una sensación de compresión en la espalda. Si la postura sobre las manos no es estable, tienes que trabajar hasta conseguir que lo sea. Ten paciencia. No intentes acelerar el proceso.

3. *Natarajasana* – Postura del señor de la danza

Esta postura evoca a Shiva, que se manifiesta como el danzarín cósmico que destruye los obstáculos y las ilusiones del corazón y prepara el camino para una experiencia directa de Dios. Tal vez sea por eso por lo que *Natarajasana* a menudo provoca frustración e impaciencia. Para realizar esta asana no solamente necesitas flexibilidad en las caderas, la espalda y los hombros, sino también un buen equilibrio y fuerza en la parte central del cuerpo. No puedo decirte la cantidad de veces que me he caído al intentar adoptarla.

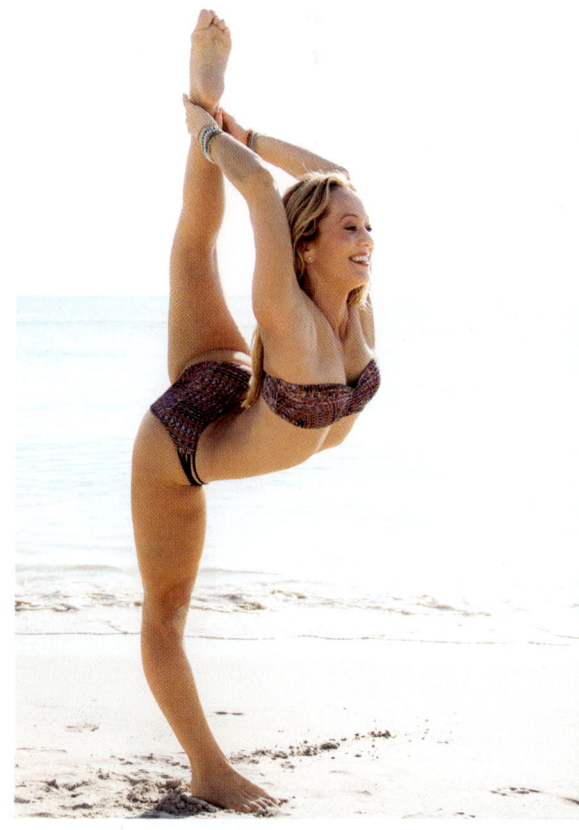

Hay muchas variaciones diferentes para esta postura: la que se muestra aquí es una de las más avanzadas, aunque tú puedes elegir una más básica. ¡Necesité dieciséis años para conseguir hacer la postura completa de *Natarajasana*! Esta asana no se ha concebido para ser instructiva sino inspiradora. Una sugerencia clave para todos los niveles de *Natarajasana* es inclinarse hacia delante, moverse desde las caderas y orientar el ombligo hacia el suelo. Evita mantener tu peso corporal demasiado «erguido». Y, por supuesto, prepárate para caerte mientras intentas hacer la postura.

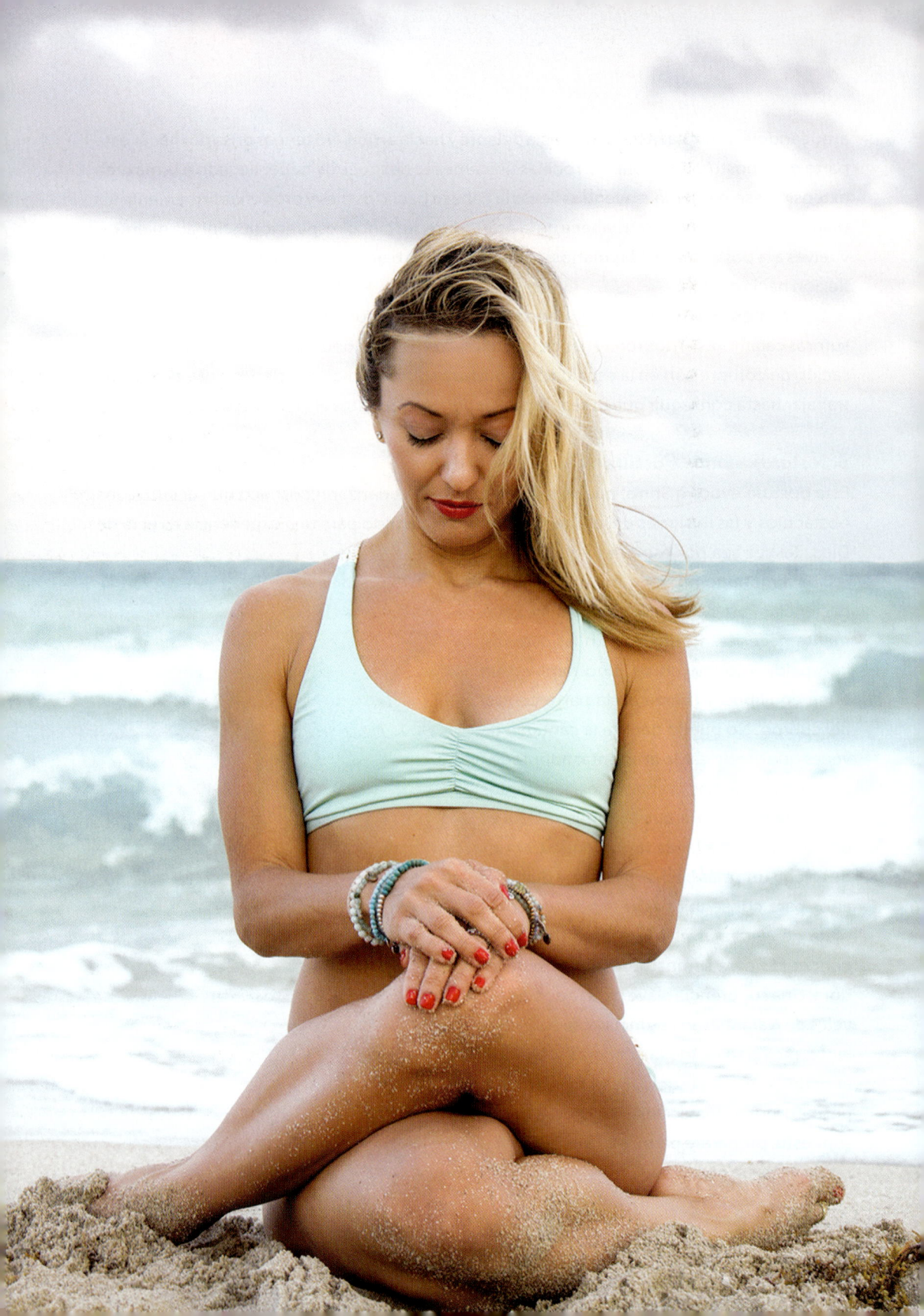

Día 7 | Servicio altruista
Seva

Concentrarse en perfeccionar la práctica de las asanas es una tarea fácil; sin embargo, el verdadero yoga se produce cuando tienes la fuerza interior suficiente para dar más de lo que recibes. El yoga no consiste meramente en hacer asanas sino en retribuir al mundo lo que llega a ti. La tarea del yogui para hoy es el principio yóguico del servicio, denominado *seva* en sánscrito. *Seva* implica actos de servicio altruistas realizados con amor y ofrecidos al mundo desde la pureza de tu corazón y sin albergar ninguna expectativa de reconocimiento ni agradecimiento. Realizar esos actos sin pensar en la recompensa es una forma de yoga.

Seva significa servir, asistir, adorar y honrar. Existen al menos dos formas de servicio asociadas a *seva*, la adoración de Dios y el servicio a la humanidad. Se espera del yogui que participe en ambas formas devocionales. Existen tres categorías tradicionales de *seva*. La primera es física y consiste en actividades relacionadas con el cuerpo físico. Si dedicas tu tiempo y tus esfuerzos a una causa, realizas un servicio para alguien o regalas algo, estás practicando una forma de *seva*. En algunas ocasiones dichas actividades se asocian con la dignidad del trabajo físico. El segundo tipo de *seva* es mental y tiene lugar cuando utilizas tus talentos en beneficio de la sociedad y no como una mera ganancia personal. Un ejemplo de este tipo de servicio es cuando la genialidad de la ciencia es empleada para mejorar la justicia social y no para promover beneficios capitalistas. El tercer tipo de *seva* es material y a menudo recibe el nombre de *dana*; incluye donar dinero a causas solidarias u ofrecer fondos a tu gurú o a tu centro de culto. Invertir en otros es una inversión en tu propia felicidad.

Cuando tenía veintidós años gasté todos mis ahorros personales más una ayuda económica que me dieron mis padres en viajar por primera vez a Mysore, con el objetivo de conocer a Shri R. Sharath Jois y Shri K. Pattabhi Jois. Ese viaje cambió mi vida y pude hacerlo gracias a la ayuda que recibí. No todo el mundo tiene las mismas ventajas socioeconómicas con las que yo conté, y por ese motivo decidí crear la beca Viaje a India en colaboración con la organización solidaria Yogis Heart. Este programa otorga anualmente una beca para estudiar durante un mes en el Instituto de Ashtanga Yoga de Shri K. Pattabhi Jois. A través de una campaña en Instagram, la fundación Yogis Heart y yo misma recaudamos más de cinco mil dólares para cubrir el coste del billete de avión, el alojamiento, las clases y los gastos diarios. La beca se concede teniendo en cuenta los méritos y las necesidades económicas de los aspirantes después de que la junta directiva haya revisado todas las solicitudes. Esta es una de las formas que he elegido para compensar a la comunidad del yoga por haber cambiado mi vida. ¿Cuál será tu *seva*?

Algunas personas tienen miedo de dar porque piensan que deben guardar todos sus tesoros para cuando lleguen los malos momentos. Otros piensan que tienen tan poco que no pueden dar nada. El acto de dar es un testimonio de fe. Por el hecho de dar libremente, tanto lo que tienes como lo que sientes que no tienes, realizas una declaración de fe por la cual afirmas que recibirás todo lo que verdaderamente necesitas. No todo el mundo tiene dinero, pero todos tenemos tiempo y recursos a nuestra disposición. Al cultivar una actitud generosa y dar libremente, nuestros corazones se engrandecen y nos sentimos satisfechos de dentro hacia fuera. Deja que toda tu vida sea una ofrenda y una oración sagradas, que cada respiración sea un acto reverencial, que todo acto nazca del amor. Sé lo suficientemente fuerte como para convertirte en un agente de sanación en el mundo.

TAREA

1. Actúa de forma bondadosa. Hoy sal al mundo y pregunta dónde puedes ofrecer un servicio, en qué situación un acto de bondad puede marcar una diferencia positiva en aquellos que te rodean. Mantén la puerta abierta para alguien, deja que otra persona monte en el ascensor, ayuda a alguien a transportar su bolsa de la compra, paga el café del que está detrás de ti en la cola.

2. Ayuda a tus amigos y familiares. Observa a las personas de tu círculo más cercano, como son tu pareja, tus hijos, tus hermanos o tus padres, y pregúntate qué puedes hacer hoy por ellos. ¿Están estresados y necesitan un pequeño masaje o un abrazo? ¿Hay algo que podrías hacer hoy para ayudarlos a que su vida sea más fácil?

3. Cambia tu mundo. Ofrécete como voluntario y dedica parte de tu tiempo a una organización benéfica que creas que puede contribuir a que el mundo sea un lugar mejor. Reflexiona sobre qué es lo que te conmueve —los animales, la naturaleza, los niños que pasan necesidades— y dedica una parte de tu día a prestarles servicio. Encuentra una organización a través de la cual puedas contribuir con el mundo de un modo significativo. Quizás elijas compartir ese servicio a través de las redes sociales para aumentar la conciencia, o reservarlo para ti mismo como un proyecto personal.

PRÁCTICA

1. *Visvamitrasana* – Postura de Visvamitra

Esta postura toma su nombre del antiguo sabio Visvamitra, un rey que renunció a todas sus riquezas después de haber obtenido poder a través del sacrificio espiritual y el servicio. Visvamitra era conocido como un maestro de la práctica disciplinada de *tapas*. Cuando practiques este potente equilibrio sobre los brazos, piensa en cómo puedes adquirir la fuerza suficiente para retribuir al mundo que te rodea.

Comienza en *Adho Mukha Svanasana*. Inhala mientras das un paso adelante con el pie izquierdo y extiendes la mano izquierda hacia fuera. Realiza una rotación externa con la articulación de la cadera izquierda y coloca la pierna izquierda alrededor del hombro del mismo lado. Mantén la rodilla izquierda flexionada. Inhala mientras trasladas tu peso corporal hacia la izquierda. Presiona firmemente hacia abajo con la mano izquierda y adopta *Utthita Chaturanga Dandasana* (postura de la tabla) con el lado izquierdo mientras mantienes la pierna izquierda bloqueada en torno al hombro del mismo lado. Coloca el pie derecho sobre el suelo. Exhala y afirma el hombro izquierdo y la parte central del cuerpo. Si no te sientes cómodo en esta postura, no sigas adelante para hacer la versión completa. Inhala mientras elevas el brazo derecho, estira la pierna izquierda y dirige la mirada hacia arriba en dirección a la mano derecha. Permanece en la postura durante cinco respiraciones.

Exhala mientras saltas hacia atrás para ir a *Chaturanga Dandasana*. Inhala y vuelve hacia delante para adoptar *Urdhva Mukha Svanasana*. Luego exhala mientras te desplazas

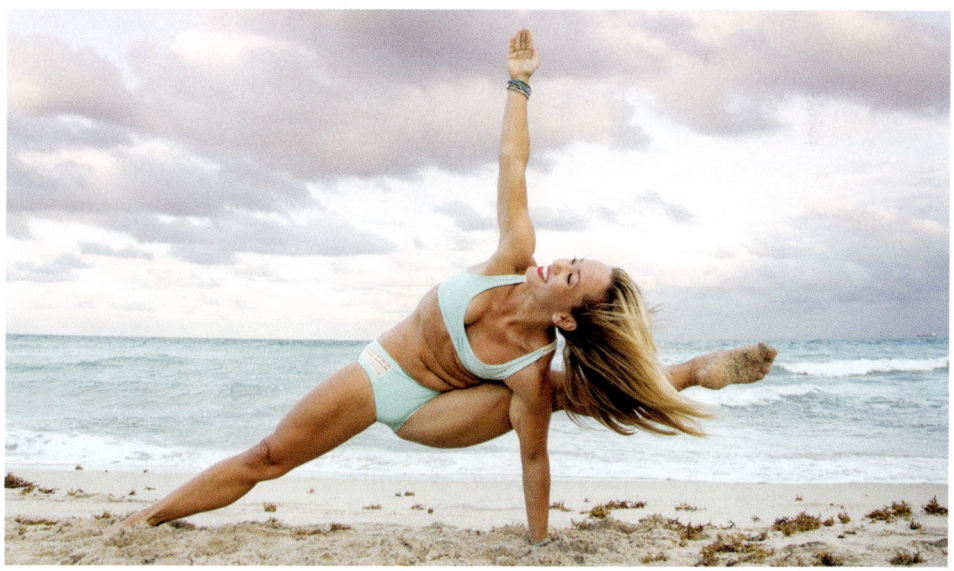

hacia atrás para pasar a *Adho Mukha Svanasana*. Repite toda la secuencia de movimientos con el lado derecho.

2. *Vatayanasana* – Postura del caballo

La raíz sánscrita de esta palabra es *vatayana*, que puede traducirse como "caballo" o "moverse con el viento". Los caballos son animales importantes en los Vedas. Los animales aparecen en carruajes que transportan a los *devas* hasta sus moradas celestiales. Puede decirse que el caballo simboliza una fuerza motriz poderosa en tu vida. Mientras practicas *Vatayanasana* piensa en canalizar esa fuerza interna a través de una contribución a la sociedad.

Comienza en *Samasthiti*. Dobla la pierna izquierda para adoptar *Ardha Padmasana* (postura del medio loto). Si te resulta imposible esta postura, puedes modificarla apoyando la rodilla izquierda sobre el suelo. Exhala mientras flexionas la pierna derecha y colocas la parte superior de la rodilla izquierda sobre el suelo. Sitúa el talón derecho directamente frente a la rodilla izquierda. Coloca las manos sobre el suelo para que te resulte más fácil mantener el equilibrio. Inhala y eleva el torso. Rodea un brazo con el otro, colocando el izquierdo por encima. Extiende las palmas empujándolas una contra otra y eleva las manos. Dirige la mirada hacia los pulgares. Respira cinco veces en esta postura. Luego deshazla suavemente y vuelve a *Samasthiti*. Repite esta asana con el lado derecho.

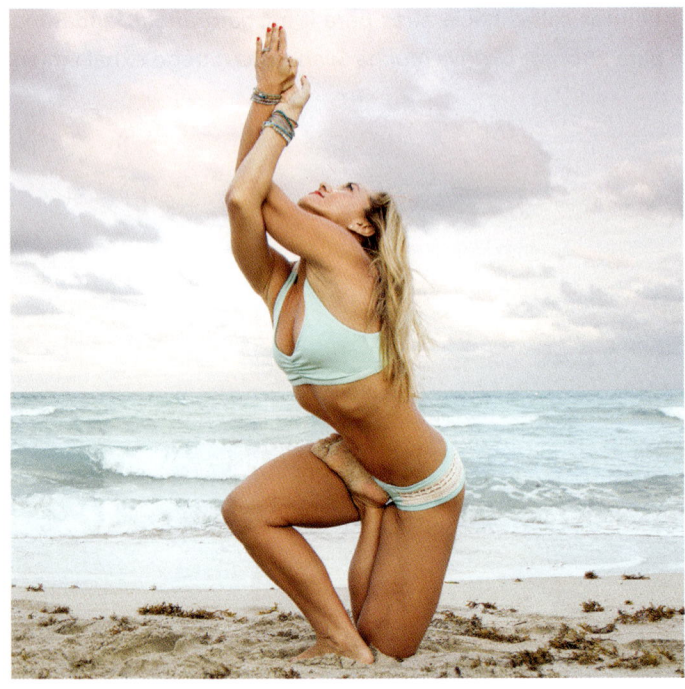

3. *Sukha Gomukhasana* – Postura de la cara de vaca relajada

La raíz sánscrita del nombre de esta asana proviene de la conjunción de la palabra *go*, que significa "vaca", y la palabra *mukha*, que quiere decir "cabeza". *Go* también significa "luz", de manera que puede existir un significado más profundo de la postura que no sea simplemente imitar la cara de una vaca. Las vacas se consideran sagradas en la India y sirven a un propósito muy valioso en la sociedad. La vaca es representada como una criatura amable y gentil que ofrece alegremente más de lo que recibe. Su leche y los productos derivados, como el *ghee** tradicional hindú, se consideran sátvicos** y sanadores del cuerpo. La vaca representa no solamente a todos los seres vivientes sino también a la misma Tierra, que continuamente provee de alimentos a todos sus habitantes. Como tal, las vacas son honradas, engalanadas con guirnaldas y reciben un trato especial en la sociedad hindú. Es preciso destacar que esta veneración de las vacas está totalmente ausente en las granjas lácteas tradicionales de la mayoría de los países. Al practicar *Gomukhasana*, reflexiona sobre la cualidad de la amabilidad, el respeto por todos los seres vivientes y la bondad del alma necesaria para dar más de lo que recibes.

Comienza en posición sedente con las piernas estiradas. Dobla el muslo izquierdo sobre el derecho para adoptar la postura, alineando las rodillas entre sí y colocando los pies a ambos lados de las caderas. Coloca las manos juntas sobre la rodilla izquierda. Contrae el abdomen, arquea suavemente la espalda y dirige la mirada a la punta de la nariz. Permanece en la postura durante cinco respiraciones y luego repítela con el lado derecho.

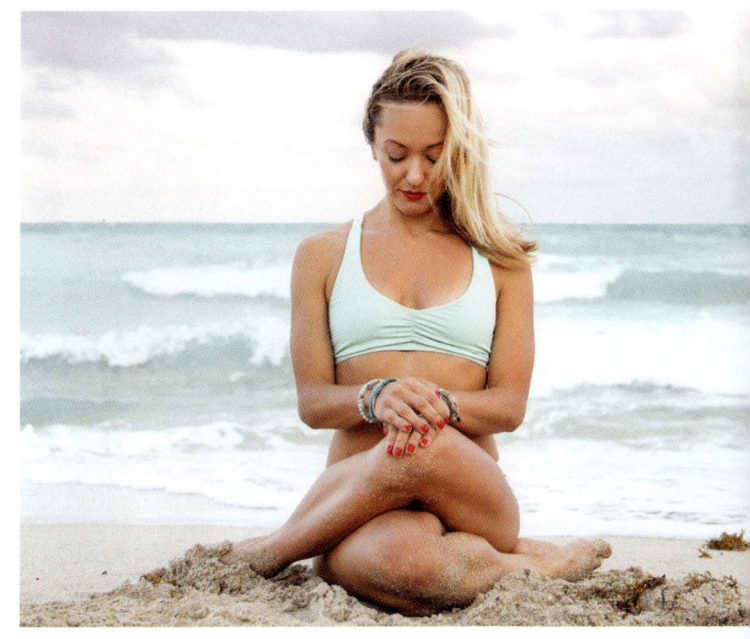

---

* N. de la T.: El *ghee*, el elixir dorado de los Ayurvedas, es una mantequilla clarificada que posee gran cantidad de beneficios para el cuerpo

** N. de la T.: Adjetivo que corresponde a *Sattva*, que en el hinduismo es una de las tres *gunas*. Las *gunas* son las cualidades más sutiles de la naturaleza pero también los poderes del alma que mantienen la vida, la materia y la mente: *Sattva* (bondad contemplativa, inteligencia); *Rajas* (pasión activa, energía); *Tamas* (ignorancia inerte).

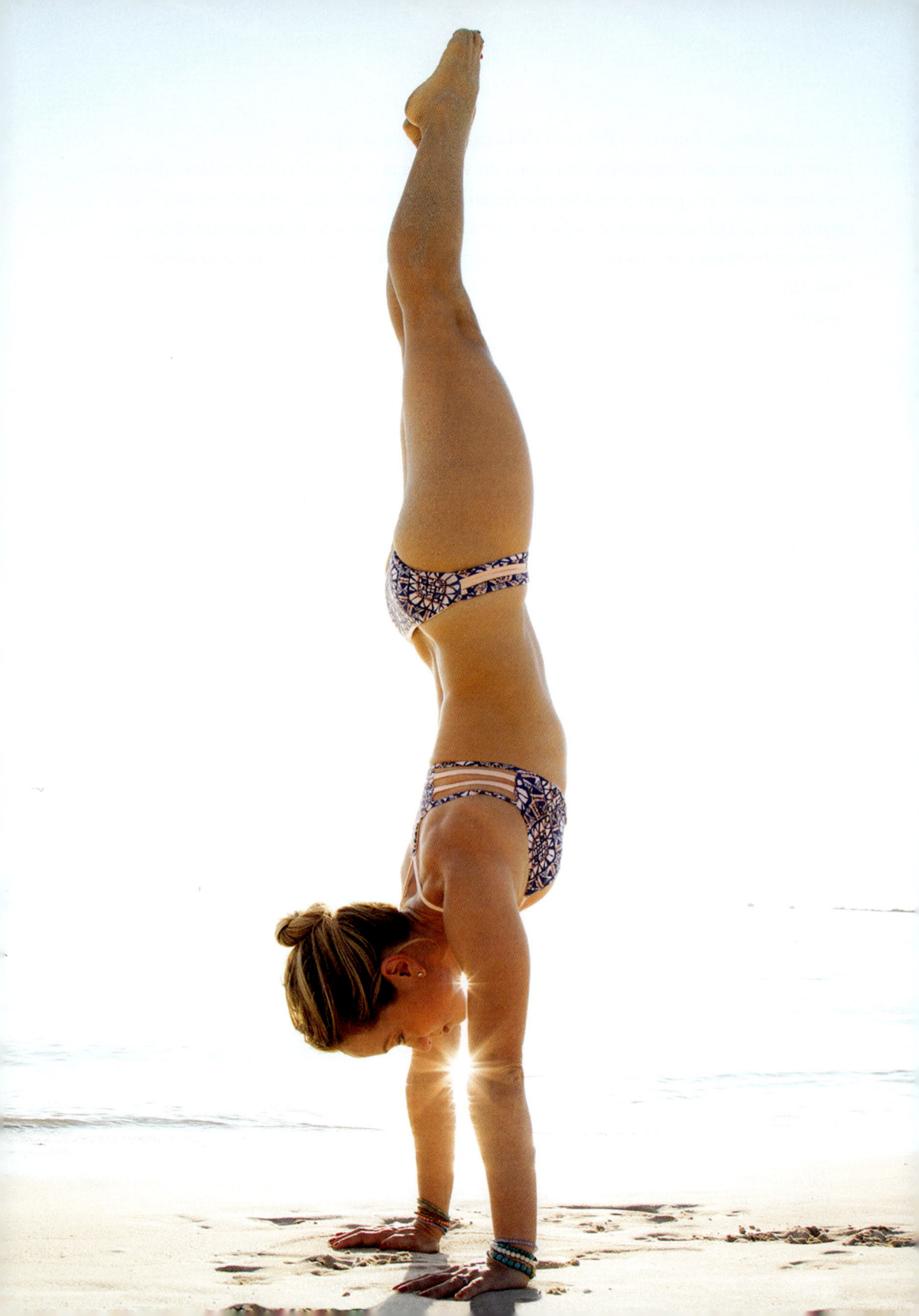

Día 8 | La mente ecuánime
Upekshanam

Un yogui se define por mucho más que la mera capacidad para hacer torsiones con su cuerpo y adoptar diversas formas parecidas a los *pretzel*.* Un yogui es alguien que tiene la cualidad mental de permanecer tranquilo y equilibrado en medio de los constantes e inevitables altibajos de la vida. La tarea del yogui para hoy es *upekshanam* (ecuanimidad). La mente ecuánime se caracteriza por la serenidad, la compostura y un temperamento estable, especialmente en las épocas difíciles de la vida. La filosofía tradicional del yoga sostiene que la mente de un yogui permanece imperturbable ante las fuerzas opuestas del placer y del sufrimiento, del apego y la aversión. En lugar de reaccionar frente al mundo interno o externo, el yogui mantiene una disposición pacífica y ecuánime en toda ocasión. Esto es una parte integral de la práctica. Así como la fuerza central del cuerpo y la flexibilidad son dos aspectos que practicas cada vez que te encuentras sobre la esterilla, la verdadera práctica del yoga que se aplica a la vida es entrenar tu mente para permanecer equilibrado en medio de las diversas vicisitudes de la existencia.

Upekshanam es la capacidad de observación de una mente que habita el espacio que hay entre el estímulo y la respuesta condicionada que ese estímulo despierta. La ecuanimidad es la libertad de inclinarse por una acción clara e inteligente antes que dejarse llevar exclusivamente por las preferencias personales. Al contrario de lo que puedes ver en las redes sociales, la práctica de yoga a menudo implica una lucha. Llegas a la esterilla y fracasas varias veces antes de conseguir tu objetivo. Algunas posturas, como por ejemplo las flexiones profundas hacia atrás, realmente han sido diseñadas para provocar respuestas emocionales intensas y desencadenar elementos subconscientes. El yoga te ofrece una estructura para trabajar y resolver esos obstáculos. A lo largo de mi vida la práctica de las asanas ha puesto de manifiesto emociones muy intensas en innumerables ocasiones. Me he dejado dominar por la ira, la depresión, la ansiedad, el pánico y la frustración, algunas veces hasta un punto en que esos estados consiguieron debilitarme. Pero por fortuna he entrenado mi mente una y otra vez para que permanezca ecuánime y gracias a eso he sido capaz de desarrollar la fuerza necesaria para tener una vida más tranquila y equilibrada.

---

* N. de la T.: panecillo de origen alemán con forma de nudo.

Si piensas que deberías asimilar e integrar tu práctica siempre de la misma forma, o que tu vida debería ser de una determinada manera, te estás condicionando a moverte en el terreno del «debería». El cuerpo forma parte del mundo de impermanencia en constante cambio, y está más allá de ese terreno. Los *Yoga Sutras* de Patanjali ofrecen la libertad que trasciende *sukha* (placer) y *dukha* (sufrimiento). Según Patanjali, no podemos definir el éxito de nuestra práctica basándonos en la experiencia del placer ni del sufrimiento. Debemos encontrar la paz trascendente a partir de una mente ecuánime. La realidad simplemente es lo que es. La historia que contamos acerca de la realidad y la forma en que reaccionamos a los diversos factores que estimulan nuestro sistema nervioso no son más que cadenas que nos atan a los ciclos de la tristeza.

Las emociones son como tormentas que oscurecen la claridad natural de la mente. Si solo prestas atención a la llamada de tus emociones, te encontrarás con frecuencia tomando decisiones que provocan sufrimientos físicos, mentales o emocionales. En los *Yoga Sutras* se recomienda a los yoguis que cultiven una mente ecuánime en presencia de cualquier persona o circunstancia que se considere mala o incorrecta, esencialmente todo aquello que nos hace hervir la sangre. El propósito del yogui es mantenerse centrado y caminar por la delgada línea que separa el placer y el sufrimiento. En otras palabras, Patanjali repite algo que los psicoterapeutas contemporáneos suelen aconsejar: no hagas nada cuando sientas que estás alterado. En primer lugar intenta mantener la compostura y prepárate para actuar únicamente cuando tu mente recupere la claridad. Esta simple y humilde enseñanza puede transformar tu vida. Una vez que la mente se haya serenado podrás ver las cosas con calma y claridad y esperar pacientemente hasta que percibas cuáles son la acción y la respuesta apropiadas. La ecuanimidad es la fuerza máxima porque nada puede perturbar tu centro espiritual cuando tienes la mente y las emociones bajo control.

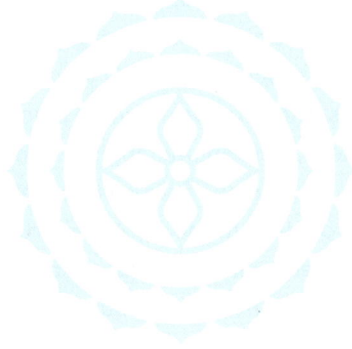

TAREA

1. Toma el antídoto contra la ira. Cuando actuamos movidos por la ira, lo único que hacemos es dañarnos a nosotros mismos. Gritarle a otra persona en un esfuerzo por demostrar que tenemos razón implica perder a pesar de que nuestro argumento se imponga. Esto se debe al daño residual que nos infligimos a nosotros mismos y a la relación. Aprende a refrenarte cuando te inunda la emoción y no eres capaz de ver las cosas con claridad. Aprende a no picar el anzuelo de las emociones mientras mantienes una discusión. Si no eres capaz de ver las cosas con claridad, ¿cómo puedes participar en una acción clara y serena? Pregúntate si has actuado movido por la ira, por una indignación justificada o simplemente por la sensación de que la otra persona está equivocada. Intenta dar un paso atrás con el fin de cultivar la ecuanimidad. Se necesita una gran fortaleza para abandonar el enfrentamiento y tomar distancia de la situación. En cuanto vuelvas a tener la mente en calma, pide ayuda para dar el siguiente paso y espera que esa ayuda proceda del amor antes de actuar. Alejarse durante unos instantes no significa que tienes la intención de suspender el diálogo si te comprometes a regresar en cuanto te hayas serenado.

2. Practica la ecuanimidad contigo mismo. Es muy fácil juzgarte duramente a ti mismo e interiorizar la ira y la frustración. Observa tu diálogo interior y cada vez que notes que te estás dejando llevar por pensamientos negativos sobre tu propia persona, abandona los juicios para situarte en la línea central de la pura observación. Piensa en ti mismo con ecuanimidad. Obsérvate sin ningún matiz de emocionalidad. Si estás cansado, observa tu cansancio. Si te sientes feliz, observa tu felicidad. Si estás enfadado, observa tu cólera. No te dediques a luchar ni a controlar, limítate a observar con una mente serena y ecuánime.

3. Identifica los factores que desencadenan tus reacciones. ¿Cuáles son las posturas de yoga que más te impacientan, y por qué? ¿Cuáles son las personas de tu entorno que más te disgustan, y por qué? ¿Cuáles son las situaciones de la vida que te resulta más difícil manejar, y por qué? El hecho de saber en qué ámbito de tu vida debes trabajar la ecuanimidad contribuye a que te prepares para ponerla a prueba en cuanto se presente la ocasión. Cuando sientas que estás a punto de perder el control, concentra tu mente en un punto de observación neutral, como por ejemplo la respiración. No realices ninguna acción hasta que te sientas centrado otra vez.

PRÁCTICA

1. *Sukhasana* – Postura sedente cómoda

Cruza las piernas y siéntate lo más cómodamente posible sobre el suelo. Dirige toda tu atención hacia la respiración. Luego concéntrate para conseguir que tu mente sea ecuánime y no genere ningún juicio de valor. Limítate a observar la experiencia de la respiración sin ninguna expectativa en particular. Una vez pasados cinco minutos, coloca las manos junto al pecho en posición de oración y acaba entonando el sonido OM.

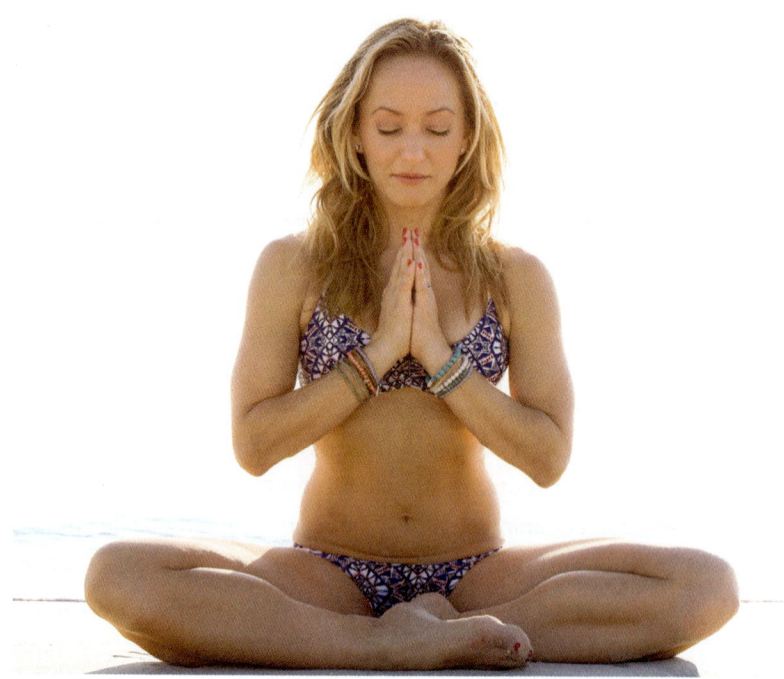

2. *Adho Mukha Vrkasana* – Postura sobre las manos en línea recta

Una postura sobre las manos en línea recta es el ideal del equilibrio perfecto, que realmente es el equilibrio entre la fuerza y la flexibilidad. Permanece ecuánime mientras intentas mantener el equilibrio en una postura sobre las manos. No te apegues al objetivo de lograr una forma perfecta, limítate a observar la experiencia. Si no puedes adoptar una postura sobre las manos sólida, lo mejor es comenzar realizando esta asana contra una pared para que te sirva de apoyo en el alineamiento corporal y te ayude a desarrollar la fuerza que se requiere. Si decides utilizar la pared como ayuda, acércate lo máximo posible a ella para poder alinear la parte posterior de la cabeza, los glúteos y quizás también la parte posterior de la caja torácica.

Cuando te sientas preparado, puedes probar a realizar la asana sin la ayuda de la pared. Adopta una postura sobre las manos elevando el cuerpo hasta que esté completamente vertical. Haz una rotación externa con los hombros para apartar los brazos de la cabeza. Eleva los omóplatos y presiona hacia arriba con los hombros. Deberías tener la sensación de que los hombros tocan las orejas. Contrae las costillas inferiores, activa las piernas y estira los dedos de los pies. Contrae los glúteos y encuentra el punto de equilibrio a lo largo de la línea central. Dirige la mirada al suelo hacia un punto intermedio entre ambas manos. Mantén la postura durante cinco respiraciones como mínimo.

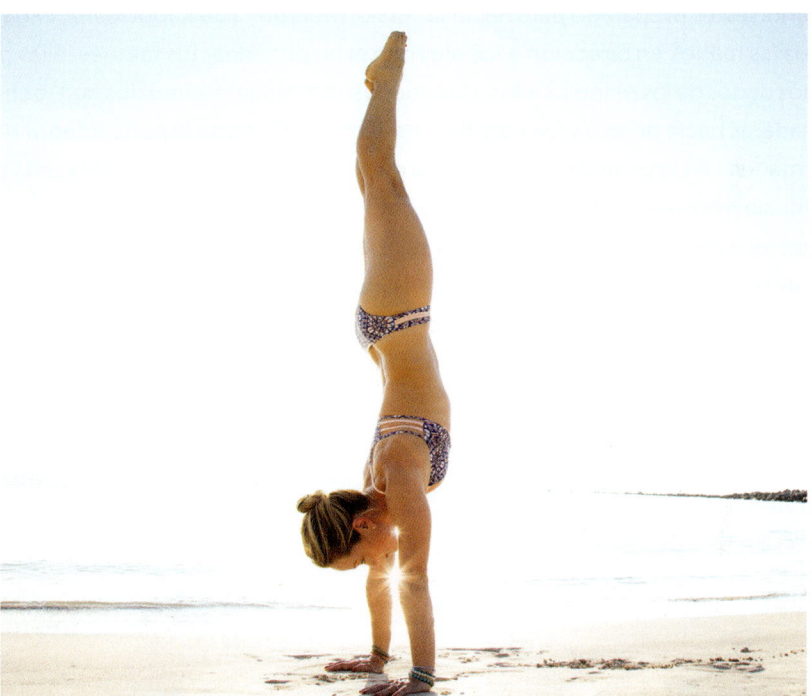

3. *Kapotasana* – Postura de la paloma

Muchos practicantes sienten que *Kapotasana* desafía su sensación interna de ecuanimidad. Esta profunda flexión hacia atrás desencadena un estado emocional intenso y a menudo produce ansiedad, pánico, ira o tristeza. Esta asana anima a los practicantes a cultivar una mente ecuánime frente a las adversidades, en lugar de intentar huir para no enterarse de sus emociones. Este esfuerzo reestructura el sistema nervioso y hace que la mente ecuánime esté más accesible en situaciones de la vida que producen respuestas emocionales semejantes.

Ponte de rodillas para iniciar la postura. Inhala para crear espacio mientras elevas las costillas para separarlas de las caderas, envía la pelvis hacia delante, eleva el esternón y estira las manos sobre la cabeza. Es posible que necesites detenerte en este punto por sentir que te has topado con un límite físico o emocional. En este caso respeta lo que sientes y concéntrate en la ecuanimidad. Respira cinco veces y luego descansa en Balasana (postura del niño). Mientras estás arrodillado flexiona el cuerpo hacia delante, manteniendo las rodillas junto al pecho. Baja la cabeza para que entre suavemente en contacto con el suelo frente a las rodillas y acomoda los brazos a los lados del cuerpo.

Cuando estés preparado para hacer la versión completa de *Kapotasana*, exhala mientras estiras las manos en dirección a los pies con el fin de rodear los talones, o las pantorrillas, con los dedos de las manos. Coloca los codos sobre el suelo alineados con los hombros. Gira las caderas hacia dentro y los hombros hacia fuera. Contrae la parte inferior del abdomen. Permanece en la postura durante cinco respiraciones con la mirada fija en la punta de la nariz. Inhala mientras sueltas los talones y coloca las manos sobre el suelo cerca de cada pie. Permanece en esta variante de la postura otras cinco respiraciones. Inhala y vuelve a la posición de rodillas. Si necesitas descansar, adopta *Balasana* o salta hacia atrás para ir a *Chaturanga Dandasana*. Inhala y desplaza el cuerpo hacia delante hasta *Urdhva Mukha Svanasana*, luego exhala y vuelve hacia atrás para adoptar *Adho Mukha Svanasana*.

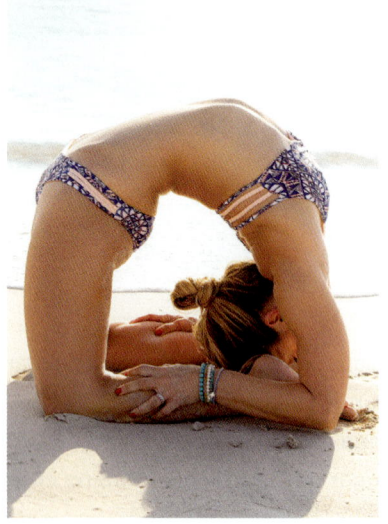 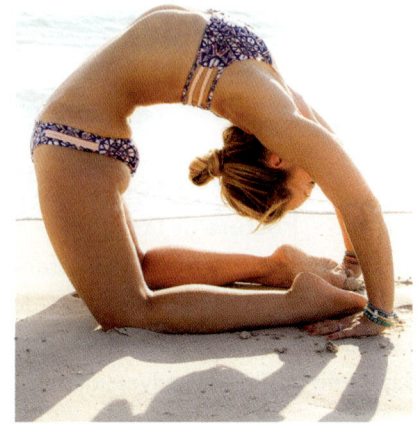

4. *Samanasana* – Postura del prana equilibrador

Esta postura es más difícil de lo que parece. El nombre procede de la raíz sánscrita *samana*, que significa "energía equilibradora" o "prana", y esta asana busca crear una intensa sensación de equilibrio interno y orientar el cuerpo hacia la línea central. Si te desvías de la línea central, te caerás hacia un lado. *Samanasana* es una postura que parece simple y que ofrece una lección de humildad. Enseña el estado físico de la línea central.

Comienza en posición supina y luego rueda sobre tu lado derecho. Coloca la mano derecha debajo del cuerpo. Mantén el lateral del pie derecho sobre el suelo y coloca el pie izquierdo sobre él. Presiona la cabeza hacia el suelo. Inhala mientras extiendes el brazo izquierdo y encuentra el equilibrio en esta postura. Si eres capaz de mantener el equilibrio, extiende la pierna izquierda hacia arriba y rodea el dedo gordo del pie izquierdo con los dedos de la mano. También es posible flexionar la rodilla para sujetar el dedo; sin embargo, esto puede perturbar el equilibrio. Si no llegas a agarrar el dedo gordo, simplemente eleva el brazo. Estabiliza la parte central del cuerpo, estira los dedos del pie izquierdo y mira hacia arriba en dirección al pie. Permanece en la postura durante cinco respiraciones, al cabo de las cuales puedes relajar el cuerpo. Repite esta asana con el otro lado.

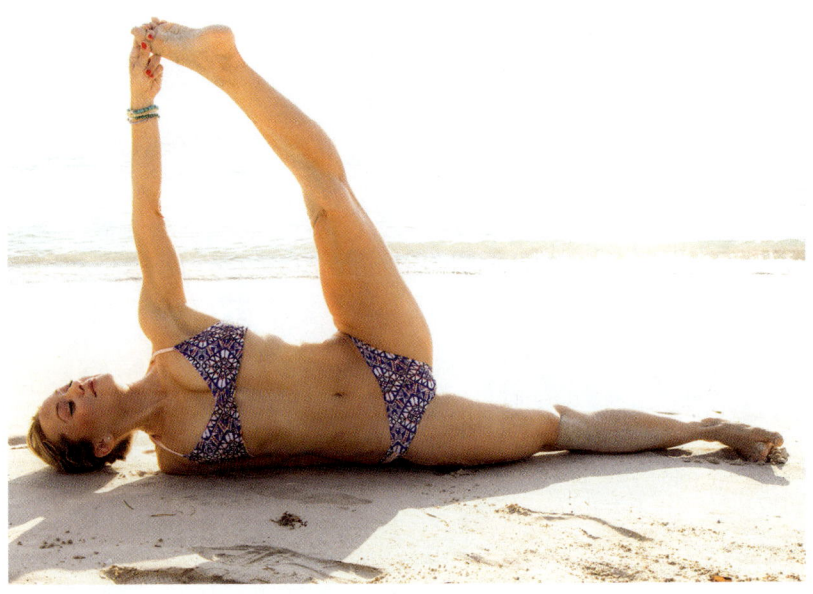

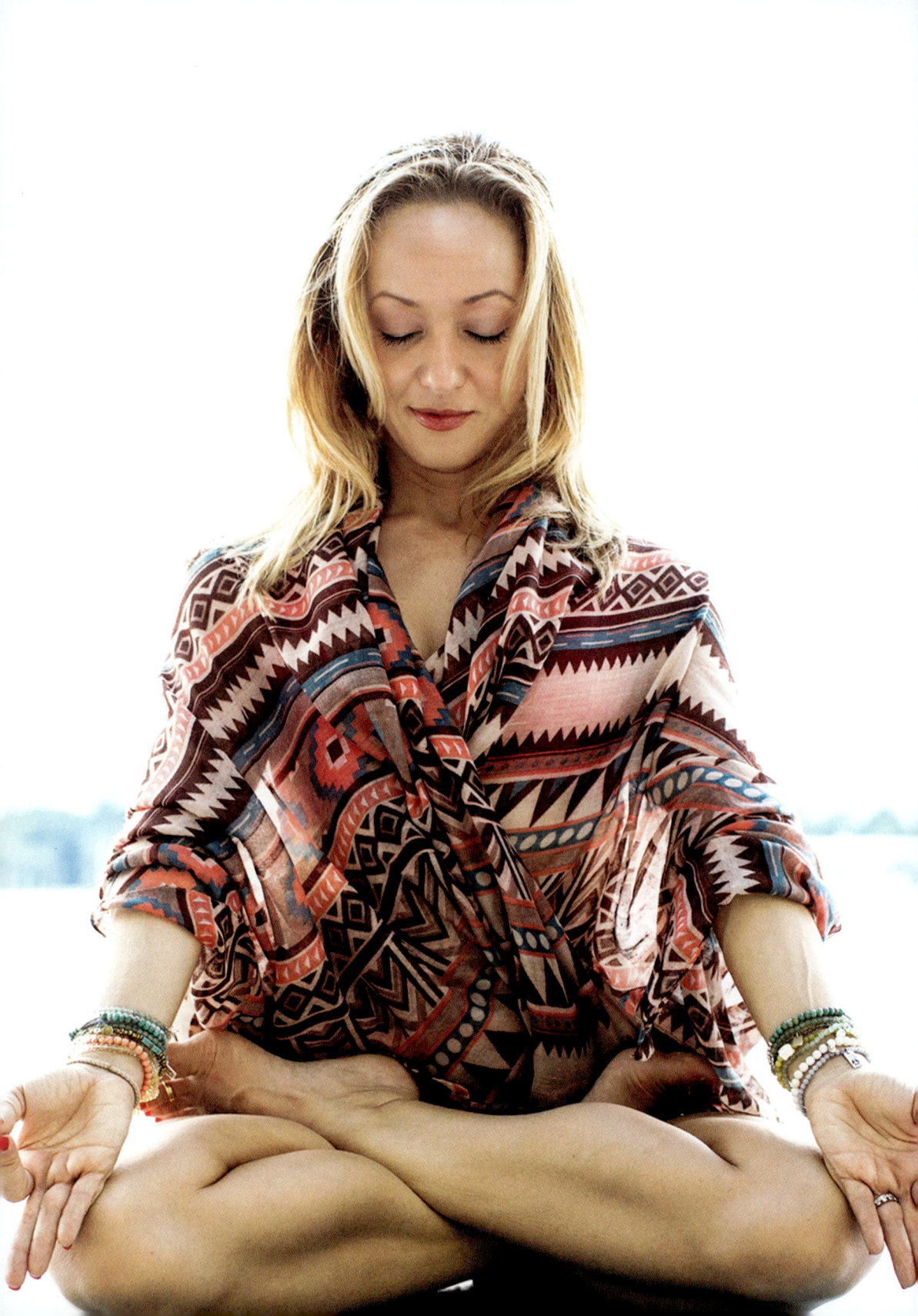

Día 9 | La magia de la respiración
Prana

La verdadera estrella de la práctica de yoga es la respiración. No necesitas encontrar un lugar elegante ni lujoso para practicar y dominar las posturas sobre las manos (¡aunque son bonitos!) y que tu mente entre en un estado de poderosa presencia. Todo lo que necesitas es un corazón abierto. La paz interior se encuentra a una distancia de unas pocas respiraciones. Cuando dedicas un poco de tiempo cada día a volver a sintonizarte con tu respiración, tu mente y tus emociones se conectan a tierra y tu conciencia interna se consolida. Tomar conciencia de la respiración funciona como un barómetro interior para tu estado emocional. Las respiraciones cortas y poco profundas pueden revelar un estado emocional intenso. Un suspiro profundo puede indicar un estado de relajación, de liberación o de tristeza. La respiración con un ritmo regular puede manifestar un estado de concentración. A medida que empiezas a conocer tu respiración llegas a conocer más profundamente tu cuerpo, tu mente y tus emociones.

La tarea del yogui para el día de hoy es la respiración, que en sánscrito recibe el nombre de *prana*. La respiración es mucho más que oxígeno. Está asociada con *prana vayu*, los vientos de nuestra fuerza vital. Concentrarse en la respiración puede ayudar a experimentar intensamente el verdadero ser interior. El método *vinyasa* de Ashtanga Yoga se basa en la coordinación de la respiración con el movimiento. Shri K. Pattabhi Jois solía decir que el yoga es en realidad una práctica respiratoria. La respiración es la clave para entrenar la mente. Tener una mente sin entrenar es como hacer *zapping*: los pensamientos y las emociones son «programas» que se emiten constantemente en la pantalla interna de la mente. El yoga te enseña a cambiar de canal y encontrar un «programa» que te guste en lugar de dejar que la mente se descontrole. La solución para refrenar la mente no es tan simple como puede parecer: debes dirigir tu atención para que se concentre en lo que tú deseas. Entrena minuciosamente la mente enfocándola primero en la respiración y dirigiéndola luego hacia el interior. Concentrarse de manera regular en la respiración invita a la mente a sentir el cuerpo interno. Así como somos capaces de percibir capas cada vez más refinadas de nuestro propio cuerpo, también podemos percibir la respiración de formas más depuradas y sutiles.

Sin embargo, permanecer firmemente concentrado en la respiración no es una tarea fácil. Durante la práctica de las asanas, las mismas posturas pueden ser una distracción. En la vida hay un mar infinito de distracciones. El primer paso para ser consciente de la respiración de forma regular consiste en practicar el estado de concentración llamado *dharana*, el sexto paso del método Ashtanga Yoga. *Dharana* consiste en afanarse por calmar y fortalecer la mente. La meditación, denominada *dhyana* en sánscrito, es el séptimo paso del método Ashtanga Yoga. *Dhyana* es un estado sin pensamientos y sin palabras al que puedes acceder solamente después de que la mente se haya concentrado en un único punto de atención. La capacidad de la mente para mantenerse concentrada en un solo punto de atención es una medida clara del poder mental de un yogui. A esa atención se la denomina el estado *eka tattva*, conocido también como estado meditativo de la mente del yogui. La mente serena, equilibrada y ecuánime de un yogui es capaz de estar conectada con un único punto de atención durante un periodo de tiempo sostenido. Solo una mente en calma puede experimentar la verdad más profunda del espíritu que mora en nuestro interior. Comienza por la humilde tarea de mantener tu mente estable y enfocada en un solo punto durante diez respiraciones profundas, y luego deja que el poder de tu mente se expanda.

A muchas personas puede resultarles más difícil permanecer sentadas durante cinco minutos siendo plenamente conscientes de su respiración que realizar las posturas de yoga. No obstante, si comienzas por esta simple tarea y a continuación inicias tu viaje en pos de la mente del yogui, no solamente transformarás tu práctica de las asanas sino también toda tu vida. Habrá momentos en los que no serás capaz de realizar las asanas, pero mientras estés vivo jamás habrá una ocasión en que no respires. Mi padre sobrevivió a dos ataques cardíacos cuando yo tenía treinta años. Tuvo que ser sometido a una operación para insertarle tres *bypass* además de un desfibrilador. Cuando se despertó después del segundo ataque, se encontró entubado y no podía moverse, pero no recordaba nada del ataque cardíaco ni del tratamiento médico que había recibido. Ese mismo año, unos meses antes, se había unido a un grupo de meditación en el que yo enseñaba la técnica para calmar la mente en momentos de angustia o aflicción, que consiste precisamente en enfocarla en la respiración. En cuanto pudo hablar, mi padre me contó que lo único que había mantenido su mente en calma y le había permitido no sucumbir al pánico había sido ese recurso tan sencillo de dirigir la atención a la respiración. Al enfocar conscientemente toda su atención en las inhalaciones y las exhalaciones, consiguió mantenerse alejado del caos que estaba teniendo lugar en su propio cuerpo.

Mi marido, Tim Feldmann, enseñaba yoga a veteranos de guerra que habían sufrido trastorno de estrés postraumático (TEPT). Uno de esos valientes soldados se dedicó a practicar la técnica de respiración de yoga por encima de todo lo demás. Después de su primera experiencia con la respiración profunda, le dijo a Tim que se sentía «como antes de la guerra». Le comentó que su sistema nervioso estaba tan alterado por lo que había sufrido durante los combates que casi se había olvidado de lo que significaba ser «normal». Después de practicar durante varios meses le contó que durante un ataque de TEPT que había sufrido cuando se encontraba solo —un ataque que normalmente le hubiera obligado a quedarse en casa hasta que su esposa regresara— había aplicado la técnica de la respiración que había aprendido en la clase de yoga y había conseguido recuperar la calma y el equilibrio.

Hay innumerables historias sobre el poder transformador de la respiración, y te invito a que lo experimentes por ti mismo. Diez respiraciones profundas pueden ser una invitación para acceder a tu mundo interno y al espacio de paz que hay dentro de ti. Una mente no entrenada a menudo se desliza hacia la negatividad: miedo, drama, ira, infelicidad, deseo, insatisfacción, sensación general de malestar, irritabilidad, autocompasión y odio hacia uno mismo. Esos son sus puntos de apoyo y la raíz del sufrimiento. Pero si te concentras en la respiración, te sentirás dispuesto a rendirte a algo superior y abandonar tus viejos hábitos. Concentrarte en la respiración te ofrece una herramienta a la que puedes recurrir en épocas de necesidad, como cuando estás estresado, agotado, disgustado o molesto. La capacidad de respirar profundamente diez veces puede cambiar tu vida. Entrenando tu mente para que sea estable y fuerte puedes concentrarte en el camino y dar un paso adelante cada día. Con devoción, disciplina y determinación no hay nada que no puedas alcanzar.

TAREA

1. Entrénate para tomar conciencia de la respiración. En algún momento del día de hoy haz una pausa para evaluar tu estado actual. Luego siéntate tranquilamente, cierra los ojos y presta atención a tu respiración mientras cuentas hasta diez de forma lenta y regular. Ahora realiza una cuenta atrás de las respiraciones diciendo «diez, nueve, ocho»... hasta que llegues a uno, mientras inhalas. A continuación haz la misma cuenta mientras exhalas. Comienza o termina la práctica de las asanas tomando conciencia de la respiración tal como he explicado o dedica unos minutos a practicar mientras estás en el trabajo o justo antes de llegar a casa. También puedes crear ese espacio mental al final del día o antes de responder a una notificación importante. Abre los ojos después de respirar conscientemente diez veces y vuelve a valorar tu estado actual.

2. Toma un antídoto contra el estrés. La próxima vez que te sientas agobiado por el estrés, presiona la tecla de pausa en la consola de tu mente y respira diez veces en profundidad. En lugar de discutir o reaccionar como normalmente harías en una situación desagradable, entrénate para respirar siempre diez veces de forma consciente antes de actuar. Piensa en cuántas batallas personales se podrían haber evitado y cuanto más amor y luz habría en el mundo si la gente no se dejara llevar por sus reacciones emocionales. La próxima vez que sientas que algo te saca de tus casillas, sé lo suficientemente fuerte para tomar distancia de la situación y respira profundamente diez veces en lugar de pasar a la acción.

3. El cuerpo de la respiración. A través de las técnicas de respiración profunda basadas en *ujjayi pranayama* de Ashtanga Yoga, puedes acceder de forma natural a un estado en el que la mente está serena, clara y presente. Empieza aplicando esta respiración profunda a la práctica de las asanas. Es un movimiento aparentemente simple que tiene la llave de la magia del yoga. Algunas veces llamada la respiración de Darth Vader, respiración oceánica o respiración victoriosa, la respiración profunda con sonido, característica del método Ashtanga Yoga, te ofrece un instrumento que puede transformar tu vida.
Siéntate en una posición cómoda con la columna vertebral recta. Activa el suelo pélvico y contrae la zona por debajo del ombligo. Junta los labios, cierra ligeramente la epiglotis y alarga la respiración hasta un máximo de diez segundos durante la inhalación y otros diez durante la exhalación. Mientras inhalas pronuncia el sonido SA y mientras exhalas vocaliza HA. Concéntrate para que la inhalación tenga la misma duración que la exhalación. Respira diez veces. Esas diez respiraciones profundas abren un canal hacia la conciencia sutil del cuerpo interior y pueden reestructurar tu sistema nervioso para que recuperes un estado de calma.

PRÁCTICA

1. *Padmasana* – Postura del loto

Encontrar una postura sedente básica que sea cómoda es más difícil de lo que parece. La mayoría de las personas pasan la mayor parte de su tiempo sentadas en sillas y sofás, y muy poco tiempo sentadas sobre el suelo. Pasar al menos cinco minutos diarios en esa postura fomentará suavemente la apertura de las caderas, fortalecerá la espina dorsal y facilitará la respiración diafragmática.

Siéntate en una postura simple con las piernas cruzadas. Si tus caderas ya están lo suficientemente abiertas, puedes adoptar directamente *Padmasana*. Permanece en silencio y sin moverte durante alrededor de cinco minutos. Dirige tu mente hacia la respiración. Restringe tu foco de atención al espacio interior de las fosas nasales, al labio superior y a la zona que rodea la nariz. Si observas que los pensamientos vienen y van, limítate a pedirle a la mente que vuelva a concentrarse. Si experimentas fuertes emociones que reclaman tu atención, vuelve a pedirle a la mente que se concentre en las zonas de tu cuerpo que he mencionado. Si tienes sensaciones físicas intensas, pon lo mejor de ti para mantener la misma postura sin moverte. Permanece en un estado de calma y ecuanimidad y abstente de realizar cualquier juicio de valor sobre la respiración. Una vez que enfoques tu atención en la respiración, aplica la técnica respiratoria de yoga que he explicado anteriormente haciendo diez respiraciones conscientes.

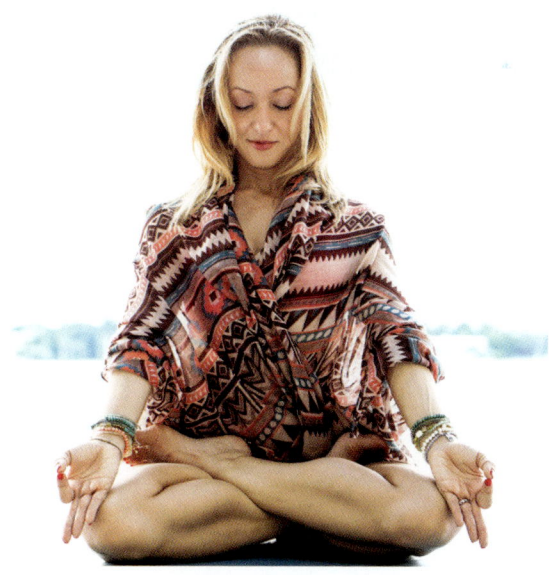

2. Postura de descanso constructiva

Comienza en posición supina. Dobla las rodillas y coloca los pies de manera que la distancia entre ellos sea igual a la anchura de la cadera. Acerca las rodillas y coloca el sacro plano sobre el suelo, relajando los omóplatos. Apoya las manos sobre la parte inferior del abdomen o junto a las caderas. Cierra los ojos. Respira profundamente inhalando y exhalando a través de la nariz y dejando que el abdomen se eleve y se aplane con cada ciclo de la respiración. Haz una cuenta atrás desde diez que esté coordinada con la respiración. Di en voz alta «diez inspirar» y «diez exhalar» para mantener la mente serena (debes tener en cuenta que esta técnica respiratoria se utiliza únicamente para la relajación y no debe aplicarse durante la práctica física de las asanas). Repite el ejercicio tantas veces como te apetezca. Practica esta técnica siempre que te sientas estresado o que te duela la parte inferior de la espalda.

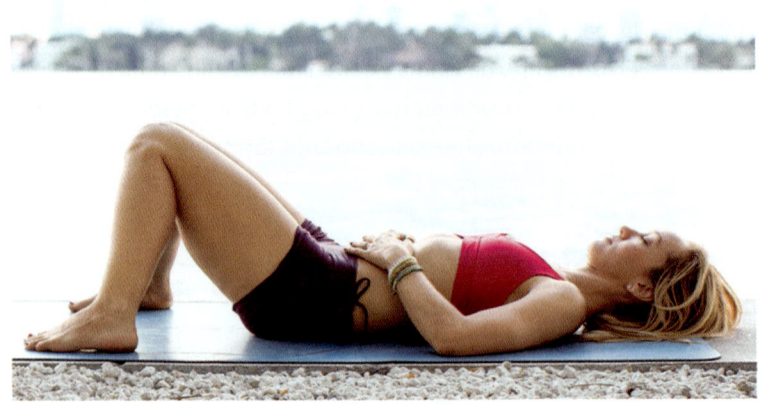

3. *Savasana* – Postura del cadáver

En la tradición de Ashtanga Yoga esta asana se conoce generalmente como «postura de reposo». Savasana es la postura de relajación final en la cual tu mente está enfocada hacia el interior y tu cuerpo se está recuperando. Túmbate sobre la espalda. Coloca los pies a una distancia ligeramente mayor que la anchura de las caderas. Afloja las piernas para que se abran con una rotación externa natural. El sacro debe estar plano sobre el suelo y los omóplatos relajados. Coloca los brazos a los lados del cuerpo con las palmas de las manos hacia arriba. Cierra los ojos. Concéntrate en tu respiración. No intentes controlarla ni manipularla de ningún modo. Mantén tu atención enfocada en las sensaciones sutiles del cuerpo interior. Permanece en la postura entre cinco y veinte minutos. Realiza esta asana al final de cada sesión de yoga y siempre que necesites un poco de descanso a lo largo del día.

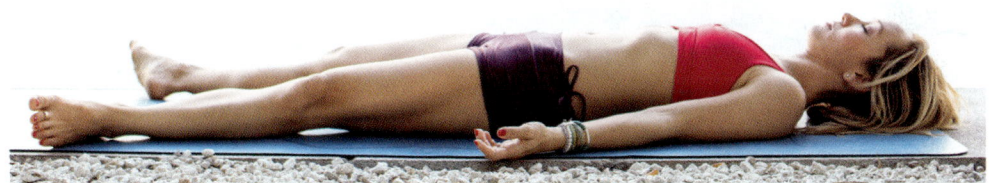

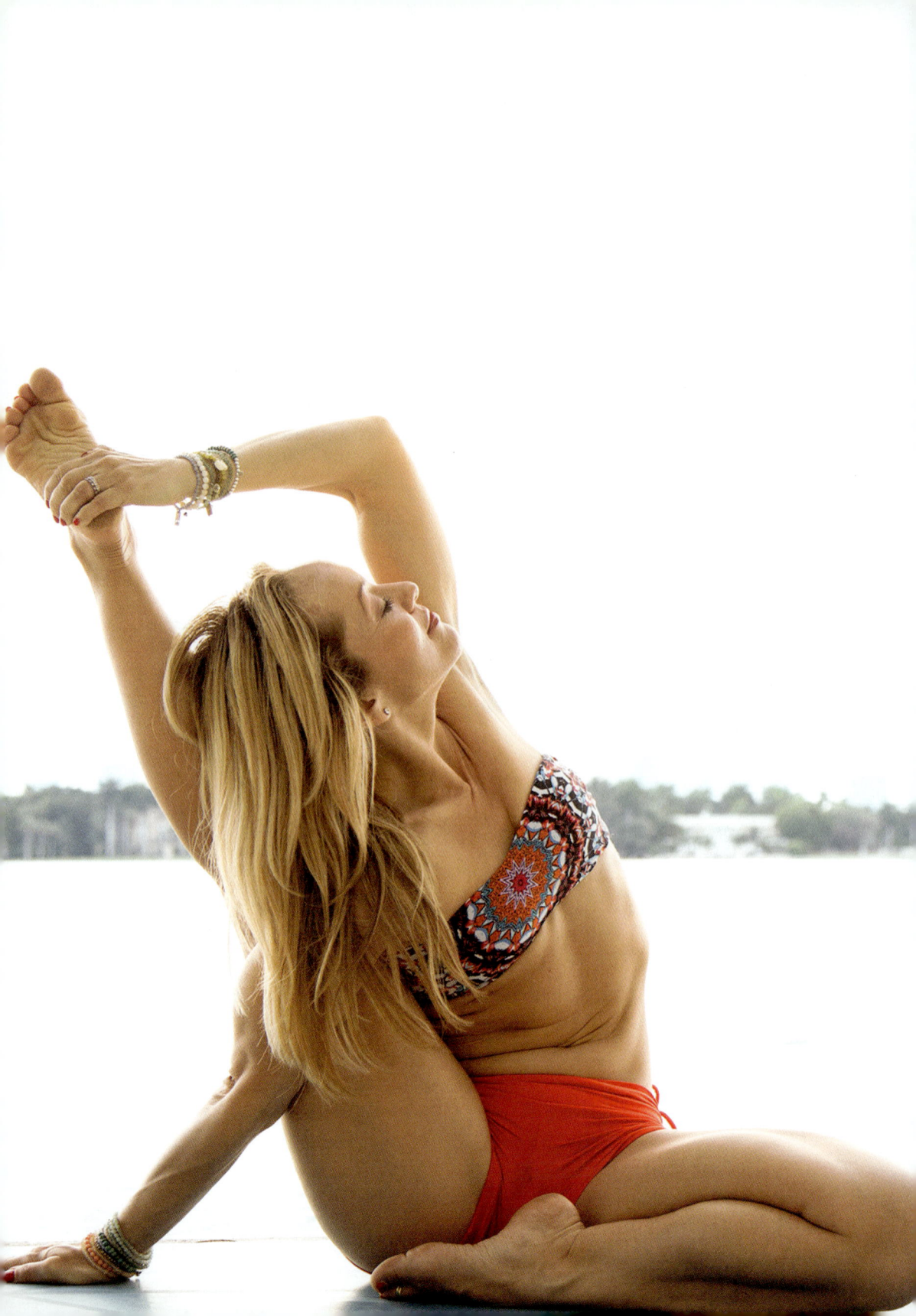

Día 10 | Honradez y autenticidad
Satya

El propósito del yogui para hoy es la autenticidad. La palabra sánscrita *satya* por lo general se traduce como "honradez", pero también quiere decir "autenticidad". Cuando te despiertas un día y te das cuenta de que todo lo que necesitas es ser tú mismo, por fin eres libre. Si pasas la vida siendo lo que piensas que deberías ser o lo que otras personas quieren que seas, siempre te sentirás vacío en algún nivel. Hay algo fascinante en quienes son dueños de su propia verdad sin reservas. Tú eres una creación divina, bendita, plena y completa. No necesitas ser el primero, ni el más grande, ni el más alto, ni el mejor. ¡Solo necesitas ser tú mismo!

A lo largo de mi vida he luchado por ser fuerte y auténtica, y por tener el valor de ser yo misma, especialmente desde que accedí al ámbito público por mi trabajo de profesora. Ser tú mismo en público mientras un gran número de personas están observando todos tus movimientos al principio puede ser una experiencia que despierte temores. Al ocupar ese lugar te arriesgas a ser objeto de las críticas de personas anónimas, y es muy fácil que esos comentarios negativos te hagan dudar de ti mismo. La única forma sana de vivir es mantenerte fiel a ti mismo y ser auténtico. A lo largo de mi carrera como profesora de yoga, se han dicho todo tipo de cosas sobre mí, entre ellas que soy superficial, sosa, falsa, privilegiada, ambiciosa por conquistar la fama, ignorante, desinformada, inculta e intimidante. A eso puedes añadir una serie completa de comentarios relativos a mi trasero, mis pies, mi celulitis y mi edad. Todo junto podría ser la receta perfecta para tener una autoestima desastrosa. Los hombres me envían imágenes muy poco adecuadas y dejan comentarios inapropiados sobre mí en las redes sociales. En un determinado momento llegué a pensar en retirarme de todas las redes sociales, pero me di cuenta de que esa no era la solución. En mi vida, y en la tuya, la solución es vivir lo más genuina, valiente y cordialmente que sea posible. Ama lo que haces cada día y permanece fiel a ti mismo. Sé aguerrido y no tengas miedo.

Cierra los ojos, respira profundamente y pronuncia las siguientes palabras en voz alta: «Soy digno. Soy suficiente. Estoy lleno de amor incondicional». Pronuncia estas palabras una vez más. Es la pura verdad. No dejes que nadie te convenza de lo contrario. No necesitas nada más para ser una persona que merece ser amada. No hay nada que puedas hacer para invalidar tu herencia espiritual. Eres digno, eres suficiente, estás lleno de amor incondicional. Solo necesitas abrir los ojos, ablandar tu corazón y disponerte a recibir. Concédete permiso para ser exactamente la persona que eres. Relájate, déjate llevar y limítate a ser tú mismo.

TAREA

1. Deja de complacer a las personas. Piensa en cuántas veces a lo largo de tu vida has modificado tu conducta o has intentado cambiar tu forma de ser para complacer a alguien o para demostrar que eres una buena persona. Dedica unos instantes a pensar en lo mucho que vales. Tú eres una buena persona. Estás dando lo mejor de ti mismo. No eres perfecto, pero tu corazón está en el lugar adecuado. Sé tú mismo. Permanece fiel a ti mismo. Sé lo suficientemente fuerte para poder aceptar lo bueno y lo malo, sin dejar que nadie te aparte de tu auténtico camino. No intentes cambiar para complacer a otras personas. Canta tu propia melodía, con una serena autoaceptación que proviene de saber exactamente quién eres.

2. Las personas que odian no saben hacer otra cosa. No tengas ningún trato con ellas. Identifica a los maledicentes y no tengas relación con ellos. Identifica los comentarios malintencionados pero no los tengas en cuenta. No trates de convencer a nadie. No pierdas el tiempo pensando en comentarios improcedentes cuyo único objetivo es denigrarte o hacerte daño. Establece límites claros y no te relaciones con este tipo de personas. Tampoco respondas a los comentarios desagradables publicados en las redes sociales. Elimina los correos electrónicos enardecidos o llenos de quejas cuyo único propósito es molestarte. Acaba con todos esos vínculos y no caigas en la tentación de morder el cebo emocional con el que esas personas intentan atraparte. Por el contrario, si alguien te hace una crítica constructiva que puede ayudarte a ser mejor, reflexiona sobre lo que te han dicho y no te pongas a la defensiva. Pero de ninguna manera pretendas cambiar automáticamente para complacer a alguien. Sé lo suficientemente fuerte para ser auténtico.

3. No lo lamentes. No hay una forma correcta de ser tú mismo. Limítate a ser tú mismo y no te disculpes por ello. No desperdicies otra respiración excusándote por tu grandeza con el fin de evitar que otra persona se sienta pequeña a tu lado. Si has hecho algo incorrecto, ciertamente deberías ofrecer unas sinceras disculpas, pero deja de disculparte por ser tú mismo.

PRÁCTICA

1. *Utthita Parsvakonasana A* – Postura del ángulo lateral extendido

Las posturas de pie simples, como es el caso de *Utthita Parsvakonasana A*, constituyen la base de la práctica de yoga. Pasar cierto tiempo sintiendo que estás bien arraigado al suelo a través de las piernas y trabajar para fomentar una sensación interna de espacio en el suelo pélvico ofrece una base firme para mantenerte centrado. La suave rotación externa de las caderas que se produce en *Utthita Parsvakonasana A* es difícil pero realizable.

Inhala mientras das un paso adelante para separar los pies a la distancia de una pierna. Esa distancia es regulable según la altura, la longitud de las piernas y el nivel de flexibilidad del practicante. Gira el pie izquierdo hacia el exterior de manera que el talón se alinee con el arco del pie derecho. Exhala mientras flexionas la rodilla izquierda hasta alinearla con el tobillo izquierdo y desplázate hacia delante aproximadamente hasta la parte media del pie. Asegúrate de que la rodilla no sobrepasa la punta del pie.

Desplaza el torso hacia abajo en dirección al muslo izquierdo y coloca la parte superior del cuerpo a lo largo del borde externo del muslo mientras la mano izquierda se dirige hacia el suelo. Alinea la mano izquierda con el borde externo del pie del mismo lado. Coloca los dedos de las manos, o la mano completa, sobre el suelo. Presiona firmemente hacia atrás con el pie derecho. Inhala mientras extiendes el brazo derecho por encima de la cabeza, alineada con el lado derecho del cuerpo para adoptar la versión completa de *Utthita Parsvakonasana A*. Contrae las costillas inferiores y lleva el abdomen hacia el espacio interno de la pelvis, afirma la pierna derecha, estira los brazos y dirige la mirada hacia los dedos de la mano derecha. No dejes que las caderas bajen demasiado, como máximo debes mantener

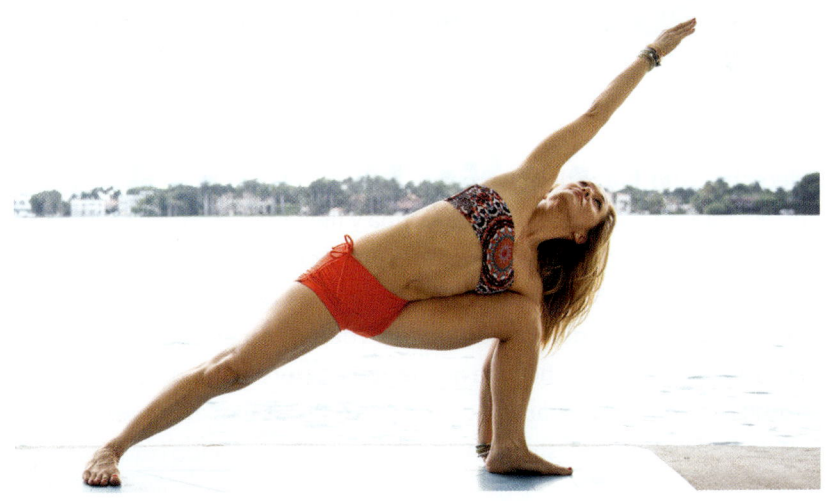

el muslo izquierdo paralelo al suelo. Permanece en la postura durante cinco respiraciones y luego repítela con el lado derecho.

2. Marychiasana A – Postura dedicada al sabio Marichi A

Esta postura sedente, que recibe el nombre del gran sabio Marichi, abre las caderas y la parte baja de la espalda, y también te permite dirigir tu atención profundamente hacia el interior. Conectarse con el cuerpo interior es un paso clave para saber quién eres. Las posturas como *Marychiasana A* te ayudan a mantener tu centro espiritual.

Comienza en *Dandasana*. Inhala mientras flexionas la rodilla derecha y colocas el pie plano sobre el suelo con la rodilla apuntando hacia arriba. Alinea el talón derecho con el borde externo de la cadera derecha, manteniendo una distancia de una mano entre el pie derecho y el muslo izquierdo. Exhala mientras estiras el torso hacia delante, alineando el esternón con la rodilla izquierda. Gira el hombro derecho hacia el interior mientras rodeas la

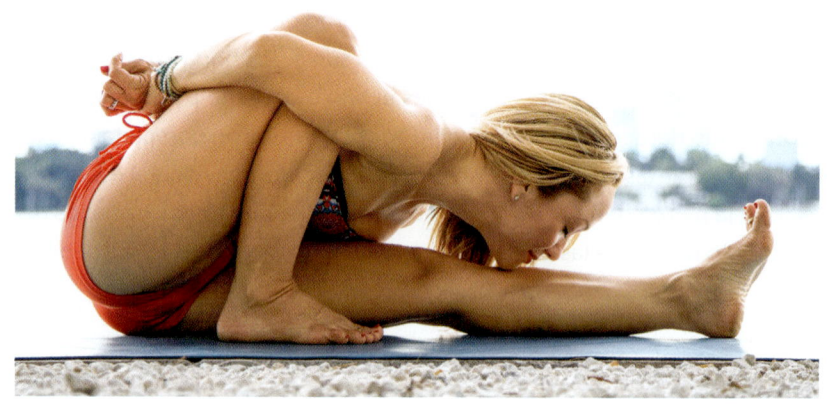

espinilla derecha con el brazo del mismo lado. Flexiona el codo derecho para rodear el muslo derecho. Estira el brazo izquierdo hacia arriba y flexiona el codo hacia atrás sin rotar los hombros hacia fuera. Entrelaza los dedos de las manos detrás de la espalda o sujeta una muñeca con la mano opuesta. Si no puedes juntar las manos, utiliza una toalla o una correa para completar la postura. El lado derecho de la cadera debe estar en contacto con el suelo, pero no debes forzar el isquión derecho para que se apoye sobre el suelo. Lleva la barbilla hacia la espinilla izquierda y dirige la mirada hacia los dedos de los pies. Mantén la postura durante cinco respiraciones antes de deshacerla. Luego repítela con el lado izquierdo.

3. *Parivrtta Surya Yantrasana* – Postura de la brújula

Parivrtta Surya Yantrasana es una postura que abre intensamente las caderas, los tendones de las corvas y la parte baja de la espalda y requiere que encuentres un sentido interno de orientación. Tal como sucede con una brújula que siempre marca donde se encuentra el norte, la brújula interna te indica en todo momento dónde reside tu auténtico ser. *Parivrtta Surya Yantrasana* es una postura complicada que requiere un gran nivel de flexibilidad, de modo que no debes apresurarte. Sé paciente, respeta tus límites y entrénate para aceptarlos.

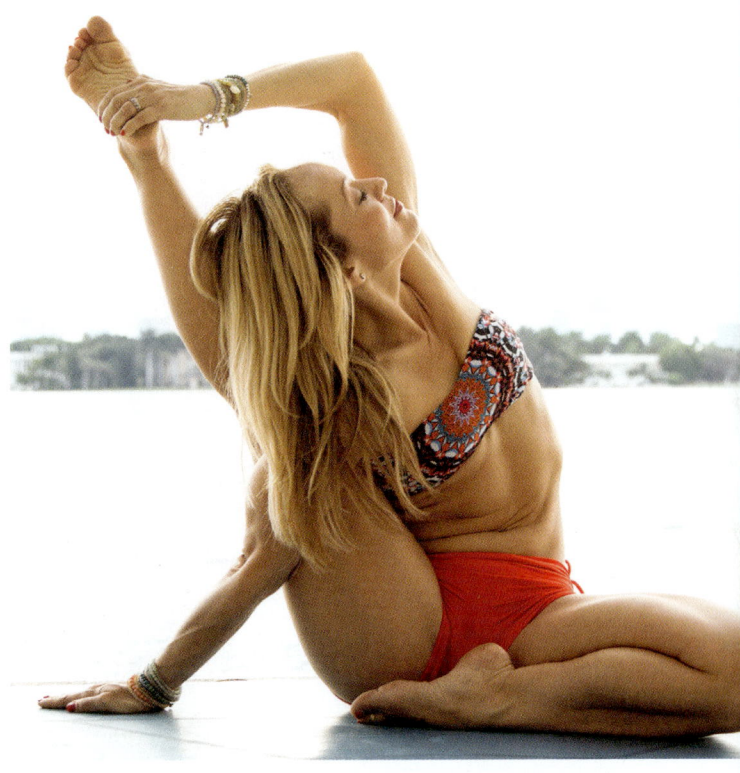

Comienza en una postura sedente simple con las piernas cruzadas. Inhala mientras levantas la pierna derecha del suelo y deslizas el hombro derecho hacia delante para colocarlo frente a la rodilla derecha. Sitúa la rodilla derecha en torno al hombro derecho. Sujeta el músculo de la pantorrilla derecha con la mano derecha y estira la mano izquierda por encima de la cabeza para sujetar el talón derecho. Mantén los isquiones en contacto con el suelo y evita elevar la cadera derecha para facilitar la postura. Exhala mientras pones la mano derecha sobre el suelo a un lado del cuerpo para que te sirva de apoyo y estira el codo. Inhala mientras contraes la parte inferior del abdomen y creas espacio en lo más hondo del suelo pélvico para que el fémur derecho se asiente más profundamente en su cavidad. Exhala mientras estiras la pierna derecha, tiras firmemente con el brazo izquierdo, mantienes los isquiones en contacto con el suelo y giras el torso. Si todavía no puedes estirar la pierna completamente, limítate a sujetar el pie derecho y estira la pierna según tus posibilidades. El lado derecho de la caja torácica se inclina ligeramente mientras el lado izquierdo se eleva. Dirige la mirada hacia el pie derecho. Respira cinco veces en la postura y después de deshacerla repítela con el lado izquierdo.

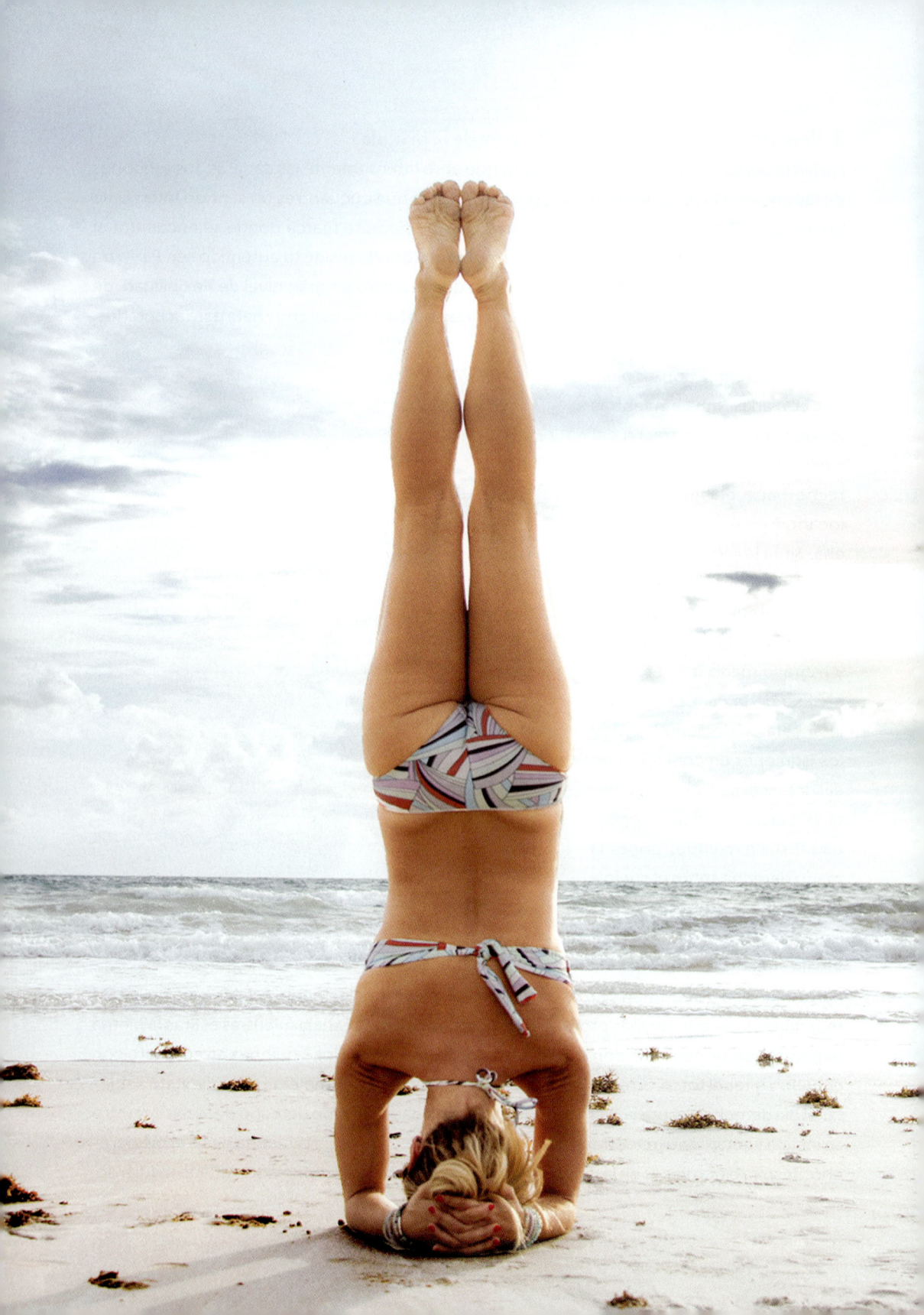

Día 11 | Intención
Sankalpa

Hace diecisiete años me levanté un día con el deseo sincero de tener una vida más tranquila. El hábito de trasnochar y la inclinación a buscar innumerables sustitutos para las relaciones íntimas me llevaron a un punto muerto emocional. Era joven y arrogante, estaba llena de vanidad y me creía invencible, lo cual era totalmente falso. Dejaba detrás de mí un reguero de tristezas y dramas sin percatarme en absoluto de las repercusiones que tenían mis acciones egoístas. Vivía en un agujero negro espiritual. Mi interés por iniciar el camino del yoga nació del anhelo de cambiar mi mundo y volver a traer el amor y la confianza al paisaje emocional yermo en el que me encontraba.

La tarea del yogui para hoy es la intención o *sankalpa*. En cuanto enfoqué mi intención en llevar una vida yóguica, mi mundo comenzó a cambiar paulatinamente, de aliento en aliento. Viajé a la India. Cambié las fiestas por la práctica de yoga, el egoísmo por la generosidad, el cinismo por la comprensión y la depresión por el amor.

Tener una intención clara te ayuda a no desviarte de tu camino a lo largo de la vida. Todo el mundo tiene una brújula moral inherente que valora determinadas cosas antes que otras. Rara vez los placeres materiales nos ofrecen una motivación efectiva y real. Por el contrario, nuestros sueños más profundos y poderosos tienen que ver con la esperanza, la paz y el amor. Hay algo muy simple que puedes hacer para crear las condiciones adecuadas para tener una vida tranquila y feliz: enfocar tu atención en el significado profundo de todos los caminos que emprendes en la vida. Cuando mi marido y yo decidimos abrir un centro de yoga en Miami, teníamos claro que nuestra intención no era hacernos ricos. Deseábamos crear un espacio para la práctica auténtica y tradicional de Ashtanga Yoga. Hubo varias tentaciones que nos podían haber reportado rápidamente ganancias muy cuantiosas; sin embargo, teníamos muy claro qué era lo que queríamos. Una intención clara es el pilar fundamental para valorar todas tus decisiones. Si percibes que hay algo que no concuerda con tu intención, simplemente no pases a la acción. Las personas más exitosas que he conocido en mi vida tienen intenciones muy claras y son lo suficientemente íntegras para permanecer fieles a sus valores fundamentales.

El primer paso para llevar la vida que deseas es reconocer cuál es tu mayor sueño, y tal vez el más atrevido. Ahora no debes preocuparte por cómo puede llegar a materializarse, ni tampoco por los obstáculos que pueden aparecer en tu camino. No pienses demasiado en ello, simplemente deja soñar a tu corazón. Si el potencial de éxito de tu sueño es tal que solo imaginarlo te asusta, sabrás que debes entregarte por entero a hacerlo realidad. No necesitas compartirlo con nadie, al menos no todavía, a menos que lo desees. Y tampoco importa si existe otra persona que ya está haciendo lo que tú quieres hacer. Tu sueño te pertenece y el simple acto de hacerte cargo de él (aunque solo sea de forma privada) genera una ola de energía que te pondrá en movimiento. Y tú sentirás que esa energía te impulsa a seguir el rumbo de tu intención.

TAREA

1. Apunta tu sueño. Atrévete a pensar en tu sueño más salvaje. Formúlate la siguiente pregunta: ¿qué harías si supieras que no hay ninguna posibilidad de fracasar? Apunta la respuesta en una libreta o en un documento de Word, ponle la fecha y guárdalo. No te preocupes por la logística. Limítate a soñar.

2. Analiza tu corazón de yogui. Pregúntate cuál es tu intención al practicar yoga. ¿Por qué haces yoga? Si todavía no has empezado a practicarlo, piensa qué es lo que te motiva a desear una vida yóguica. Busca las respuestas en lo más profundo de tu ser, hasta encontrar la intención de tu corazón de tener la vida de un yogui.

3. Descubre cuáles son tus valores fundamentales. Identifica tus valores personales primordiales para definir la intención más profunda de tu vida. Haz una lista de las cualidades que tienen un significado importante para ti. No te adhieras a las ideas que otras personas tienen sobre el sentido de las cosas. Sé totalmente franco contigo mismo al definir qué es lo que tú valoras. Por ejemplo, después de muchos años de introspección me di cuenta de que la belleza es algo que tiene un enorme valor para mí, de manera que la honro en mi vida. Me gustan las cosas bellas y me gusta arreglarme para estar guapa. Para mí la belleza es material, espiritual, energética y emocional. Es la experiencia de la vida en su mayor expresión, un amanecer perfecto después de una noche oscura, un arcoíris después de una tormenta torrencial, la generosidad en medio del sufrimiento y la fortaleza en medio de la adversidad. La imponente armonía de las sinfonías de Beethoven, el sabor de un mango maduro o la sensación que experimentas cuando alguien te sonríe son ejemplos de belleza. Algunas personas podrían considerarme una persona superficial por valorar la belleza, pero para mí es una expresión de la magia de la vida.

PRÁCTICA

1. *Baddha Hasta Sirsasana A* - Postura sobre la cabeza con las manos unidas

Nunca imaginé que podría llegar a hacer una postura sobre la cabeza de forma regular. De hecho, cuando empecé a practicar yoga era tan torpe con las posturas sobre la cabeza que tuve que practicar una y otra vez durante casi un año antes de poder encontrar el equilibrio en esa posición. Muchos días me sentía completamente derrotada, pero poco a poco desarrollé una pequeña semilla de fe que llegó a ser muy sólida. El viaje de la fuerza consiste en definir tu intención, trabajar todos los días para materializarla y no rendirse jamás.

Comienza la postura sobre las manos y las rodillas. Coloca los codos sobre el suelo manteniendo entre ellos la misma distancia que la anchura de las caderas y entrelaza los dedos de las manos, manteniendo las palmas abiertas. Estabiliza la cintura escapular. Exhala mientras colocas la parte superior de la cabeza sobre el suelo entre las palmas de las manos. Estira las piernas hacia arriba y desplaza los pies hasta colocarlos lo más cerca posible de la cabeza. Empuja con los codos, contrae las costillas inferiores y activa el suelo pélvico. Inhala mientras desplazas las caderas hacia delante para situarlas sobre el soporte que le brindan los brazos y eleva las piernas. Cuando las piernas estén paralelas al suelo, lleva el coxis hacia dentro, afirma los cuádriceps y alinea el cuerpo a lo largo del eje vertical para adoptar la postura completa de *Baddha Hasta Sirsasana A*. Permanece en la postura entre diez y veinte respiraciones antes de deshacerla. Descansa en Balasana. Si no consigues mantener el equilibrio en una postura sobre la cabeza, limítate a hacer la fase preparatoria colocando las

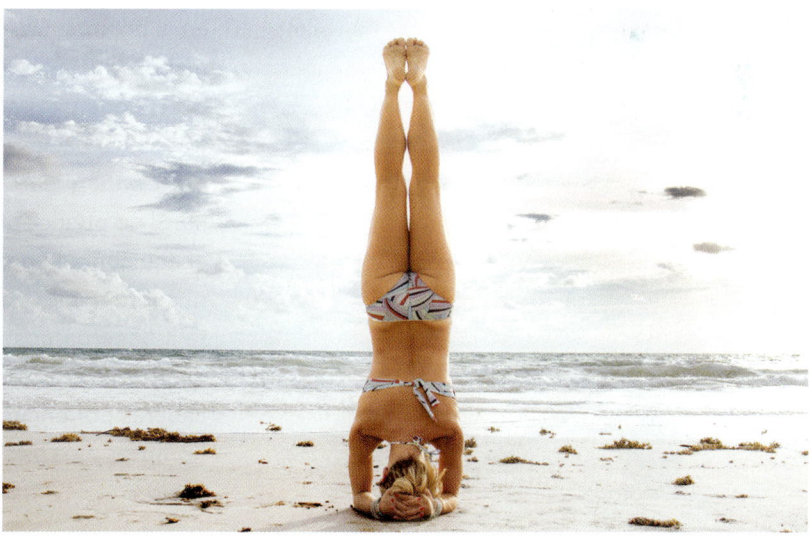

caderas por encima de los hombros y manteniendo los pies sobre el suelo. No utilices la pared como ayuda, simplemente mantén la postura hasta que tengas la fuerza suficiente para seguir adelante y realizar la versión completa de esta asana.

2. Mukta Hasta Sirsasana C - Postura sobre la cabeza sin apoyos

Esta es una de las posturas sobre la cabeza más difíciles de la práctica de Ashtanga Yoga. Se requiere una mente fuerte, unos hombros firmes y una buena alineación de la parte central del cuerpo para poder mantener el equilibrio en esta asana. Define claramente tu intención de orientarte hacia la línea central del cuerpo; esto te ayudará a preparar lentamente el camino para adoptar *Mukta Hasta Sirsasana C*.

Comienza en Adho Mukha Svanasana. Exhala mientras flexionas los brazos y bajas el cuerpo paulatinamente para colocar la parte superior de la cabeza sobre el suelo. Mantén las rodillas separadas del suelo, aunque si fuera necesario puedes bajarlas lo suficiente para elevar el cuerpo a lo largo de la línea central. Manteniendo la cabeza sobre el suelo, mueve suavemente los brazos hacia los lados con las palmas de las manos orientadas hacia abajo. Lo ideal es que las manos se alineen con los hombros, pero quizás te resulte más fácil mantener el equilibrio si se apoyan en el suelo frente a los hombros. Inhala mientras elevas las caderas y llevas los pies hacia delante. Eleva las caderas, afirma los dedos de las manos sobre el suelo e inicia el movimiento para llevar el cuerpo a la línea vertical desde las articulaciones de las caderas. Respira cinco veces en la postura. Desplaza las manos hasta la posición del trípode y exhala mientras saltas hacia atrás para ir a *Chaturanga Dandasana*. Si no puedes mantener el equilibrio en una postura sobre la cabeza, limítate a hacer la postura preparatoria colocando las caderas por encima de los hombros y los pies sobre el suelo.

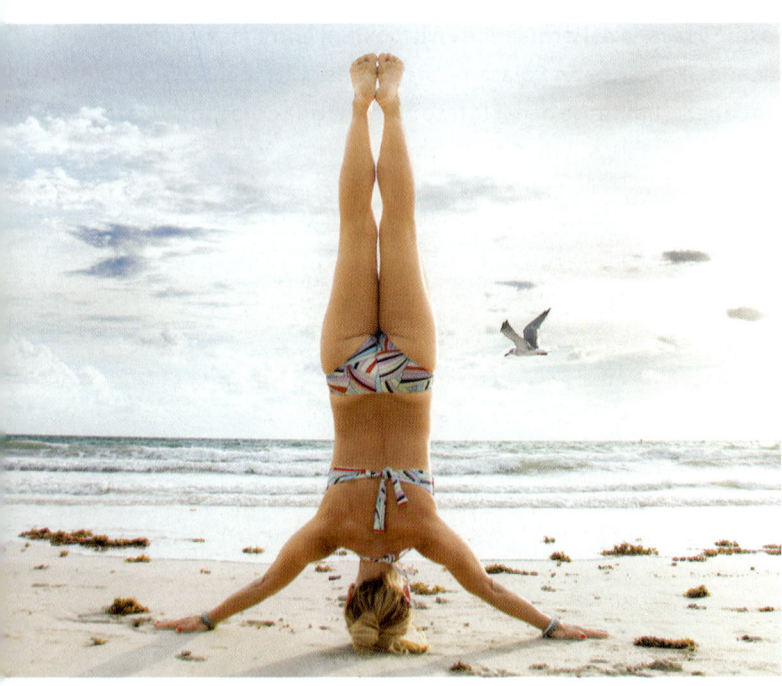

3. *Utpluthih* – Postura del florecimiento o de la báscula

La traducción literal de Utpluthih es "brotado" o "florecido", y necesitarás una intención sólida, fuerza de voluntad y determinación para realizar esta asana. A esta postura también se la conoce con el nombre de *Tolasana*, que en sánscrito significa "postura de la báscula". Shri K. Pattabhi Jois solía indicar a los estudiantes que permanecieran en esta postura mientras contaban hasta diez. Sin embargo, él nunca contaba en orden numérico, sino que se saltaba números y repetía secuencias, o algunas veces hacía una cuenta atrás pasando del nueve directamente al cinco. Esa forma errática de contar atentó contra mi determinación en muchas ocasiones. Pero un día decidí mantenerme en la postura hasta que contara hasta diez, independientemente de lo que sucediera. Lo primero que tuve que hacer fue dejar de prestar atención a los números y concentrarme en mi trabajo interior. Al afirmar claramente mi intención conseguí la fuerza y la disciplina necesarias para permanecer en esta postura tan difícil durante más de cien respiraciones con bastante frecuencia. Si defines tu intención con convencimiento, descubrirás que puedes mantener la postura durante todo el cómputo, y también podrás aprovecharla en tu vida cotidiana.

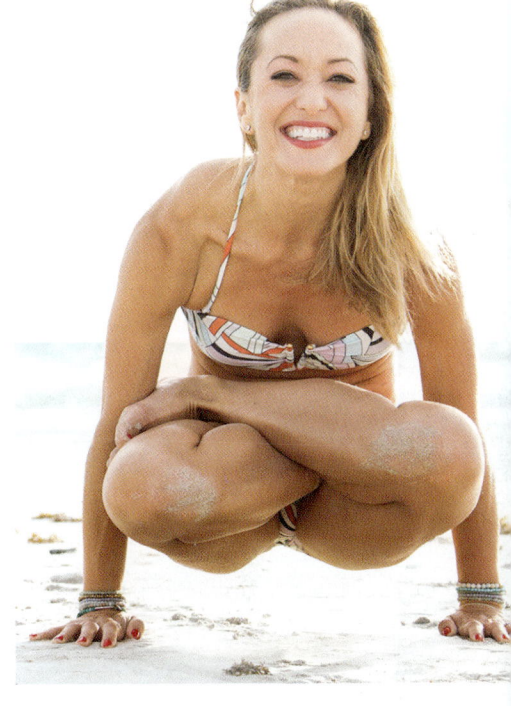

Comienza doblando las piernas en *Padmasana* o siéntate simplemente con las piernas cruzadas. Coloca las manos un poco por delante de las caderas y apóyalas sobre el suelo aproximadamente a la altura de la mitad del muslo. Exhala mientras estabilizas la cintura escapular y activas el suelo pélvico. Inhala mientras activas los músculos abdominales inferiores y elevas las caderas. Presiona firmemente las manos contra el suelo y mueve las caderas hacia las costillas para acortar el torso. Contrae las costillas inferiores y flexiona el cuerpo junto a la línea central. Mantén la cabeza en una posición neutra y dirige la mirada hacia la nariz. Utiliza los músculos abdominales para elevar el cuerpo en *Utpluthih*. Permanece en la postura durante diez respiraciones profundas, como mínimo. Define tu intención y no te rindas. Si no puedes elevar el cuerpo inmediatamente, limítate a seguir empujando contra el suelo utilizando la técnica que acabo de describir. ¡Llegará un día en que lo conseguirás!

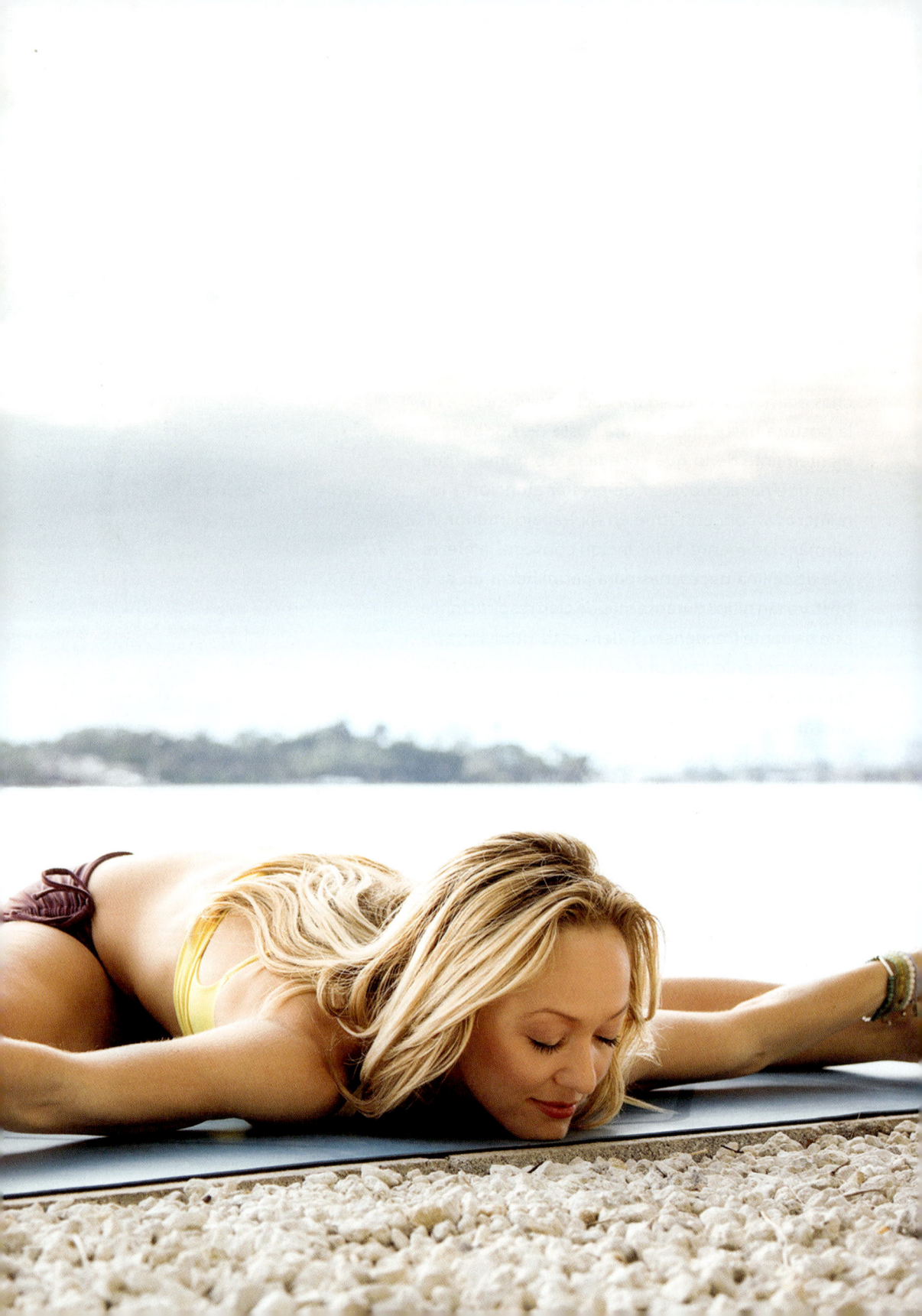

Día 12 | Dirigir los sentidos
Pratyahara

El propósito del yogui para el día de hoy es *pratyahara*, cuya acepción tradicional es «retraimiento de los sentidos» o «control de los sentidos». ¿Qué significa controlar los sentidos y por qué es importante en la práctica de yoga?

Cultivar *pratyahara* es el quinto de los ocho pasos del camino de Ashtanga Yoga. La filosofía del yoga representa los cinco sentidos tradicionales como cinco caballos que tiran del carro del cuerpo. La mente se considera el cochero. Así como el cochero tiene que dominar a los caballos para que no se desboquen, el yogui debe controlar los órganos de los cinco sentidos para que no usurpen la función del conductor. A través de los órganos de los cinco sentidos tiene lugar una batalla épica entre los mundos material y espiritual: el trabajo del yogui es dominar los sentidos y mantener el control en la vida. Cuando no consigues controlar tus reacciones frente a los estímulos externos, se produce un ciclo de acción/reacción que está vinculado con el mundo material. Si no hay espacio entre el estímulo y la respuesta, tú quedas marcado esencialmente por la naturaleza de tu experiencia. En consecuencia, correrás naturalmente tras el placer y huirás del sufrimiento.

Puede ser muy tentador pensar que puedes desconectar tus sentidos de la misma forma que puedes apagar el televisor; sin embargo, el entrenamiento yóguico de *pratyahara* se logra dirigiendo los sentidos de forma consciente hacia el cuerpo interior. Mediante esta práctica los sentidos parecen detenerse o retirarse del mundo externo. *Pratyahara* es mucho más que desconectar los órganos de los sentidos: consiste en entrenar dichos órganos para que se orienten hacia el mundo sutil que hay justo por debajo de la capa superficial de la conciencia. El objetivo más profundo de *pratyahara* es el conocimiento obtenido gracias a este cambio de perspectiva. Cuando los órganos sensoriales permanecen particularmente atentos a la experiencia interior, surge la riqueza del conocimiento. Imagina que fueras capaz de percibir el átomo más infinitesimal de tu propio cuerpo, el más pequeño de todos los átomos, y que realmente consiguieras «verlo». La mente del yogui tiene ese poder a través de la visión interna. La visión interna trae a la conciencia las imágenes brillantes del cuerpo y la mente subconsciente.

De un modo semejante, las sensaciones internas —la sensibilidad kinestésica de las capas más profundas del cuerpo— abren el camino hacia un mundo de sensaciones que a menudo suelen ser difíciles de describir, como por ejemplo la inefable sensación de ligereza, vacío o resplandor mediante la cual tu cuerpo parece contener todos los universos. El oído interno te permite sintonizar con la voz serena de la sabiduría que anhela comunicarse contigo desde tu centro cardíaco. El gusto y el olfato internos probablemente sean más difíciles de entrenar, pero funcionan con la misma capacidad. Podría decirse que la metáfora es el lenguaje del cuerpo, y por medio de la práctica de *pratyahara* desarrollas el poder que necesitas para percibir directamente las verdades más mágicas y místicas de tu cuerpo. En el mejor de los casos, *pratyahara* es como aprender un idioma que te permite comunicarte con tu cuerpo en sus propios términos. A diferencia del intelecto, que funciona sobre la base de las claras directrices de la lógica y el orden, el cuerpo es un laberinto de sensaciones, maravillas y descubrimientos.

En el *Yoga Sutra* 1.35 Patanjali afirma que la percepción sensorial sutil fomenta la estabilidad y la firmeza de la mente. Shri K. Pattabhi Jois y R. Sharath Jois animan a los estudiantes a dirigir la mente hacia el interior durante la práctica de yoga. Afirman que *pratyahara* se completa solo cuando la mente consigue ver a Dios en todas partes, siente a Dios en todas partes y experimenta a Dios en todas partes. Pero la percepción de Dios no debe ser un conocimiento intelectual sino una percepción directa de la verdad espiritual más profunda en el terreno del cuerpo sutil. Siguiendo los conceptos de Guruji y Sharath, otra forma de comprender *pratyahara* es romper los vínculos con el mundo material y experimentar el mundo espiritual que hay dentro de nosotros.

Hay una sabiduría intemporal en tu interior. La práctica de yoga es una forma de despertar a la verdad de quién eres realmente. Tu mundo cambiará si consigues tocar la chispa divina que hay dentro de ti. Deja que tu mente se dirija hacia el interior, orienta tu conciencia hacia el asiento de lo sagrado que hay dentro de ti y experimenta una paz trascendente.

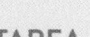

TAREA

1. Entra en el cuerpo sutil. Permanece sentado durante cinco minutos sin moverte. Cierra los ojos y percibe la vibración sutil justo por debajo de la superficie de tu piel. Lleva tu mente a lo más profundo de tu ser, más allá de los músculos y tejidos, hasta el espacio que hay entre las células de tu cuerpo. Comienza por la parte superior de la cabeza y explora cuidadosamente el cuerpo interior en todos sus detalles. Siente cómo te adentras en el mundo interno. Después de recorrer todo tu cuerpo, descansa la mente enfocándola en el centro del esternón. Dirige tu atención a la parte posterior del esternón en el cuerpo interior y descubre el centro cardíaco espiritual. Quizás sientas los latidos de tu corazón físico, percibas ciertas emociones o descubras una profundidad infinita que se comunica contigo desde su profunda calma. Permanece en el espacio tranquilo de la escucha interior durante diez respiraciones.

2. Controla tus sentidos. Cada vez que la mente se fije en algo que hay en el mundo externo a través de los órganos de los sentidos, vuelve a dirigirla conscientemente hacia el cuerpo sutil. Si oyes algo que te llama la atención, concéntrate en el oído interno. Si ves algo que te llama la atención, concéntrate en la visión interna. Contempla las facultades de los sentidos para que tu comprensión sobrepase el objeto de la conciencia y llegar así al campo mismo de la conciencia. Por ejemplo, en lugar de limitarte a oír qué está sucediendo, contempla la naturaleza misma del sentido del oído.

3. Camina a través del mundo interno. La próxima vez que practiques yoga, en lugar de concentrarte en los movimientos generales, localiza una pequeña zona en el cuerpo interior y dirige tu mente exclusivamente hacia allí. Por ejemplo, a lo largo de la práctica puedes concentrarte en la activación de tu suelo pélvico y en la sensación de vacío en el centro de la cavidad pélvica, como una forma de arraigarte en tu campo de experiencia. A medida que tengas más conciencia del suelo pélvico, probablemente te encontrarás más cerca de conocer una experiencia interna prácticamente intangible.

PRÁCTICA

1. *Prasarita Padottanasana A* – Flexión hacia delante con las piernas muy separadas

Esta flexión hacia delante con las piernas muy separadas fomenta que la mente se dirija hacia el interior y la orienta hacia el cuerpo sutil.

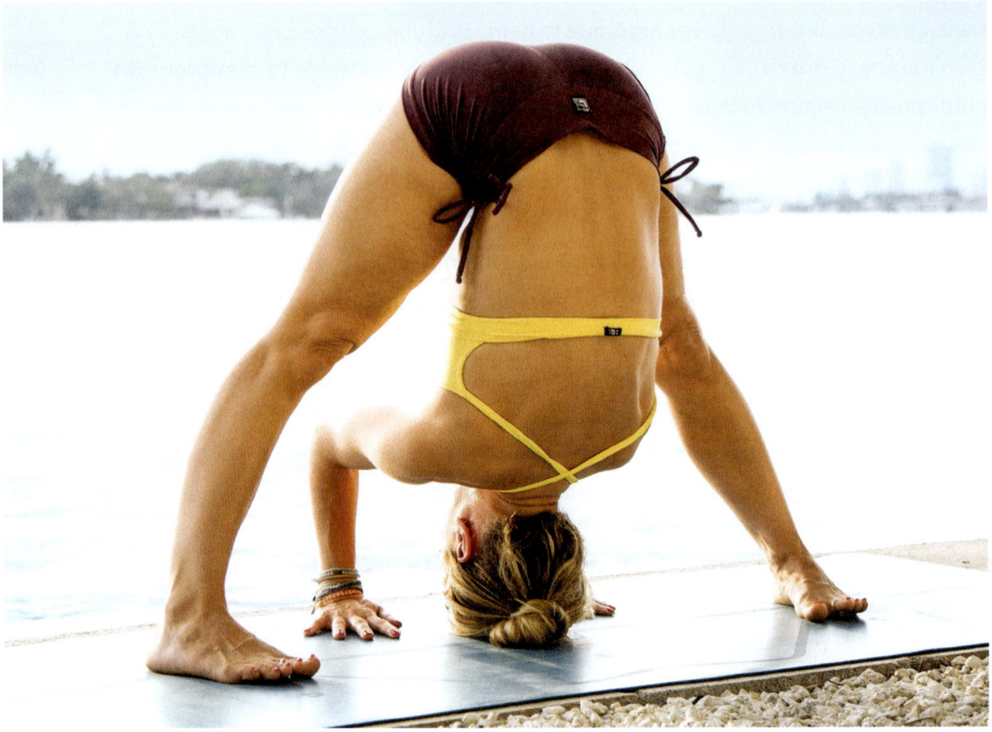

Comienza en *Samasthiti*. Inhala mientras das un paso adelante a una distancia aproximada de la longitud de una pierna. Esa distancia depende de la altura, la longitud de las piernas y el nivel de flexibilidad del practicante. Lleva las manos hacia la cintura y exhala. Inhala para crear espacio por detrás del hueso púbico. Exhala mientras flexionas el cuerpo hacia delante. Coloca las manos sobre el suelo a la misma distancia que los hombros y alinea los dedos de las manos con los de los pies. Inhala una vez más para crear un espacio mayor en el interior del suelo pélvico. Exhala mientras colocas la parte superior de la cabeza sobre el suelo entre ambas manos. Lleva los codos hacia dentro para colocarlos por encima de las muñecas. Dirige la mirada hacia la nariz y la mente hacia el interior. Si no puedes apoyar la coronilla sobre el suelo, limítate a orientarla en esa dirección. Permanece en la postura durante cinco respiraciones, luego inhala y mira hacia arriba. Exhala y afirma el suelo pélvico. Inhala mientras te elevas, llevando las manos a la cintura. Vuelve a *Samasthiti*.

2. *Upavistha Konasana* – Postura sedente del ángulo abierto con flexión hacia delante

Mantener la atención concentrada en el cuerpo interior es crucial para progresar en *Upavistha Konasana*. Muchos practicantes empiezan forzando su cuerpo para llegar más lejos y de este modo se exponen a lesionar los tendones de las corvas. Sin embargo, si diriges tu mente hacia un estado interno de percepción, no solamente la práctica será segura sino que también comenzarás a sanar tu cuerpo a través de ella.

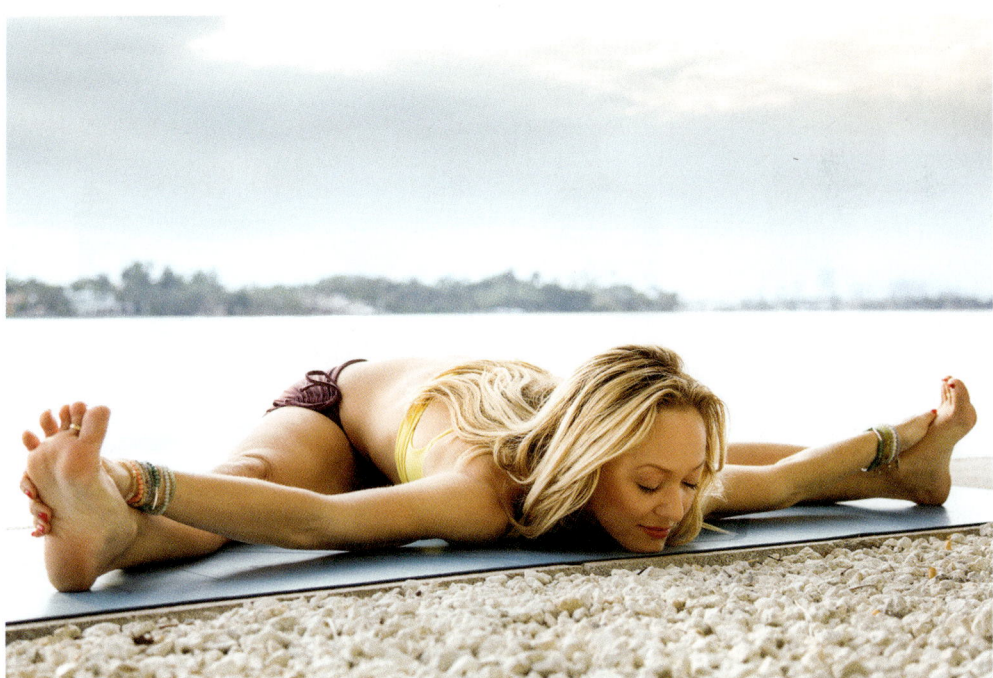

Comienza en una posición sedente, con las piernas estiradas delante del cuerpo. Inhala mientras las abres produciendo una rotación externa suave para formar una V. Coloca las manos sobre los bordes externos de los pies. Separa los pies únicamente lo necesario para que tus brazos queden completamente estirados. Concéntrate en la sensación de espacio y de vacío en tu suelo pélvico para que sirva de apoyo a los tendones de las corvas y a la parte baja de la espalda. Exhala mientras flexionas el torso hacia abajo entre los muslos, sin tensar los brazos. Debes llevar la cabeza hacia el suelo en primer lugar, luego bajar la nariz, la barbilla y finalmente los hombros y el pecho. No tengas prisa. Dirige la mirada hacia la nariz y permanece en esta postura durante cinco respiraciones. Si no puedes sujetar cómodamente la parte externa de los pies, simplemente apoya las manos sobre el suelo entre las piernas y no intentes hacer una flexión hacia delante demasiado profunda. Encuentra una posición cómoda para trabajar e intenta mantenerla. Inhala mientras asientas tu peso corporal en el espacio que hay entre los isquiones y el coxis. Levanta las piernas para que las cabezas de los fémures descansen sobre sus respectivas cavidades. Estira las piernas todo lo que te permita el ancho de tu cintura escapular. Mira hacia arriba. Respira cinco veces y luego abandona la postura.

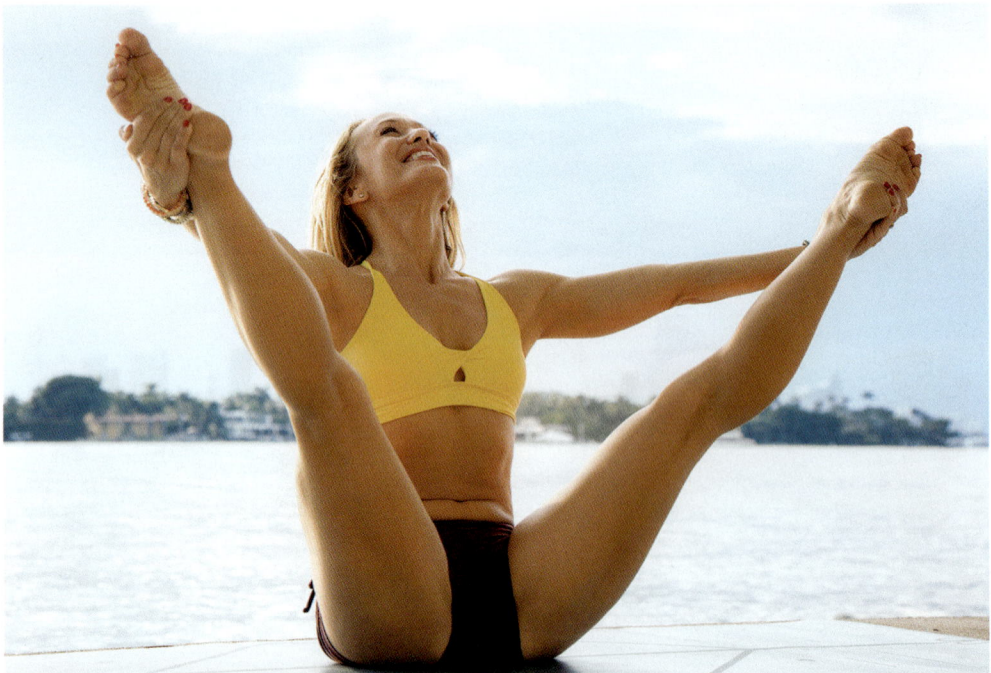

3. *Tittibhasana* – Postura de la luciérnaga

La profunda flexión de caderas que se necesita para flexionar los muslos en torno al torso requiere sumergirse en un estado interior de conciencia. Muchos practicantes fuertes encuentran que *Tittibhasana* es una postura muy difícil porque el equilibrio sobre los brazos solo se consigue a través del cuerpo interior. Si pones demasiado empeño, tus piernas simplemente no encontrarán la posición correcta. *Tittibhasana* consiste en alcanzar el equilibrio y la alineación del brillo mágico de la luciérnaga. Mantener esta asana durante cinco respiraciones es una prueba de resistencia complicada que permite que la mente se dirija a lo más profundo.

Ponte en cuclillas para iniciar la postura. Lleva los pies hacia delante por la parte externa de los brazos y apóyate sobre las manos. Coloca los músculos de las pantorrillas por encima de la parte superior de los brazos, lo más cerca posible de los hombros, y flexiona el torso hacia delante entre los muslos. Profundiza esta flexión de caderas. Presiona las manos contra el suelo, activa el suelo pélvico y desplaza los músculos abdominales hacia abajo. Inhala mientras afirmas la cintura escapular, estiras los brazos y separas las caderas del suelo. Estira las piernas mientras mantienes el cuerpo elevado para adoptar la versión completa de *Tittibhasana*. Si no eres capaz de estirar las piernas completamente, limítate a estirarlas todo lo que puedas. Trabaja con la misma técnica y con la intención de que las cabezas de los fémures se asienten en sus cavidades. Acerca activamente los muslos entre sí y luego llévalos hacia el torso. Mantén firmes los músculos abdominales inferiores y dirige la mirada hacia la nariz. Permanece en la postura durante cinco respiraciones y a continuación flexiona las rodillas suavemente para deshacer la postura.

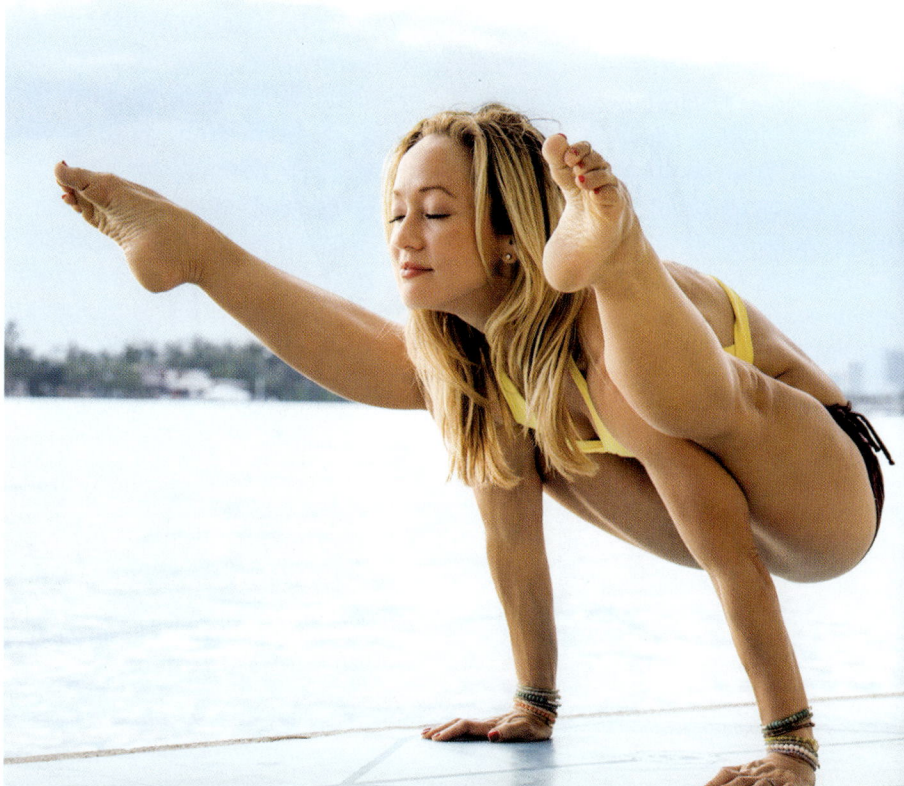

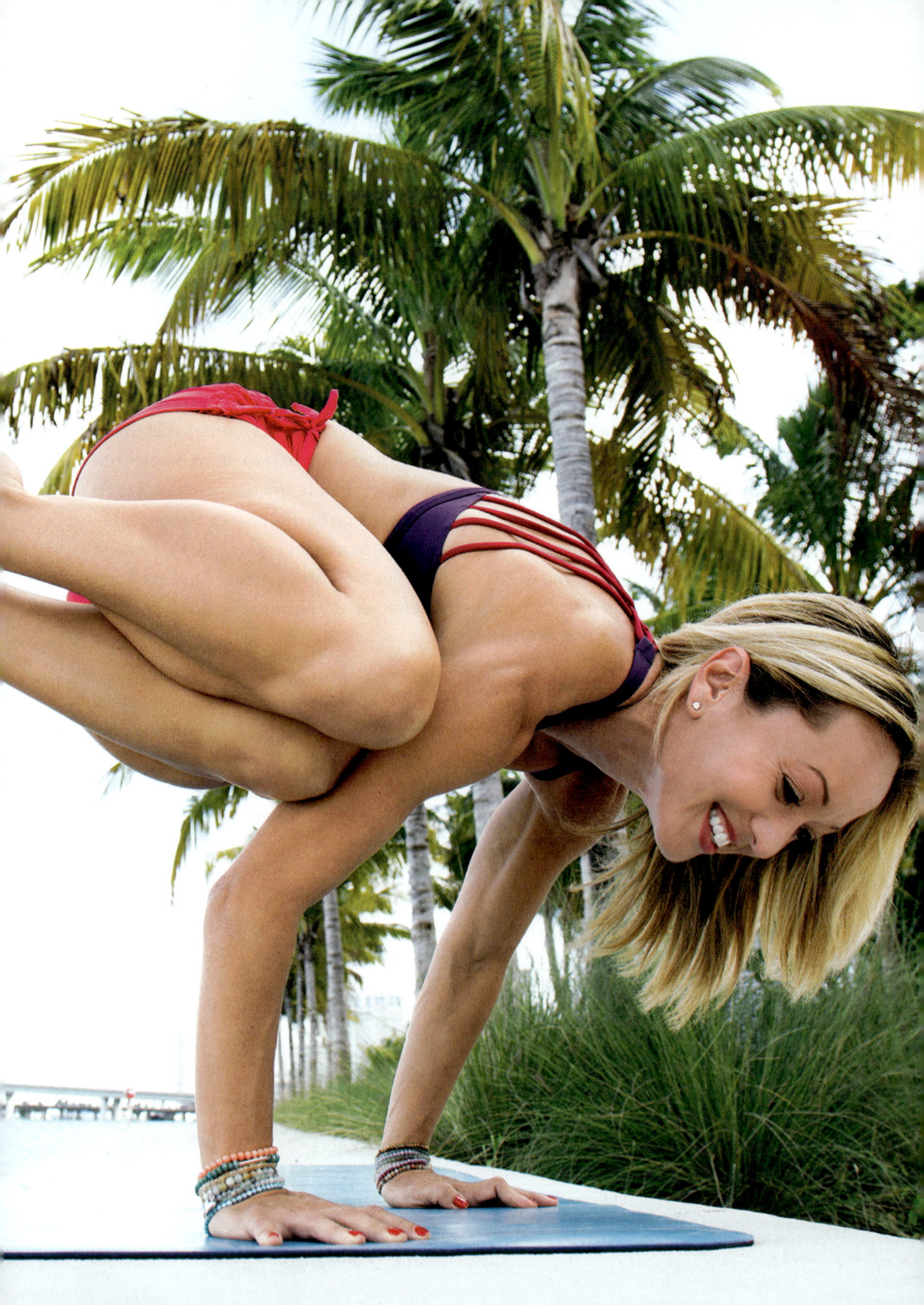

Fe inquebrantable
Shraddha

Día 13

El propósito del yogui para hoy es la fe o *shraddha*. La fe es mucho más que una creencia elaborada y tomada como norma. En yoga la fe es un paradigma, una visión global del mundo que, una vez experimentada, lo cambia todo. Basada en un tipo superior de conocimiento y nacida de la experiencia directa, la verdadera fe llega de la mano de la fuerza y el entusiasmo por trabajar infatigablemente con el fin de materializar tus sueños todos los días de tu vida.

Nadie está libre de los sufrimientos inevitables de la vida, y pese a que puede ser tentador protegerse de las adversidades y luchar contra las penas y el sufrimiento, el yoga te conduce por un camino diferente. Te pide que confíes en que todo está saliendo bien y que seas lo suficientemente fuerte para gestionar todas las circunstancias que se crucen en tu camino. La confianza comienza con el reconocimiento de tu propia bondad fundamental, una bondad que permite superar los tropiezos y las caídas.

Tradicionalmente *shraddha* se presenta como el antídoto espiritual para la duda. La duda suele adoptar tres formas diferentes: puedes dudar de ti mismo, de tu profesor o del método. Por ejemplo, puedes encontrarte diciendo que el método es bueno y el maestro está muy cualificado, y al mismo tiempo preguntarte si estás realmente preparado para la práctica. También puede ocurrir que confíes en ti mismo y en el método, pero que cuestiones a tu instructor. Incluso puedes considerar que tu profesor está cualificado y tú eres un practicante competente, pero que el método es defectuoso. En yoga, la fe es una práctica. Al principio el estudiante demuestra su fe en el método y en el instructor. Los practicantes deciden conscientemente abandonar sus preferencias personales para cumplir con la práctica tradicional. Después de muchos años siembran finalmente la semilla de la fe en su propia persona. Uno de los mayores regalos que me ha brindado la práctica ha sido el trabajo constante por desarrollar la fe.

La fe se opone directamente al miedo. Cada aliento y cada acción realizada en la vida están realmente arraigados en la fe o en el miedo. Cuando actuamos movidos por la fe, generamos paz y felicidad, mientras que las acciones basadas en el miedo producen sufrimiento y dolor. Un esfuerzo basado en la confianza permite al practicante de yoga avanzar por un camino equilibrado donde las acciones se asientan en una decisión profunda. Los actos realizados por temor proceden de una sensación de no sentirse digno, que puede incluso llegar a sabotear la labor más valiente. Cultivar la fe a veces significa identificar en qué momentos puedes estar actuando por miedo, por tus supuestas carencias o por tu tendencia crónica a dudar de ti mismo.

Debo decir que nunca me gustó realmente mi cuerpo. Hasta donde puedo recordar, me he avergonzado particularmente de mis piernas. Recuerdo que en el instituto un compañero me llamaba «muslos gordos». Cuando era adolescente, estiraba la piel de mis mulos hacia atrás, soñando sobre lo maravilloso que sería tener unos muslos largos y delgados. Ninguna parte de mi cuerpo me parecía bella, lo único que veía eran mis muslos gordos. Cuando comencé a practicar yoga, estuve a punto de ahogarme en un mar de dudas e inseguridad. La mayor parte de mis dudas estaban dirigidas a mí misma y la mayor parte de mi empeño se basaba en el miedo.

Al principio el yoga me parecía adecuado para superar la vergüenza que sentía por mi cuerpo. Recuerdo mirar con asombro a las delgadas diosas del yoga que elevaban sus cuerpos del suelo, mientras yo me miraba en el espejo y me sentía absolutamente incompetente. Cuanto más me comparaba con los demás, con más empeño trabajaba. Sin embargo, cuanto más me esforzaba, menos resultados positivos parecía conseguir. Alguien comentó que mis piernas eran del tamaño de un elefante y que eran demasiado gruesas para que pudiera elevar mi cuerpo del suelo. Otro de los practicantes dijo que yo solo era capaz de hacer flexiones profundas hacia atrás porque mis muslos eran como el tronco de un árbol. No me hizo la menor gracia escuchar a una esbelta compañera afirmar que si yo fuera un animal, sería un sapo con muslos gruesos. Todas esas metáforas de animales consiguieron que mi práctica estuviera teñida por el miedo. Me preguntaba si todo lo que decían era verdad. ¿Eran realmente tan grandes mis muslos para impedirme levantar mi cuerpo del suelo? Cada vez que lo intentaba llevaba las semillas de la duda y del miedo dentro de mí y, literalmente, ambos me desanimaban. Pero jamás me rendí.

Me encantaba esa mágica sensación de volar que producían muchas de las difíciles posturas de equilibrio sobre los brazos y sobre las manos, y también de las asanas que requerían elevar el cuerpo del suelo. Recuerdo que después de muchos años de práctica alguien me hizo una vez un cumplido que cambió por completo lo que yo pensaba sobre mi cuerpo: «Tus formas redondeadas, muy diferentes a las de esas flexibles diosas del yoga, me ha hecho albergar la esperanza de que yo también llegaré a levantar mi cuerpo en el aire». Al escuchar esas palabras me di cuenta de que yo no era la única que no estaba a gusto con su cuerpo. Ese comentario fue un gran progreso en mi viaje por aceptar mi cuerpo tal cual era. ¡Y también me percaté de que era una persona fuerte!

Cuando puedes amarte y aceptarte plenamente por completo, también puedes amar y aceptar el mundo. De ninguna manera soy perfecta, pero sé que la paz que he conquistado es el resultado de una práctica espiritual diaria. Ama tus formas, acéptate plenamente con el conocimiento de que eres perfecto y digno. Observa lenta y cuidadosamente todas las inseguridades que sientes en relación con tu cuerpo y trabaja para desarrollar una actitud de amor y aceptación. Perdónate por todas tus imperfecciones y concédete permiso para ser auténticamente tú, sin reparos. Cuando aspiraba a parecerme a alguna otra persona o actuar como ella y ajustarme a un determinado estándar de belleza o estilo de vida diferente al mío, me sentía torpe e incompetente. Esa sensación dio lugar a una serie de conductas destinadas a autosabotearme y generó el pensamiento básico de que no era digna de ser amada. Lo que realmente necesitaba era una semilla de fe del tamaño de un grano de mostaza y dos palabras mágicas: «Tengo fe».

Muchos estudiantes me han preguntado cómo pueden superar las dudas. La respuesta es la fe, esa clase de fe que dice: «Sé que esto será real porque trabajaré incansablemente para que lo sea». Ese autoconocimiento te infunde la experiencia directa de una fe incuestionable en la fuerza y la grandeza del universo. En el momento en que dejas de preocuparte por tu apariencia y empiezas a sentir el valor inconmensurable del espíritu que hay dentro de ti, la fe vence a la duda. Ahora, casi veinte años después de haber asistido a mi primera clase de yoga, me siento a gusto en mi propia piel, me veo más hermosa que nunca y estoy totalmente enamorada de mis muslos. No estoy segura de cuál fue el momento en que se produjo el cambio, pero sé que aprendí finalmente a creer en mí misma gracias a mi empeño por realizar las posturas avanzadas que requieren elevar el cuerpo del suelo. Cuando miro algunas fotografías de mí misma, no veo lo que veía entonces. Ahora veo una jovencita guapa que sencillamente nunca creyó en su propia belleza.

A través de la sutileza del cuerpo interior sientes tu verdadera naturaleza y aprendes a tener confianza en ti. La fe cultivada a través de la práctica de yoga se basa en la experiencia directa. Solo al percibir directamente el ser interior es posible tener fe en él. Renuncia a los estándares y juicios externos y consolida tu autenticidad. No permitas que ninguna duda te aparte de lo que significa confiar plenamente en ti mismo. Ten fe en que no hay nada malo en ti, convéncete de que eres una persona íntegra y cabal y finalmente acepta que eres fuerte y digno de ser amado. Eres una persona bella y plena, creada divinamente. Escucha una pequeña voz que dice: «Tal vez yo también puedo ser fuerte». Decídete a creer en ti mismo y no te rindas jamás.

TAREA **1. Formúlate las siguientes preguntas.** Hoy pregúntate: «¿En qué creo? ¿En qué tengo fe?». Tal vez crees en la práctica, o acaso en el amor; incluso puedes ser lo suficientemente valiente para tener fe en la serena voz de la sabiduría que habita en tu corazón. ¿Cuánto tiempo requerirás para creer en ti mismo y en la práctica? Algunas personas creen sin necesidad de tener ninguna evidencia, mientras que otras necesitan una prueba contundente y una gran experiencia.

2. Confía en tu cuerpo. Alégrate al menos por un aspecto fundamental de tu cuerpo y piensa en el mayor logro que te ha permitido alcanzar. Quizás hayas dado a luz, llegado a la meta de una maratón o superado el reto de hacer una escalada difícil. Pero también puede ser que ese logro sea que has estado practicando yoga a diario durante los últimos años. Independientemente de cuál sea tu logro físico, reconoce que tu cuerpo es un don divino y celebra tu fe en él.

3. Cree en ti. Mírate en el espejo y pronuncia las siguientes palabras en voz alta: «Tengo fe en que estoy curado, tengo fe en que soy digno de ser amado. Creo en mí».

PRÁCTICA

1. *Malasana* – Postura de la guirnalda

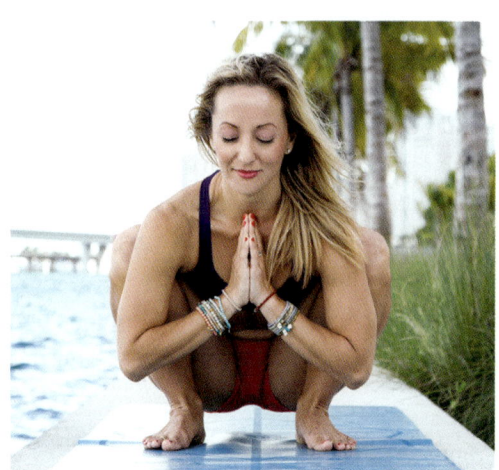

Todas las posturas de yoga te ofrecen la oportunidad de aprender a desarrollar la fe y creer en ti mismo. *Malasana* representa la pequeña semilla de fe que se planta en tu corazón.

Comienza en una posición en cuclillas. Abre las rodillas mientras desplazas el torso hacia delante entre las piernas. Deja caer la cabeza y el pecho manteniendo las espinillas junto a la parte superior de los brazos. Acerca ambos muslos a los hombros y presiona estos últimos contra los muslos. Coloca las manos en posición de oración. Lleva el coxis hacia dentro y mantén la parte inferior del abdomen intensamente contraída. Dirige la mirada hacia la punta de la nariz o cierra los ojos. Permanece en la postura durante cinco respiraciones y luego relájate.

2. *Pasasana* – Postura del lazo (o de la cuerda)

Pasasana es la primera postura de la serie intermedia de Ashtanga Yoga tradicional.

Comienza en una posición en cuclillas con los pies juntos. Si no llegas al suelo con los pies, puedes colocar una toalla o una cuña debajo de los talones. Inhala para crear espacio detrás del hueso púbico, exhala para flexionar el torso hacia delante por el lado izquierdo. Deja caer el hombro derecho para situarlo por debajo de la rodilla izquierda. Gira hacia dentro el hombro derecho mientras rodeas ambas espinillas con el codo derecho. Inhala mientras levantas el brazo izquierdo y lo estiras por detrás de la espalda para alcanzar la mano derecha. Sujétate las manos junto a la parte superior del muslo derecho. Respira cinco veces en esta postura y luego vuelve al centro para repetir toda la secuencia con el lado izquierdo.

Si no puedes juntar las manos, limítate a acercarlas lo máximo posible. El elemento esencial de la fe en *Pasasana* surge en el momento en que puedes unir las dos manos. Como

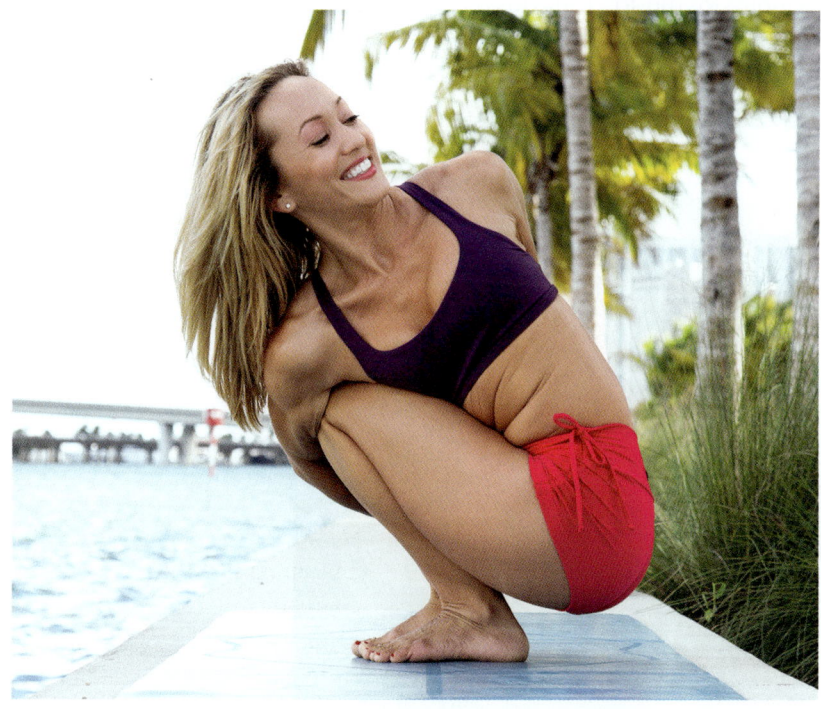

lo haces a ciegas y no tienes ninguna forma de comprobar dónde están las manos, necesitarás sentirlo con todo tu cuerpo y confiar en que algún día conseguirás juntarlas. En mi calidad de profesora, pero también de estudiante, he observado que muchas veces las manos están mucho más cerca de lo que inicialmente se podría pensar. Con confianza y una práctica constante esta torsión es absolutamente posible.

3. *Parsva Bakasana* – Postura de la grulla con las piernas de lado

Esta asana suele asociarse con *Pasasana*. De hecho, se podría pensar que es una versión elevada de esa postura de torsión. El equilibrio con el cuerpo girado sobre los brazos requiere que los hombros sirvan de apoyo, y además articular la torsión a lo largo de la espina dorsal y las caderas.

Comienza en una posición en cuclillas y flexiona el torso hacia la izquierda o continúa directamente desde el primer lado de Pasasana. Coloca las manos sobre el suelo a la misma distancia que los hombros y flexiona ligeramente los codos. Pon las rodillas lo más cerca posible del hombro derecho. Inclínate hacia delante para sostenerte sobre la parte anterior de los dedos de los pies. Activa los músculos abdominales inferiores y los músculos oblicuos internos y contrae las costillas inferiores. Inhala mientras te elevas, desplazando el cuerpo hacia delante sobre los brazos. Levanta las caderas y muévelas hacia la derecha mientras mantienes juntos los muslos. Estira los brazos tanto como te sea posible. Mantén la postura durante cinco respiraciones y luego repítela con el otro lado.

El momento en que el cuerpo se eleva en Parsva Bakasana requiere una gran confianza en la fuerza de tus hombros. Quizás sientas que no serás capaz de suspender tu cuerpo en el aire con las piernas hacia un lado, pero con el paso del tiempo tendrás cada vez más confianza en ti mismo y en tu cuerpo.

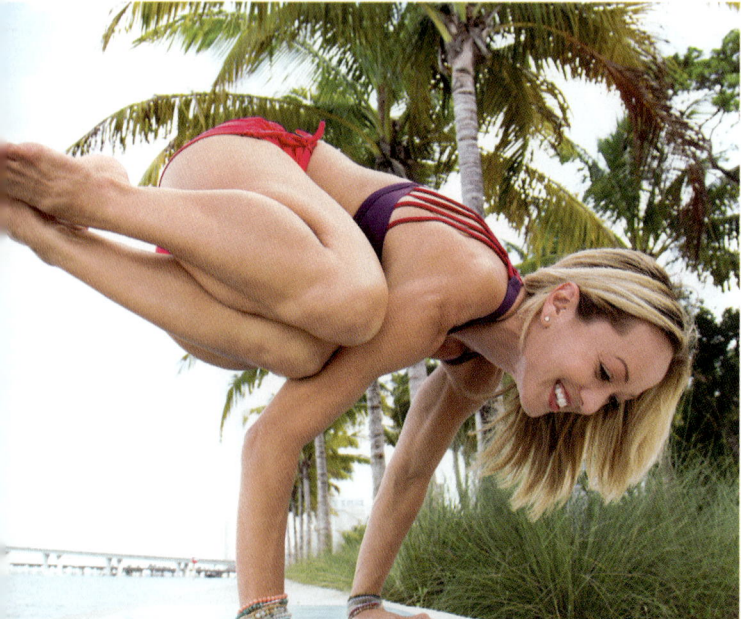

4. Laghuvajrasana – Postura del pequeño rayo

Muchos estudiantes abandonan la postura sintiéndose abatidos. Aunque el nombre de esta asana se traduce frecuentemente por "pequeño rayo", me gusta pensar en ella como el «pequeño rayo que podría...».* Necesitarás estar muy atento para descartar las dudas, la indecisión y la debilidad de tu cuerpo y tu mente, si quieres tener éxito con *Laghuvajrasana*. El pequeño rayo debe ser interiorizado como una muestra de fuerza interior.

Comienza en una postura de rodillas. Inhala mientras levantas las rodillas, creas el mayor espacio posible entre las costillas y las caderas y comienzas a arquear la columna vertebral. Exhala mientras desplazas las caderas hacia delante y llevas las manos hacia los tobillos. Sujeta los tobillos colocando los pulgares en la parte interna y los dedos en la parte externa. Ejerce una firme presión sobre las bases de las manos. Continúa exhalando mientras flexionas las rodillas y mueves el cuerpo hacia fuera, lo suficiente para que la parte superior de la cabeza descanse sobre el suelo. Mantén los brazos estirados y las manos alrededor de los tobillos para adoptar la versión completa de *Laghuvajrasana*. Permanece en la postura durante cinco respiraciones.

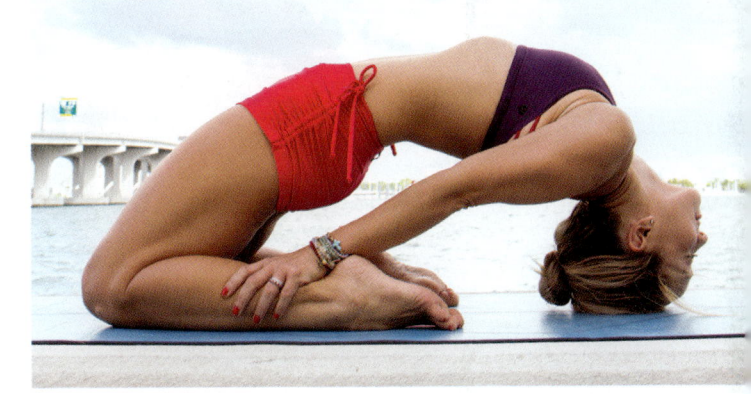

Por lo general, el problema no es bajar el cuerpo. Lo que puede suceder es que una vez que lo hayas conseguido te sientas totalmente bloqueado. Es precisamente en ese momento cuando más necesitas tener fe. Si sientes que no puedes incorporarte, no cedas a la tentación de rendirte inmediatamente. Por el contrario, dedícate a prestar atención a la respiración, sentir tus caderas y atenerte a la técnica. Desplaza las caderas hacia delante, afirma los cuádriceps, produce una rotación interna con las caderas y empuja con los brazos (¡nunca tires de ellos!). Deja la cabeza apoyada y sigue desplazando las caderas hacia delante para elevar el cuerpo. Si no puedes abandonar la postura de este modo, permanece en ella durante quince respiraciones, aplicando la técnica y con la convicción de que un día serás capaz de hacerlo. Y lo más importante: abandona la postura con una sensación de confianza en ti mismo, nunca lo hagas sintiéndote vencido.

---

* N. de la T.: Frase traducida literalmente por ser una expresión sin equivalencia directa. En inglés: *Little Thunderbolt That Could*.

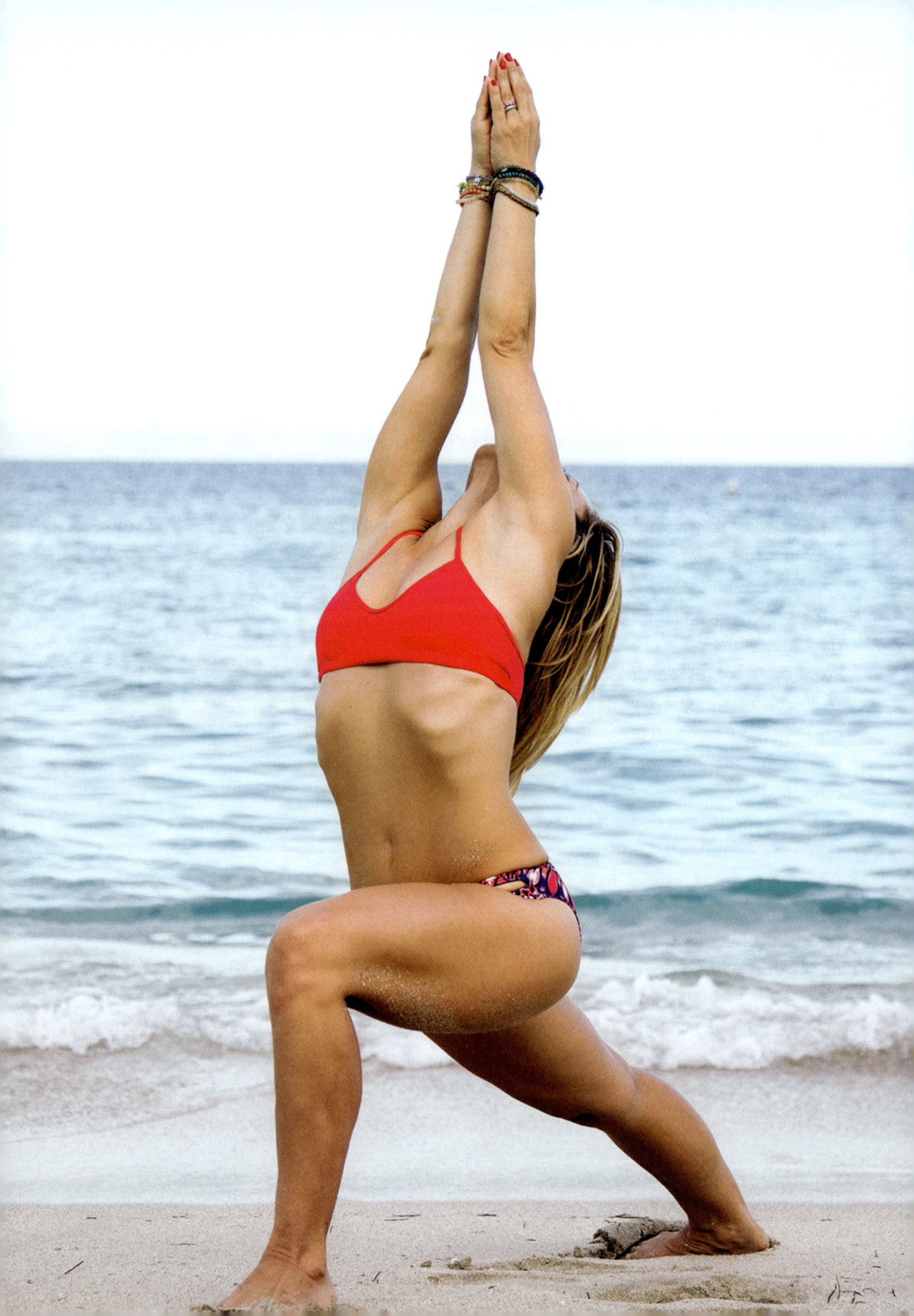

Día 14 | Ser tu propio héroe/heroína
Vira

Virabhadrasana A y B (postura del guerrero I y II) reciben su nombre en honor a un mítico guerrero que fue creado a partir de un mechón de pelo de la deidad hindú Shiva. Shiva necesitaba un guerrero para vengar la muerte de su esposa y, lleno de cólera, lanzó un mechón de sus cabellos a la tierra. En el mismo lugar donde el mechón tocó el suelo nació Virabhadra sosteniendo una espada sobre su cabeza en la postura de *Virabhadrasana A*. Al llegar al mundo en esta conocida asana, Virabhadra abrió los brazos y, dirigiendo su mirada hacia el frente, adoptó la postura *Virabhadrasana B*. Por esta razón la forma actual de esta asana se basa en la posición mítica del guerrero. A pesar de que su primer cometido se debió a una venganza, Virabhadra llegó a ser conocido como símbolo del *dharma*, un concepto que significa que el bien triunfa finalmente sobre el mal. La transformación que tiene lugar al abandonar las luchas personalizadas del ego para adoptar una actitud consciente de la justicia social refleja el viaje que realizan la mayoría de los practicantes de yoga. Comenzamos ese viaje atribulados por nuestras luchas personales y terminamos encontrando el propósito y el sentido de la vida a través de la práctica.

La tarea del yogui para el día de hoy es *vira*, el héroe. Una parte del viaje del yoga consiste en ser el héroe o la heroína de tu propia historia. Ser un yogui es un viaje espiritual y tú puedes llevar el manto de la verdad interior al mundo. En tu calidad de yogui, tienes que hacer mucho más que simplemente estirar y flexionar tu cuerpo: debes conseguir que el mundo sea un lugar más apacible.

Shri K. Pattabhi Jois solía recomendar a los practicantes que leyeran la gran historia épica del *Bhagavad Gita* para que les sirviera de inspiración para su práctica. Arjuna, el príncipe guerrero que es el héroe de la historia, solicita el consejo de Krishna, que es una encarnación de Dios. La batalla que tiene lugar en el *Gita*, tal como se describe el primer día, no es una batalla física sino una metáfora de las luchas internas. Arjuna es el yogui perfecto y al mismo tiempo un poderoso guerrero. Es humilde, bondadoso y tiene una gran capacidad para aprender. Además es fuerte y competente con las armas. No aspira únicamente a la victoria sino a tener una conciencia clara y una relación virtuosa con Dios. Arjuna nos recuerda que todos los días, y tal vez incluso a cada momento, tenemos que tomar la decisión de orientar la mente hacia el mundo interior, alejándola de las tentaciones y distracciones del mundo exterior.

Guruji recomendaba a sus discípulos que estudiaran el *Gita* porque nuestras vidas reflejan la batalla que se narra en ese libro mucho más fielmente que las nobles historias de los yoguis que viven en cuevas. Estamos expuestos a tentaciones en todo momento, pero debemos luchar para ser humildes y bondadosos y concentrarnos en completar la tarea que tenemos entre manos. Esencialmente hemos de convertirnos en Arjuna en nuestra vida cotidiana y desarrollar la fuerza y la magnificencia de un príncipe guerrero y la paz y la santidad de un aspirante espiritual. Para llegar a ser yoguis es necesario ser lo suficientemente fuertes para que nuestro corazón contenga estos conceptos aparentemente opuestos.

La práctica del yoga es el viaje del héroe que te lleva hacia el centro de ti mismo. En lugar de viajar a tierras distantes, el viaje espiritual tiene lugar en el cuerpo interior. Tu cuerpo es la tierra firme para la exploración. En lugar de perfeccionar el uso de un arma, trabajas para llegar a dominar tus órganos sensoriales y tener el poder de controlar tu mente. Controlar la mente significa que puedes asumir el rol del héroe y modificar tu diálogo interno para dejar atrás la debilidad y alcanzar la gracia y la fuerza. Puedes optar por sumarte a una causa y luchar por la justicia social. O simplemente puedes comprometerte a hablar y actuar basándote en el amor por ti mismo, por otras personas y por tu comunidad. En cuanto incorpores el corazón valiente del yogui, toda acción será realizada desde una profunda decisión interior y te convertirás en una fuerza de sanación en el mundo.

TAREA **1. Practica la humildad.** Cierra los ojos. Dirige la mente hacia el cuerpo interior y siente el espacio que hay debajo de tu piel. La práctica de yoga no consiste en una competición, sino en el camino del despertar. Es un espacio sagrado de reverencia al que debes acercarte con humildad. Debes llegar a reconocer que todo es realmente un regalo. Nada de lo que poseemos es importante. Nuestra respiración, nuestra vida, nuestro cuerpo son regalos divinos. No hay derechos de autor sobre el amor, la alegría, el perdón ni la paz. Trabajamos y luchamos pero solo obtenemos algo a través de la gracia. Cuando las personas me dicen que han experimentado la transformación y la sanación en una de mis clases, yo sé que eso no tiene que ver conmigo. El yoga es un regalo, una práctica sagrada de realización interna. Todo poder, sanación y gracia proceden de Dios. La humildad llega cuando reconoces con respeto y reverencia esta verdad básica. Confía en el plan divino para tu vida, pide ayuda humildemente y déjate guiar más allá de tus sueños más salvajes. Sé humilde, sé bondadoso, sé un yogui en el mundo.

2. Encuentra *virya*. Traducido como «energía, entusiasmo y vigor», *virya* es lo que el héroe necesita para completar el viaje. Cultiva el entusiasmo por la práctica de yoga y ella inspirará tu vida. La inspiración es el origen de *virya*, la fortaleza espiritual requerida para recorrer el camino del yoga. Puede ser difícil sentirte motivado para practicar yoga por la mañana cuando te apetece salir por las noches y lo único que quieres hacer es seguir durmiendo. Encontrar la inspiración para vivir de forma más tranquila es el núcleo de la práctica espiritual. Dedica unos momentos a volver a conectar con todo lo que te motiva a practicar yoga. Piensa en tu profesor o mira un vídeo de yoga que te estimule. Cuando despliegues la esterilla, hazlo con la actitud de «puedo hacerlo». Así conseguirás afrontar el desafío del trabajo interior, con independencia de lo profundamente que puedas realizar las posturas físicas de la práctica.

3. Sé tu propio héroe/heroína. ¿Hay alguna situación en la que te sientas una víctima? ¿Cómo puedes cambiar tu perspectiva y convertirte en tu propio héroe o heroína? No esperes a que cambien las circunstancias externas, comienza a modificar el guion de tu vida produciendo tipos de pensamientos diferentes, experimentando sentimientos diferentes y realizando acciones diferentes.

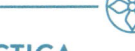

PRÁCTICA

1. *Virabhadrasana A* - Postura del guerrero I

Las dos versiones más comunes de *Virabhadrasana* se realizan tradicionalmente de forma sucesiva. Enlazar *Virabhadrasana* A y B aumenta la fuerza y la resistencia necesarias para las posturas y anima a emprender del viaje interior del héroe. Esta asana se inicia generalmente en *Adho Mukha Svanasana*. Inhala mientras llevas el pie izquierdo hacia delante, dejando aproximadamente la distancia de una pierna entre ambos pies. Dicha distancia es regulable según la altura, la longitud de las piernas y el nivel de flexibilidad del practicante. Coloca el talón derecho sobre el suelo y gira la cadera derecha hacia el exterior aproximadamente a unos cuarenta y cinco grados. Alinea el talón izquierdo con el arco del pie derecho. Presiona firmemente los pies sobre la base de los dedos gordos y de los dedos pequeños y sobre los

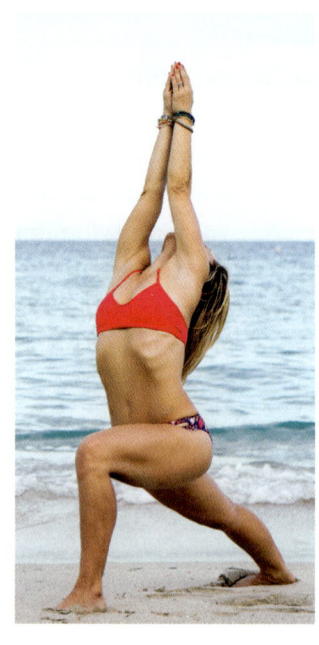

talones. Flexiona la pierna de delante hasta que el muslo izquierdo esté paralelo al suelo. Sitúa el torso directamente por encima de las caderas. Contrae la parte inferior del abdomen y eleva la columna a lo largo del eje central. Coloca las manos en posición de oración. Levanta los brazos manteniéndolos alineados con el torso, estira los codos y dirige la mirada a los pulgares. No te dejes amedrentar por una posible sensación de quemazón en los muslos o por el agotamiento muscular de otras zonas del cuerpo. Permanece en la postura durante cinco respiraciones y luego repítela con el lado derecho.

2. *Virabhadrasana B* - Postura del guerrero II

Inicia directamente esta asana a partir de *Virabhadrasana* A con el lado izquierdo, abre los brazos y separa los hombros. Desplaza hacia atrás la cadera derecha para abrir la ingle y la parte interna del muslo. Mantén la fuerza y la estabilidad de las piernas y el espacio que hay entre las costillas y las caderas. Equilibra los isquiones. Estira los brazos y dirige la mirada a los dedos de la mano izquierda. A continuación respira cinco veces en la postura y luego repítela con el lado derecho. Después de hacer cinco respiraciones con el lado derecho, coloca las manos sobre el suelo y da un paso atrás para adoptar *Chaturanga Dandasana*.

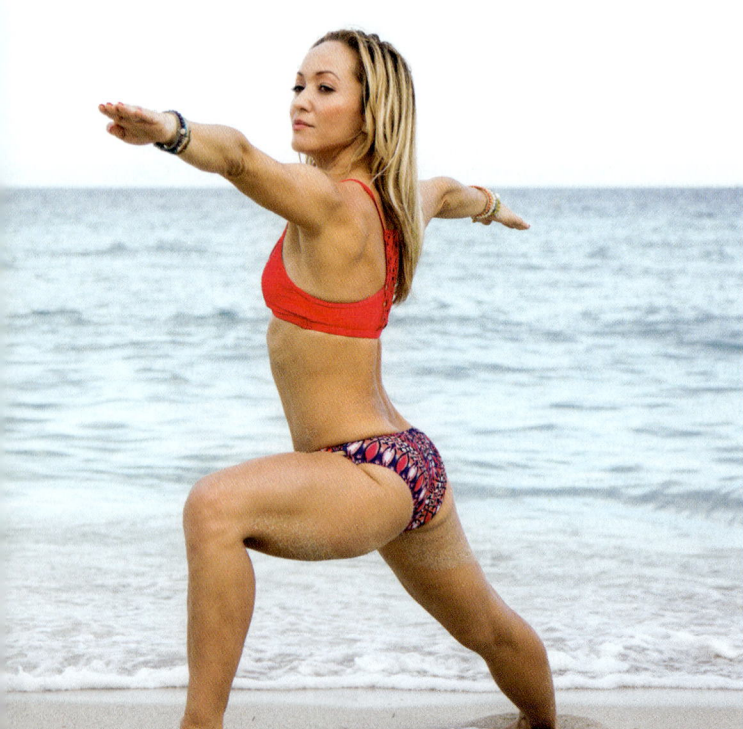

3. Viparita Virabhadrasana - Postura del guerrero invertida

Mientras que *Virabhadrasana* A y B suelen realizarse una detrás de la otra, *Viparita Virabhadrasana* es una postura un poco más avanzada, y por ello es mejor practicarla sola. Comienza en *Adho Mukha Svanasana*. Inhala y adopta *Virabhadrasana A* manteniendo la estabilidad con la pierna derecha por delante. Si sientes alguna limitación en esta postura inicial, no sigas adelante. Pero si puedes hacerla con comodidad, estira la mano izquierda hacia atrás en dirección a la rodilla izquierda y activa suavemente la columna mediante una extensión espinal. Gira el hombro izquierdo hacia delante en una rotación interna y afirma los músculos en torno a la cintura escapular. Evita arquearte excesivamente hacia atrás o girar demasiado a la izquierda. Estabiliza la pierna izquierda, activa los cuádriceps y mantén el mayor espacio posible entre las caderas y las costillas. Inhala y estira el brazo derecho profundizando la rotación externa del hombro. Gira la axila en dirección a la barbilla y cuando te sientas cómodo en la postura, deja caer suavemente el cuello hacia atrás. Enfoca la mirada en los dedos de la mano derecha o dirígela hacia atrás en dirección al pie izquierdo. Permanece en esta postura durante cinco respiraciones. Inhala suavemente y vuelve a *Virabhadrasana*. Exhala mientras colocas las manos sobre el suelo y das un paso atrás para adoptar *Chaturanga Dandasana*. Inhala mientras te desplazas hacia delante para ir a *Urdhva Mukha Svanasana*, exhala y vuelve hacia atrás para realizar *Adho Mukha Svanasana*. Inhala, da un paso hacia delante con el pie izquierdo y repite toda la secuencia de movimientos.

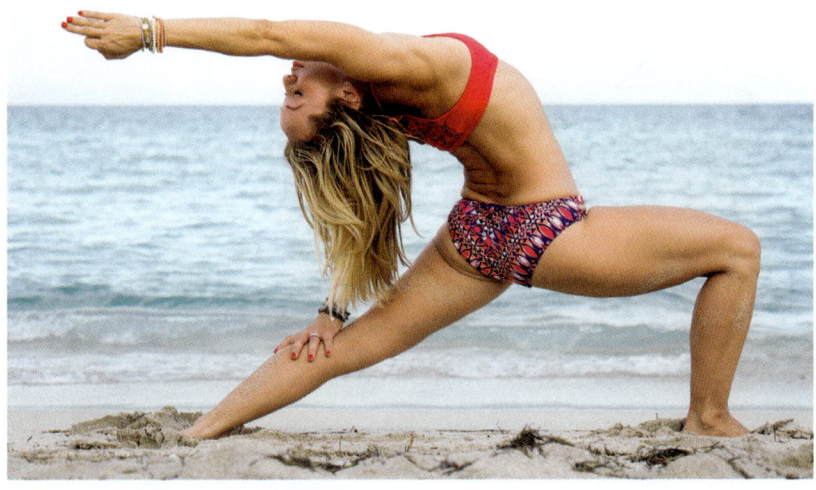

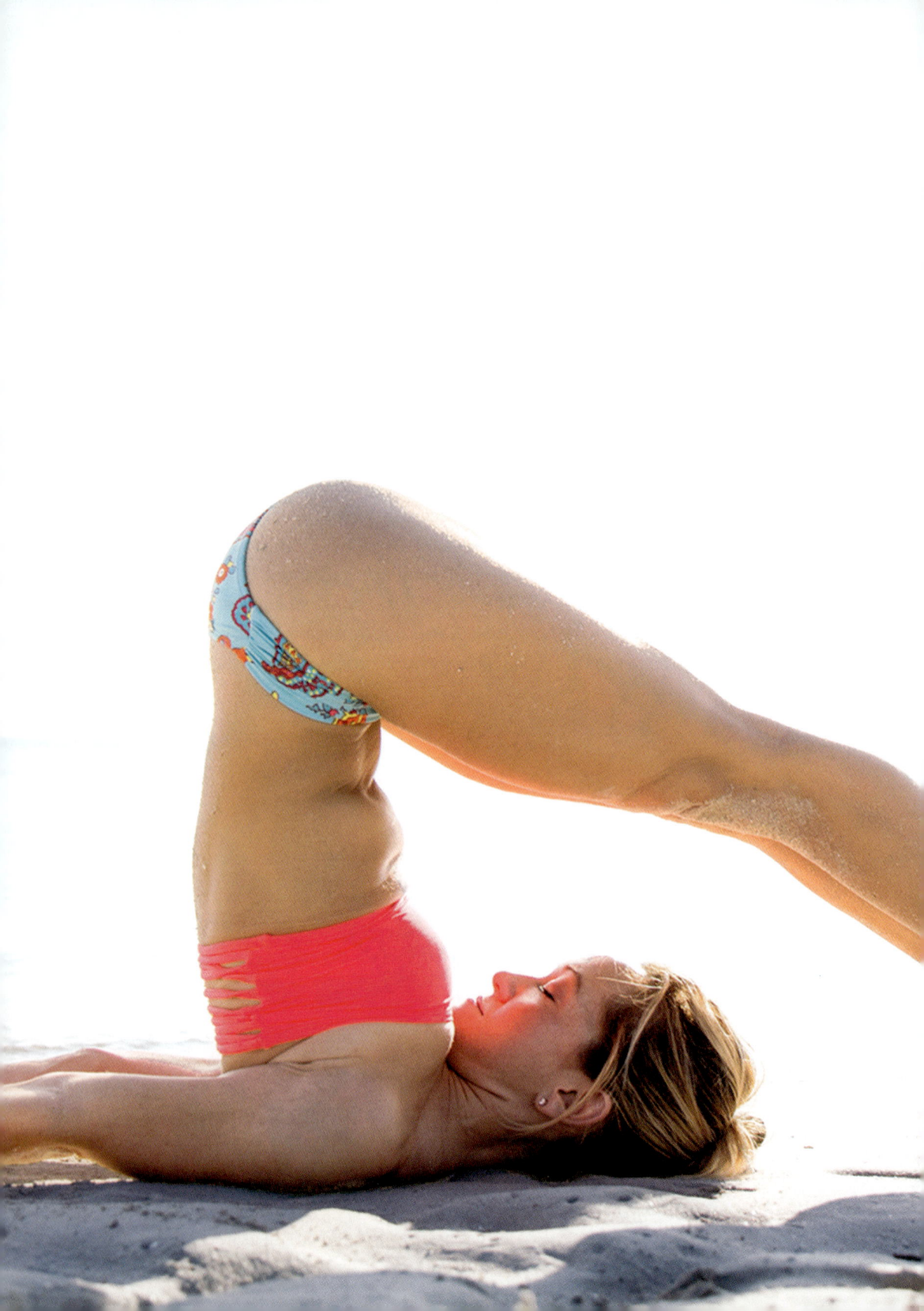

Día 15 | Paz
Shanti

En el pasado solía planificarlo todo por anticipado y me agobiaba por los pequeños detalles de cualquier tarea, ya fuera la lista de la compra o mis progresos con las asanas. Me fijaba objetivos y luego luchaba denodadamente por alcanzarlos. No era capaz de controlar mi ansiedad cuando la vida no discurría según mis cálculos. Cuando empecé a practicar yoga, sentía que tenía que dar el ciento cincuenta por ciento en cada movimiento y en cada respiración, para no bajar el ritmo. Una vez alguien me indicó que no debía esforzarme tanto, y yo pensé que esa persona no estaba en su sano juicio.

Qué duda cabe de que un cierto grado de programación y esfuerzo es necesario e incluso saludable, pero mi exceso de planificación y mi tendencia a obsesionarme por el futuro se debían a una falta de confianza en mí misma. Mi necesidad de controlar los resultados de prácticamente cualquier cosa que hacía se debía a una inherente falta de confianza en el universo, y en última instancia en mí misma. Esto me produjo una estrechez de miras que no me permitía experimentar la paz en el momento presente.

Cierto día, después de casi diez años de práctica, estaba en mitad de un retiro de meditación de diez días y tuve la brillante idea de relajarme y ver qué era lo que pasaba. ¿Y sabes qué? ¡Fue increíble! En cuanto comencé a abandonar todos los esfuerzos innecesarios, mi mente y mi corazón empezaron a abrirse para recibir mucho más de lo que jamás podría haber imaginado. Cuando dejé de intentar moldear el mundo a voluntad, experimenté la magia de la voluntad divina. Suena sencillo, pero aprender a relajarme no me resultó nada fácil. Relajarse es como encontrar el «punto dulce» entre la medida exacta de esfuerzo y relajación, la mezcla perfecta de fortaleza y gracia.

En el *Yoga Sutra* 2.47 Patanjali dice que después de haber consolidado firmemente la postura de las asanas deberíamos abandonar los esfuerzos innecesarios y meditar sobre el infinito. Al renunciar a la necesidad de control, reconoces que pensar que puedes controlarlo todo es un engaño del ego. Trata de modelar a alguien a tu voluntad y comprobarás que las cosas nunca salen bien. Trata de modelar el mundo a tu voluntad y él se defenderá. Pero si te relajas, si consigues abandonarte y dejar que las cosas fluyan, experimentarás la libertad que es el corazón del yoga.

La tarea del yogui para hoy es *shanti*, que significa "paz". Esta será una lección dura para todos los grandes planificadores y para aquellos a los que les gusta controlar las situaciones, como me ocurre a mí. Personalmente, no conseguí abandonar mi tendencia al control hasta que fui capaz de confiar. En primer lugar aprendí a tener fe en mi profesor Shri K. Pattabhi Jois. La primera vez que lo vi en la India, siendo yo una practicante novata de Ashtanga Yoga, me dijo: «*Shanti* está llegando, no hay ningún problema». Yo entendí que me estaba haciendo una promesa, y le creí porque tenía confianza en él. Y me dediqué a practicar diligentemente yoga durante muchos años. Hoy en día puedo certificar que la promesa de *shanti* era verdad. Esta práctica modifica lentamente el curso de la vida orientándola hacia la paz. Yo nunca creí que podría llegar a tener una vida tan plácida, pero Guruji consideró que eso era simplemente una cuestión de tiempo.

La paz no es un reino mítico situado sobre una flor de loto. En yoga la paz significa una acción y una elección. No consiste en fijarse el objetivo de no preocuparse ni estresarse nunca más por nada ni nadie. Cuando estoy inquieta o preocupada, pido que desaparezca la carga que abruma mi corazón. Además de tener fe en mi maestro, el yoga me ofreció una experiencia directa del Espíritu divino que reside en mi interior. Yo necesitaba creer en un Poder Superior, una fuerza en cuya magnificencia y compasión ilimitadas pudiera creer para guiar mi vida con el fin de experimentar plenamente la paz mental.

Tal vez se comprenda mejor el significado de *shanti* si se lo considera como un espacio para descansar la mente y el corazón. Yo he encontrado la serenidad llevando una vida en comunión con el espíritu. Y tú también puedes hacerlo simplemente practicando yoga durante muchos años. La promesa de la práctica es que *shanti* llegará también a ti, ¡no hay ningún problema!

TAREA **1. Abandona el control.** Pregúntate qué es lo que intentas controlar en tu vida, a qué te estás aferrando y de dónde proviene ese impulso. Acaso se trate de emociones antiguas, planes pormenorizados o perfeccionismo. Independientemente de lo que sea, lo más probable es que tenga su origen en el miedo y la inseguridad. Piensa en algo que te permita relajarte y entrégate a la experiencia. Ten confianza en la pureza de tu verdadero ser, relájate y simplemente sé tú mismo. Haz una pausa para comprobar cómo te sientes.

2. Trabaja con la divina práctica para liberarte del estrés. En el día de hoy conéctate contigo mismo para conocer cuál es tu mayor preocupación o motivo de estrés. Dedica unos momentos a serenar la mente por medio de un estado meditativo. Luego solicita que esa carga abandone tu corazón y entrégala a Dios, o a una fuerza superior a ti mismo. Reconoce que dejarte llevar por la preocupación es inútil y no marcará ninguna diferencia y rinde tu voluntad a esa fuerza superior con plena fe, confiando en que todo lo que ha de suceder sucederá y que todo está trabajando en favor de tu bondad superior. No dejes de trabajar, simplemente deja de preocuparte.

3. Prueba el experimento de no planificar. Elige un día de esta semana en el que no planificarás absolutamente nada. Relájate y sigue el flujo de la vida para ver hacia dónde te lleva. Al final de la jornada dedícate a reflexionar sobre las sorpresas inesperadas que has recibido y que solo fueron posibles gracias a que decidiste no hacer planes por un día. Utiliza esta experiencia como una prueba empírica de que las cosas funcionan bien, e incluso mejor, cuando no intentas organizar cada pequeño detalle de tu vida.

PRÁCTICA

1. *Anjaneyasana* – Postura de la estocada baja

La postura de la estocada baja recibe su nombre de Hanuman, el Dios mono, cuya asana (*Hanumanasana*) consiste en una postura sedente con una apertura completa de las piernas. La práctica regular de *Anjaneyasana* abre realmente las caderas y prepara el camino para una apertura completa de las piernas. Sin embargo, cuando empiezas a trabajar para conseguir una profunda extensión de las caderas y la espalda, necesaria

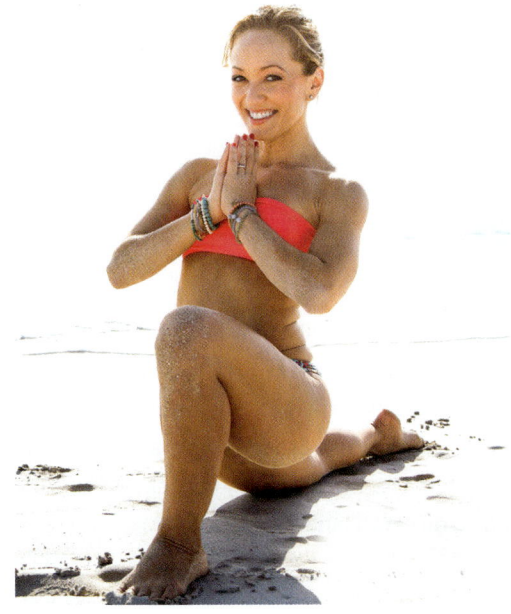

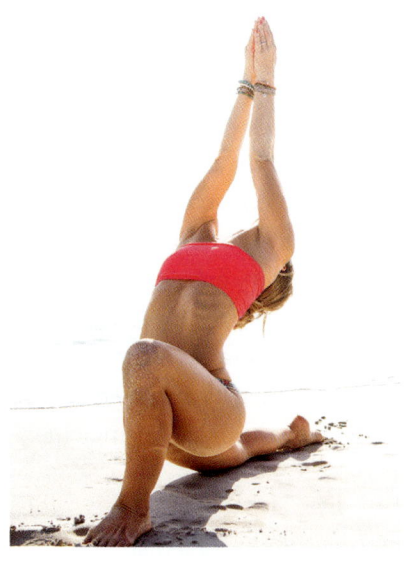

para la postura con las piernas abiertas, es muy probable que te sientas frustrado. A pesar de ello, te aconsejo que permanezcas sereno y utilices *Anjaneyasana* para cultivar una actitud de tranquilidad interior.

Comienza en *Adho Mukha Svanasana*. Avanza con el pie izquierdo y flexiona la rodilla derecha para apoyarla sobre el suelo. Proyecta las caderas hacia delante. Deja aproximadamente una distancia de una pierna entre el talón izquierdo y los dedos del pie derecho. Esta distancia es regulable

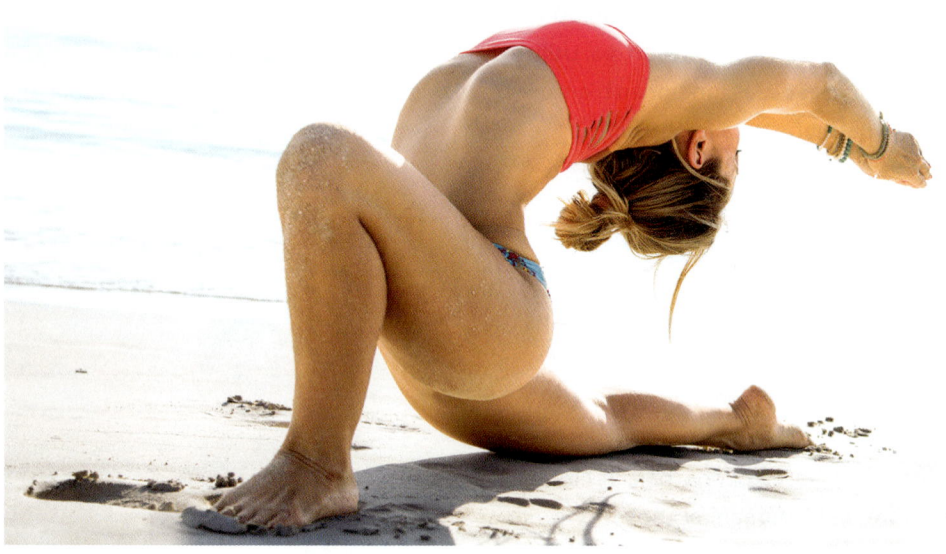

según cuál sea la altura, la longitud de las piernas y la flexibilidad del practicante. Tu cadera derecha debe estar en una posición extendida para iniciar la postura. Si observas que la rodilla izquierda está más adelante que los dedos de los pies, mueve un poco el pie izquierdo hacia delante para crear más espacio. Inhala mientras elevas el torso y lo organizas a lo largo de la línea central. Exhala y coloca las manos en posición de oración para realizar la primera parte de esta asana.

Inhala mientras levantas los brazos y aumentas el espacio que hay entre las costillas y las caderas. Permanece en esta postura si sientes que has llegado hasta tu límite. De lo contrario, extiende los brazos hacia atrás por encima de la cabeza y dirige la mirada hacia los dedos de las manos, o hacia el talón derecho, para realizar la versión completa de Anjaneyasana. Respira cinco veces en esta postura. Inhala mientras desplazas lenta y suavemente las manos para volver a la primera parte de la asana. Exhala, coloca las manos sobre el suelo y da un paso atrás para ir a *Chaturanga Dandasana*. Repite toda la secuencia de movimientos con el otro lado.

2. *Urdhva Hasta Hanumanasana* – Postura sobre las manos con las piernas abiertas

El equilibrio en las posturas sobre las manos se logra cuando la mente está serena y en paz. Si el equilibrio de tu mente se desestabiliza mientras estás intentando realizar la postura, solo conseguirás bloquear tu cuerpo y serás incapaz de adoptar esta asana.

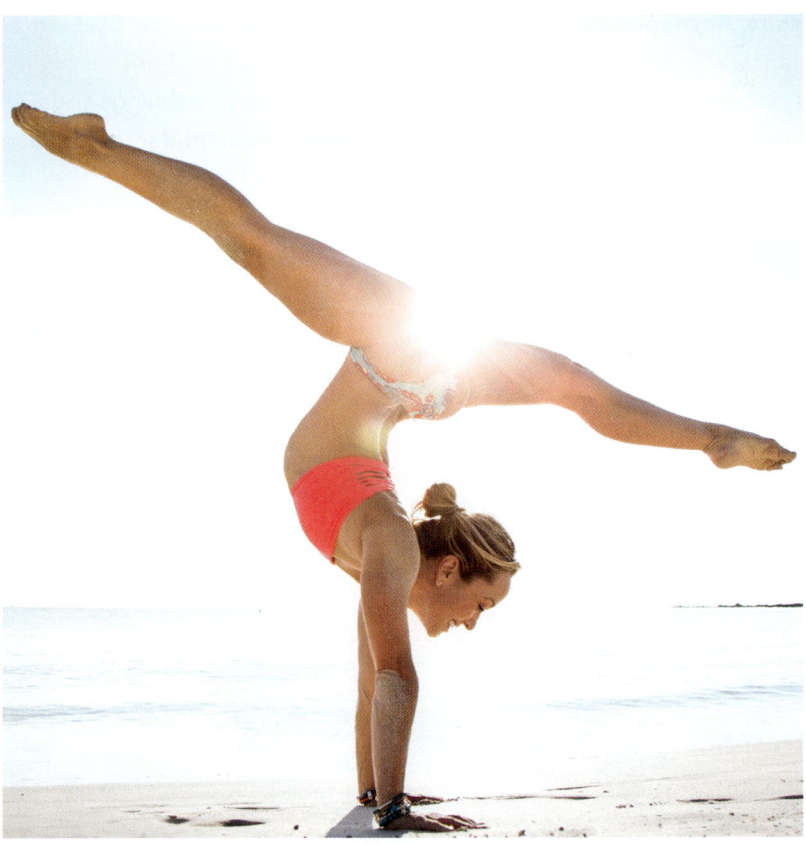

Comienza en *Adho Mukha Svanasana* y separa los pies a la mitad de la distancia que hay hasta las manos. Estabiliza la cintura escapular y prepara los brazos para recibir el peso de tu cuerpo. Da un paso adelante con el pie derecho flexionando las rodillas, al tiempo que presionas firmemente el suelo con los brazos e inhalas mientras la pierna izquierda se eleva en el aire. Desplaza las caderas hasta colocarlas por encima de la base que forman los brazos.

Debes concentrarte en llevar tu peso corporal sobre los brazos y no en levantar el cuerpo. Alinea los hombros con las palmas de las manos. Extiende hacia delante la pierna izquierda para abrir los muslos y realizar la versión más completa de la postura sobre las manos con las piernas abiertas que seas capaz de adoptar. Dirige la mirada a un punto entre las dos manos con el fin de evitar arquear excesivamente la espina dorsal. Permanece en la postura durante cinco respiraciones y luego baja lentamente el cuerpo. Repite la secuencia con el otro lado, extendiendo la pierna derecha hacia delante.

Si te resulta imposible mantener el equilibrio sobre el lado izquierdo, inténtalo tres veces con una tranquila actitud de tolerancia y paciencia y luego prueba con el otro lado.

3. *Halasana/Karnapidasana* – Postura del arado/postura de presión sobre las orejas

Estas dos posturas forman parte de la serie final tradicional de Ashtanga Yoga. Ofrecen la oportunidad de dirigir la mente hacia el interior y tener una actitud serena. Es aconsejable

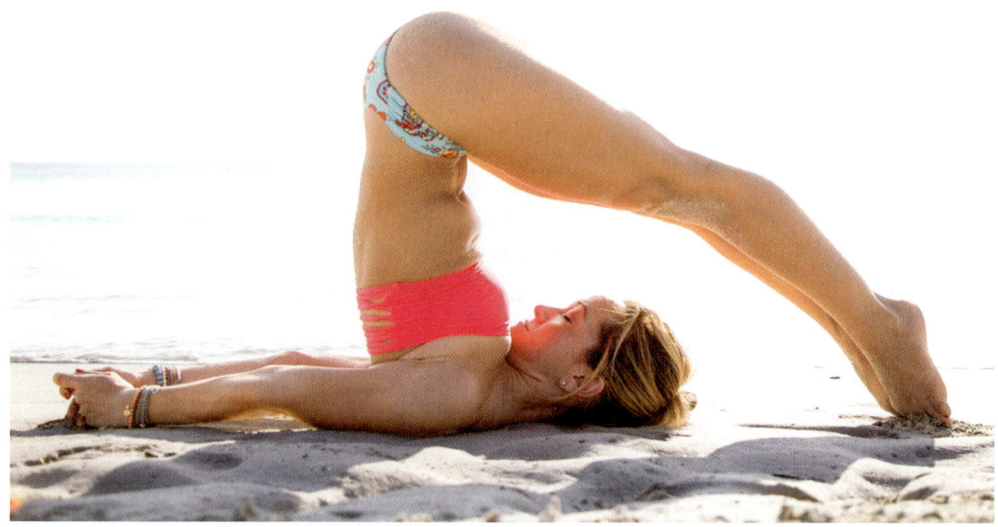

realizar *Halasana* y *Karnapidasana* en sucesión. Si ya has trabajado con las extensiones espinales profundas, estas dos asanas favorecerán que tu cuerpo y tu mente experimenten una sensación de paz.

Puedes iniciarlas directamente desde *Salami Sarvangasana* (postura sobre los hombros) o elevar el cuerpo desde una posición supina. Si empiezas tumbado, inhala y eleva las caderas mientras mantienes las piernas junto al torso. Luego levanta completamente el cuerpo y desplázalo por encima de la cabeza hasta que los pies toquen el suelo. Los hombros deben quedar debajo del cuerpo. Presiona activamente el suelo con los hombros para crear espacio detrás del cuello. Entrelaza los dedos de las manos y estira los brazos. Alinea los pies, estira los dedos de ambos pies y desplaza los empeines en dirección al suelo para adoptar *Halasana*. Estira la columna vertebral y eleva los isquiones para reproducir la sensación de *Dandasana*. Permanece en esta postura entre ocho y diez respiraciones.

Redondea la espalda para ir a *Karnapidasana*, lleva el coxis hacia dentro y comprime las rodillas contra las orejas para acentuar la sensación de compresión sobre el torso. Respira otras ocho o diez veces en esta asana.

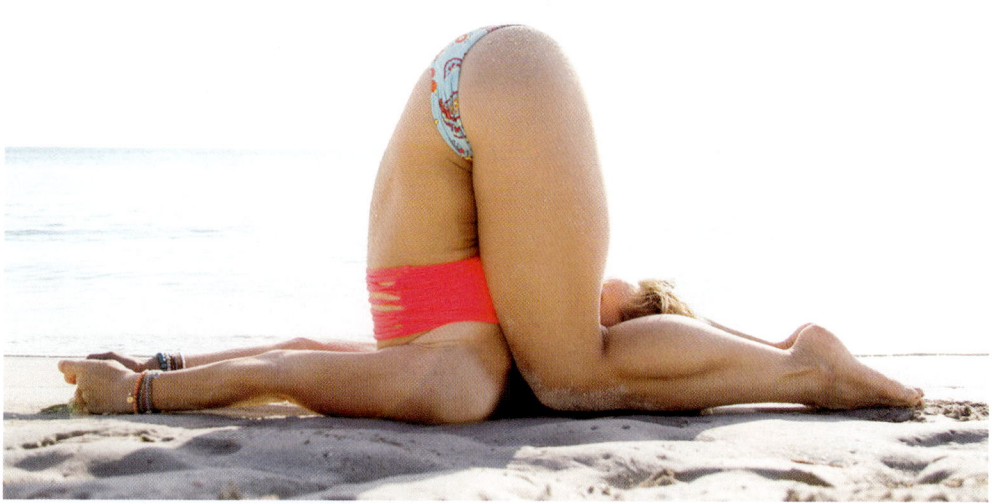

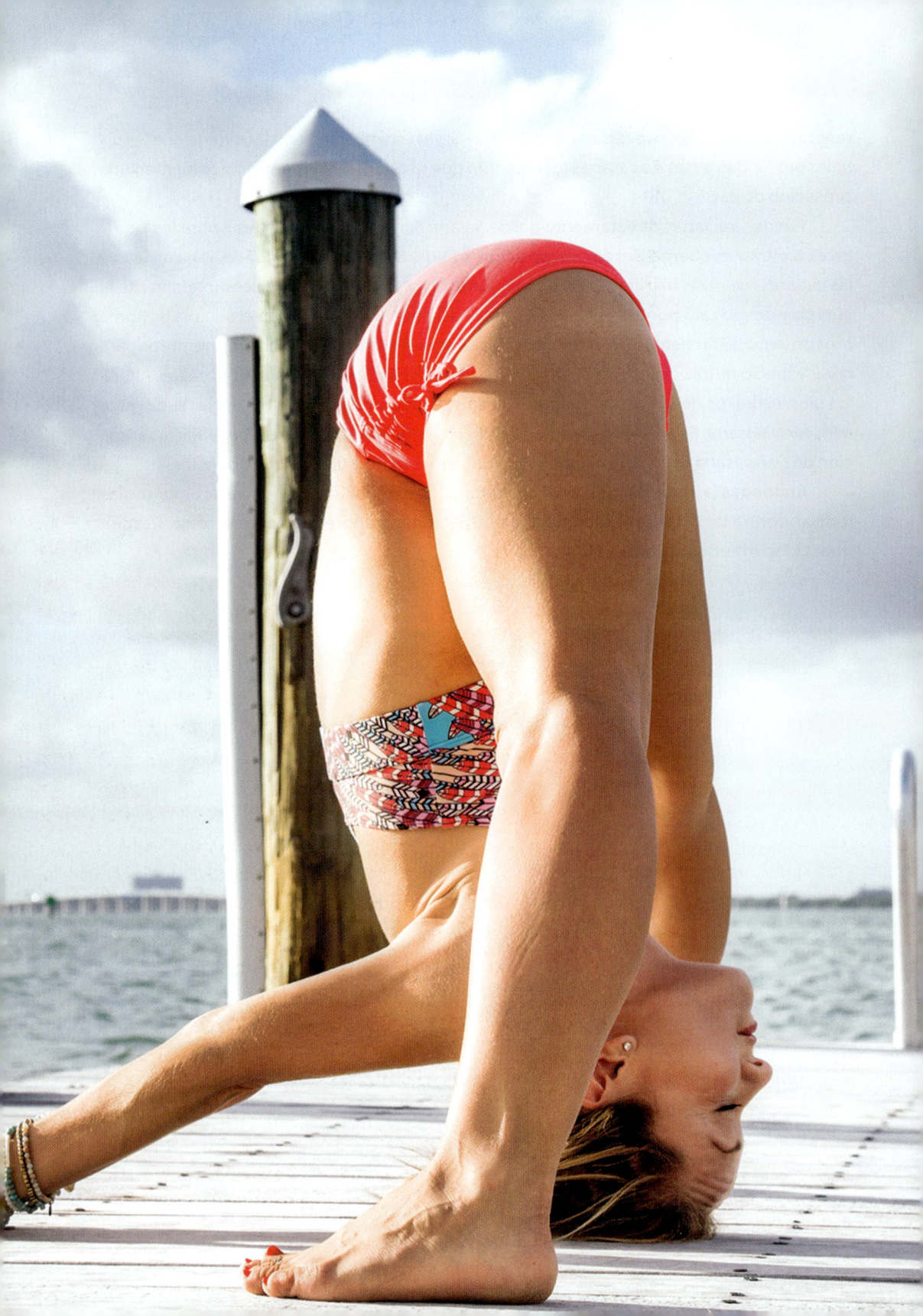

Día 16 | Perdón
Ksama

Existe un festival de primavera en la India llamado Holi en el que las personas arrojan por todas partes unos polvos que tienen los colores del arcoíris. Recuerdo que una mañana en Mysore nada más despertarme vi una estampida de vacas de múltiples cientos de personas con las caras teñidas con los colores brillantes del carnaval. Este festival del amor que se celebra en el equinoccio de primavera tradicionalmente es una fecha para perdonar y la ocasión para sanar las relaciones o los vínculos rotos. El perdón es una lección esencial en el camino del yoga: es tan liberador como una gran celebración y ofrece al practicante una vida más feliz.

La tarea del yogui para hoy es el perdón (*ksama*). Este mensaje de reconciliación es un paso importante para aceptarte y también para apreciar tu vida con todas sus extraordinarias imperfecciones, una forma de pedir humildemente que te amen tal como eres y de amar a tu mundo tal cual es. Pregúntate si dentro de ti hay ira, resentimiento o sentimientos victimistas y comprueba si estás preparado para dejarlos ir mediante el simple y poderoso acto del perdón. La fe es un regalo. Si alguien ha abusado de ella o la ha dado por sentada, debe volver a conquistarla. Conceder o pedir perdón permite abrir un canal directo que conecta con el corazón amable, receptivo y lleno de amor.

Cuando decides practicar yoga con honestidad desde una perspectiva espiritual, haces un voto de corazón para tener una vida más tranquila. Compartes con los yoguis de todo el mundo el compromiso de vivir una vida *dhármica*,* en consonancia con los principios yóguicos éticos y morales. Sin embargo, a pesar de nuestros mejores esfuerzos todos cometemos errores. Más allá de nuestro compromiso para hacer el bien, podemos herir a alguien inadvertidamente o realizar alguna acción que conduzca al sufrimiento. Mientras luchamos por mantener la serenidad en todo momento, no todos conseguimos liberarnos completamente de nuestro bagaje emocional.

Desde un punto de vista tradicional, el yogui es un buscador espiritual que cultiva el perdón por los errores cometidos en su afán por liberarse de los pensamientos negativos acumulados en su mente. El perdón es un acto de autoafirmación y de amor por uno mismo

---

* N. de la T.: *Dharma*, o *darma*, es una palabra sánscrita que significa 'religión' o 'conducta piadosa correcta', pero también 'protección'. Es el método supremo para mejorar nuestra calidad de vida cultivando la paz y la felicidad interior.

mediante el cual se reconoce que cuando nos aferramos a la amargura solo conseguimos hacernos más daño. Reconciliarse con la persona que ha cometido el agravio es un factor secundario en el acto personal del yogui de conceder el perdón. El poder del perdón en su estado superior nos permite permanecer ecuánimes, libres de ira o animosidad y lo suficientemente fuertes para no desempeñar jamás el papel de víctima. La fortaleza que se necesita para llevar esto a la acción tal vez sea la mayor prueba en el camino del yogui. ¿Cuántas veces debes perdonar? Tantas como te hayas equivocado. Esto requiere una gran fuerza interior y una profunda fe.

Cuando comencé mi práctica, era tan escrupulosa con lo que consideraba el código moral de la vida de un yogui que estaba condenada al fracaso. Realizaba mi ritual diario de asanas con extrema devoción y determinación. Modifiqué mi dieta para seguir una alimentación vegana crudívora muy estricta, me olvidé del maquillaje y solo usaba ropa fabricada con algodón orgánico. Pero todo eso era simplemente insostenible. Cuando no conseguía mantener esos altos niveles de exigencia sobre la esterilla de yoga o fuera de ella, me sentía mentalmente abatida. Consideraba que no era lo suficientemente buena y que tenía que esforzarme mucho para demostrar que era digna de la práctica. Me sentía culpable si un día no practicaba intensivamente, si comía una magdalena o se me ocurría maquillarme los ojos. Recuerdo que después de practicar yoga durante alrededor de diez años empecé a sentirme francamente mal conmigo misma porque no avanzaba todo lo que quería con la práctica física de las asanas o en el camino de la liberación espiritual. Esto puede sonar bastante ridículo, pero literalmente tenía que perdonarme por no haber conquistado todavía la iluminación y por no hacer las posturas sobre las manos tan bien como yo aspiraba. Tuve que aceptarme y amarme tal como era, con la fuerza, la paz y la iluminación que era capaz de experimentar.

Desde entonces, en mi calidad de profesora de yoga he observado con mucha frecuencia que cuanto más diligentes y sinceros son los estudiantes, más duros son consigo mismos. En lugar de utilizar la práctica para intentar «arreglarte» a ti mismo y «demostrar» que eres lo suficientemente bueno, utilízala para sentir tu verdadero ser. Hay un espíritu en el interior de cada uno de nosotros. Tu deseo sincero de vivir una vida más tranquila es la clave para abrir la puerta hacia la libertad. Perdónate y comienza el viaje hoy mismo. Perdona a los demás y libéralos. Pide perdón y trabaja para volver a conquistar la fe. En diversos grados, todos tenemos cicatrices producidas por experiencias dolorosas y traumáticas. Todos cargamos con acciones de las que nos arrepentimos o nos avergonzamos. Solo a través del perdón podemos sanarnos de verdad. La práctica se define por el compromiso constante de utilizar tu esterilla cada día. Hay un corazón humilde que está deseando practicar tanto en los días buenos como en los malos, un espíritu tenaz, una mente clara y concentrada, un fuego de motivación que ilumina el siguiente paso en el camino interior y una visión del mundo compasiva y llena de paciencia, perdón, paz y alegría.

TAREA

1. Perdona a alguien. ¿A quién puedes perdonar hoy para limpiar tu pasado? No esperes que la gente te diga que lo lamenta antes de deshacerte de la amargura que hay en tu corazón. Prepárate para recibir disculpas que quizás nunca lleguen y libérate del bagaje emocional almacenado actualmente en tu propio corazón.

2. Perdónate a ti mismo. ¿Necesitas perdonarte a ti mismo? Deja de mortificarte por los errores que has cometido en el pasado o por tus defectos o limitaciones. Deja que las experiencias vividas te hagan más sabio y humilde. Deja de denigrarte. Perdónate y déjate llevar.

3. Pide perdón. ¿Hay alguien a quien le has hecho daño a conciencia, o sin darte cuenta, y a quien deberías pedir perdón? Ofrece tus disculpas para liberarte con humildad y sin albergar ninguna expectativa en tu corazón, y no te enfades si la otra persona no las acepta o no te recibe con los brazos abiertos.

PRÁCTICA

1. *Prasarita Padottanasana C* – Flexión hacia delante con las piernas muy separadas C

Comienza en *Samasthiti*. Inhala y separa los pies a una distancia aproximada de la longitud de una pierna. Esta distancia depende de la altura, la longitud de las piernas y el nivel de flexibilidad de cada practicante. Abre los brazos a los lados. Exhala mientras llevas los brazos hacia atrás para entrelazar las manos detrás de la espalda, manteniendo los brazos estirados. Inhala una vez más creando espacio en la parte

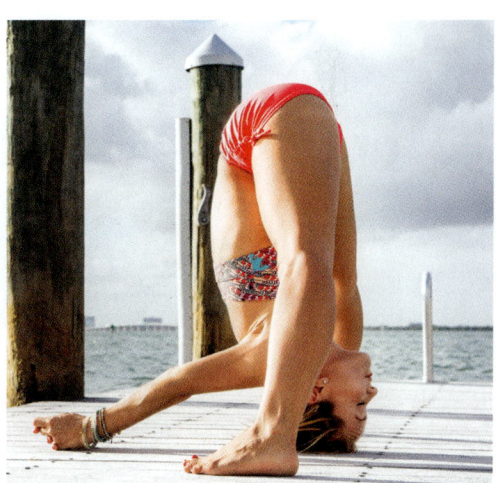

inferior del abdomen. Exhala mientras haces una flexión hacia delante. Gira el cuerpo desde la articulación de las caderas, contrae el abdomen y relaja los hombros llevándolos hacia el suelo. Gira los hombros hacia el interior y respira profundamente para adoptar *Prasarita Padottanasana C*. La postura completa implica que la parte superior de la cabeza esté sobre el suelo entre ambos pies y las manos se encuentren sobre el suelo frente al cuerpo. Evita forzar las manos ejerciendo presión contra el suelo; por el contrario, abandónate, relájate y estírate. Siente el cuerpo interior. Permanece en la postura durante cinco respiraciones.

Practica ser amable contigo mismo y perdónate por albergar tensiones. Acepta tu cuerpo tal como es y conéctate con tu respiración. Inhala mientras te elevas, proyectando el hueso púbico hacia delante para subir el tronco. Exhala y coloca ambas manos en la cintura.

2. *Supta Padangusthasana* - Postura de la mano en el dedo gordo del pie en posición tumbada

Comienza en posición supina. Estira las piernas, contrae el abdomen, acerca los muslos entre sí, estira los dedos de los pies y coloca las manos en la parte superior de las caderas. Estabiliza las caderas y afirma el suelo pélvico. Inhala mientras levantas la pierna derecha y sujetas el pie derecho con la mano del mismo lado y exhala mientras levantas la cabeza en dirección a la rodilla y elevas el tronco. Afirma el cuádriceps izquierdo y afiánzate sobre el suelo con el talón izquierdo. Mantén la postura durante cinco respiraciones.

Inhala mientras llevas la cabeza hacia atrás para apoyarla en el suelo. Exhala y mueve la pierna derecha en sentido lateral. El movimiento debe realizarse a partir de la rotación de la articulación de la cadera derecha. Estabiliza el lado derecho de la pelvis y evita levantar la cadera izquierda en un intento por colocar el pie derecho sobre el suelo. Debes dejar que

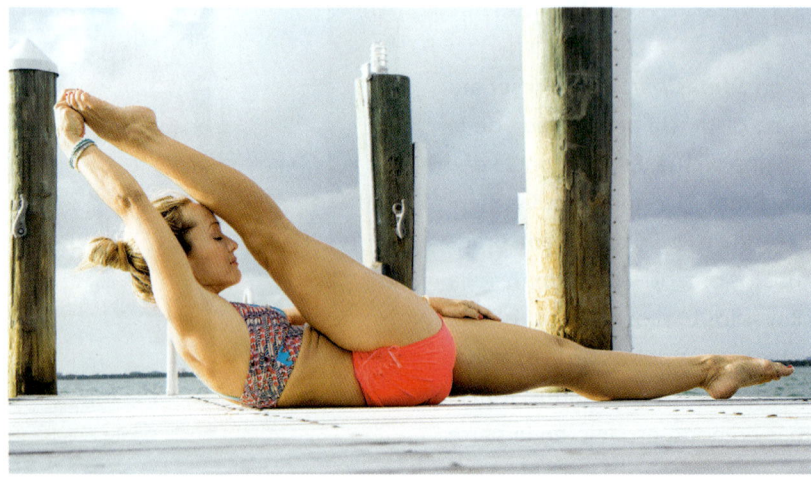

la ubicación del pie derecho quede determinada por el grado de rotación externa facilitada por la articulación de la cadera. Mantén una actitud serena, ecuánime y amable hacia tu propio cuerpo. Permanece en la postura durante otras cinco respiraciones.

Inhala y vuelve a desplazar la pierna derecha hacia el centro iniciando el movimiento desde la articulación de la cadera derecha. Exhala mientras levantas una vez más la cabeza en dirección a la rodilla y elevas el tronco. Inhala y baja la cabeza al suelo. Exhala mientras te relajas y baja la pierna derecha. Repite toda la secuencia con el lado izquierdo.

3. *Salami Sarvangasana* - Postura sobre los hombros

Sarvangasana se traduce realmente como "postura de todas las extremidades" porque activa todas las extremidades del cuerpo.

Comienza en posición supina e inhala mientras levantas las piernas. En primer lugar eleva las piernas hasta formar un ángulo de noventa grados con respecto al suelo. Luego levanta el cuerpo activando el suelo pélvico hasta que las caderas se encuentren alineadas con los hombros. Estira los dedos de los pies y orienta el torso en dirección al eje vertical para elevarte completamente en *Sarvangasana*. Coloca las manos planas sobre la parte baja de la espalda y une los dedos. Contrae las costillas inferiores y activa los cuádriceps. Presiona los hombros contra el suelo mientras los giras hacia el interior. Los codos deberían quedar alineados con los hombros. Apoya el mentón sobre el esternón y mantén la parte posterior del cuello separada del suelo. Permanece en esta postura entre diez y quince respiraciones. Relaja las manos y baja lentamente el cuerpo, iniciando el movimiento desde las articulaciones de las caderas. Concéntrate en llevar tu atención hacia el interior con un corazón humilde.

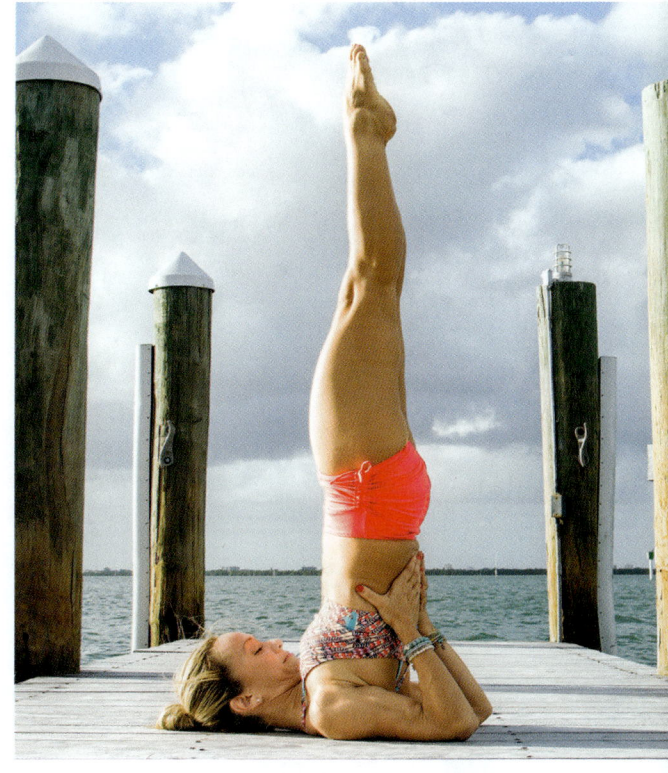

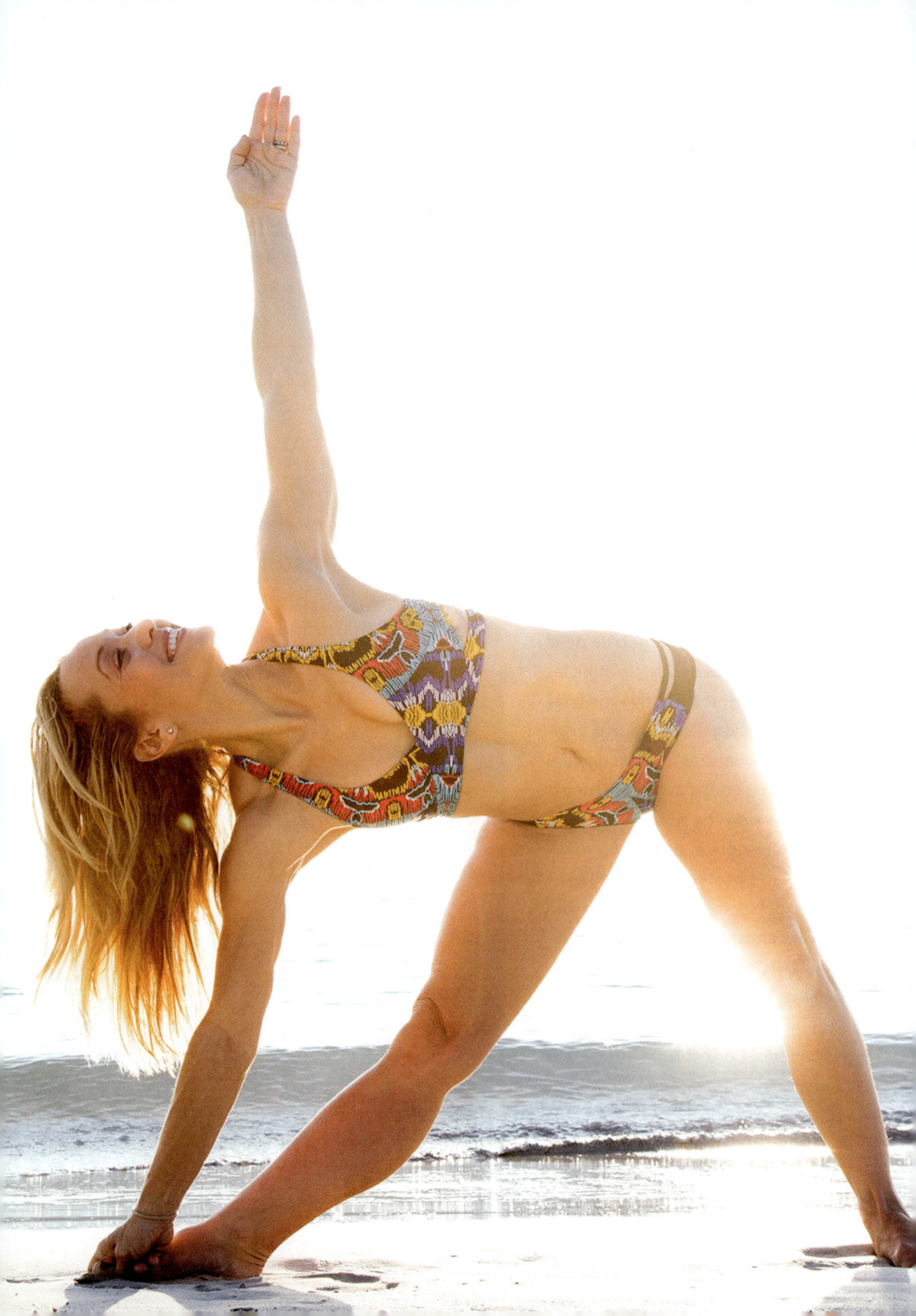

Día 17 | Ignorancia
Avidya

El conocimiento es poder, pero un conocimiento limitado puede ser una trampa. Lo que tú crees «saber» puede ser realmente solo una parte de la historia. Puede ser duro navegar a través del turbio territorio que se extiende entre el conocimiento y los juicios de valor. Lo único que sé de forma concluyente es que nunca tendré todas las respuestas, nunca veré la película completa ni tendré la omnisciencia de saberlo todo, todo el tiempo y a cada momento.

La tarea del yogui para el día de hoy es la ignorancia (*avidya*). *Avidya* es la falta de conocimiento del verdadero ser, que es considerado como la raíz de todo sufrimiento y obstáculo principal en el camino espiritual. *Avidya* también puede manifestarse como ignorancia, la falta de disposición para ver, admitir y reconocer la verdad cuando esta es revelada. En algunas ocasiones nos aferramos al conocimiento en el empeño por construir una falsa identidad, movidos por la voluntad de ser «alguien» ante los ojos del mundo.

Patanjali afirma en el *Yoga Sutra* 1.7 que hay tres tipos de paradigmas epistemológicos para la adquisición del conocimiento. El primero es *agama*, que significa el conocimiento o la información devocional que aceptas basándote en la fe que tienes en la persona que te lo ha transmitido. Esto incluye la información que recibes de una fuente fiable, como pueden ser tus padres o tu profesor de yoga, pero también toda la información que obtienes a través de los textos sagrados. El segundo tipo es *anumana*, o el conocimiento lógico adquirido a través de la inferencia, la deducción y la capacidad de razonamiento. Esta es una información que tiene sentido para ti. El tercer tipo es *pratyaksa*, el conocimiento o experiencia que se toman como verdaderos porque se han percibido directamente. Esta prueba empírica se considera la forma superior de conocimiento en la filosofía yóguica porque tiene el poder de cambiar tu visión. El conocimiento basado en la experiencia directa no siempre puede tener sentido para ti; sin embargo, lo aceptas porque lo has experimentado. La lógica está delimitada por nuestras facultades humanas y circunscrita a los límites de nuestra mente. La devoción es a menudo inmovilizada por nuestras emociones. La experiencia directa tiene el potencial de cambiar tu visión del mundo.

La práctica de yoga se basa en la premisa de que únicamente el conocimiento que has experimentado como verdadero te permite moverte en un terreno firme. Los otros tipos de conocimiento se modifican más fácilmente y no se consideran estables. Al aumentar el poder de la percepción directa, el yoga te ofrece un laboratorio en el cual puedes poner a prueba tu experiencia y tu conocimiento. En primer lugar puedes sentir directamente los músculos, luego los cambios de energía más sutil, más tarde el cuerpo interior, un poco más adelante el espíritu inmutable que hay dentro de cada uno de nosotros y finalmente lo Divino.

Tradicionalmente, la pregunta sobre el ser espiritual requiere el estudio de los textos sagrados del camino espiritual, como son los *Yoga Sutras*, la Biblia o el *Dhammapada*;* o el estudio del verdadero ser, un esfuerzo sincero dirigido a percibir la verdad superior que reside en nosotros y una concentrada disciplina que tiene por objeto la experiencia directa de la sabiduría divina. Si sientes que ya tienes todas las respuestas, que ya has alcanzado el conocimiento y la sabiduría, no hay espacio dentro de ti para la luz de la conciencia superior. Solo encontrarás las claves ocultas para el autoconocimiento real admitiendo con humildad que necesitas estudiar, aprender y dedicarte a seguir el camino espiritual.

El yoga consiste en ser humilde y entregarse. Admitir que no sabes algo es el primer paso en el camino del conocimiento. De diversas maneras, tener la humildad de admitir la propia ignorancia es el requisito básico para un estudiante de yoga. Como profesora de yoga debo decir que muchas veces un estudiante me formula una pregunta, y yo francamente no conozco la respuesta. En lugar de intentar engañarlo, me limito a contestarle que no lo sé. Si es importante y sé que puedo encontrar la respuesta, me ocupo de buscarla para responderle en cuanto tenga ocasión. Pero a veces no conozco la respuesta y tampoco sé dónde podría encontrarla. Y no pasa nada. Admitir que no sabes no es un signo de debilidad sino de autoafirmación. También te libera. Los profesores de yoga tienen la responsabilidad de estar atentos para reconocer las limitaciones de su propio conocimiento. El hecho de no perder de vista que antes que nada somos practicantes comprometidos con el descubrimiento del verdadero ser nos hace humildes y nos mantiene en el camino correcto.

Toda la enseñanza del yoga se construye sobre la premisa de que sufrimos porque no tenemos claro quiénes somos en realidad. En cuanto percibimos directamente quiénes somos en realidad, la ignorancia esencial queda eliminada y nos liberamos. Todos los practicantes de yoga buscan experimentar la verdad cada vez más intensamente con el fin de alcanzar niveles más profundos de libertad, hasta que la verdad última del espíritu se revele junto con la experiencia definitiva de la libertad. La falta de conocimiento sobre el verdadero

---

* N. de la T.: El *Dhammapada* es una escritura sagrada budista en verso, tradicionalmente atribuida a Buda Gautama.

ser se considera el obstáculo principal, la *mula klesha* de la que surgen todos los demás obstáculos. Si la raíz del árbol del sufrimiento es eliminada, todos sus frutos también lo serán. En primer lugar, el yoga te enseña a conocer tu cuerpo y tu mente desde dentro hacia fuera. Luego te guía hacia los reinos más sutiles de la experiencia interior. Y finalmente te ofrece un puente para percibir directamente lo Divino. Creo que todas las personas pueden tener una experiencia trascendental del ser superior que habita en nuestro interior, y esos momentos de conexión íntima con Dios son la verdadera razón de la vida.

En el día de hoy descansa en la pureza de tu verdadero ser y pronuncia las palabras «no sé». No saber no te hace menos persona. Darte cuenta de que no tienes que tener todas las respuestas equivale a dejar caer una pesada carga que llevabas sobre los hombros. En lugar de intentar demostrarte a ti mismo quién eres, limítate a *ser* tú mismo.

TAREA

1. Imagina un diagrama del conocimiento. Da tres ejemplos de estos dos tipos de conocimiento: lo que sabes y lo que ignoras. Un ejemplo del primero podría ser que sabes leer; un ejemplo del segundo podría ser qué es lo que se siente al caminar sobre la luna. Luego contempla la vasta e infinita extensión de todo lo que no sabes que ignoras.

2. Identifica los tipos de conocimiento. Enumera dos informaciones que hayas aceptado como reales basándote en los tres paradigmas del conocimiento presentados en yoga (devocional, racional y experiencial).

3. Admite tu ignorancia. Hoy busca una oportunidad para pronunciar las palabras «no sé» en respuesta a una pregunta. Si necesitas encontrar la respuesta, admite que no lo sabes y dedícate a estudiar. Si no necesitas conocer la respuesta, simplemente admite tus limitaciones y permite que esa simple acción te libere de ellas.

PRÁCTICA

1. *Trikonasana* – Postura del triángulo

Trikonasana se suele considerar una postura relativamente simple. Si la enfocas desde tu percepción del cuerpo interior, esta asana puede transformar la relación que tienes con las articulaciones de tus caderas y con tu suelo pélvico. En lugar de concentrarte en una forma física perfecta o estética, piensa en esta postura como una oportunidad para descubrir las articulaciones de tus caderas de dentro hacia fuera. Sumérgete en tu pelvis para experimentar completamente las sensaciones más sutiles que hay en la oscuridad del mundo interno.

Comienza en *Samasthiti*. Inhala mientras das un paso a la derecha, manteniendo una distancia un poco más corta que la longitud de una pierna entre ambos pies. Esta distancia depende de la altura, la longitud de las piernas y el nivel de flexibilidad de los practicantes. Gira la articulación de la cadera derecha hacia el exterior y alinea el talón derecho con el arco del pie izquierdo. Extiende los brazos a los lados lo más lejos posible a la altura de los hombros y genera espacio en el cuerpo interno contrayendo el abdomen y elevando las costillas a lo largo de la línea central para separarlas de las caderas. Exhala mientras flexionas el cuerpo desde la articulación de la cadera derecha y estiras la mano derecha en dirección al dedo gordo del pie derecho. El brazo izquierdo señala al cielo. Si es posible, rodea el dedo gordo con los dedos de las manos y tira hacia arriba para mantener activos los hombros.

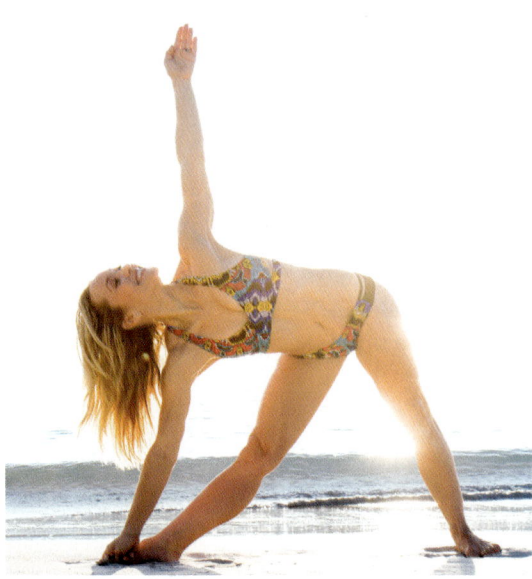

Si no puedes llegar hasta los dedos gordos, apoya la mano sobre la espinilla. Mira hacia arriba en dirección a los dedos de la mano izquierda. Contrae las costillas inferiores y el ombligo con la intención de acercarlos a la columna. Mantén la postura durante cinco respiraciones. Inhala mientras elevas el cuerpo. Repite los movimientos con el lado izquierdo.

2. Ardha Baddha Padmottanasana - Postura en medio loto atado con flexión hacia delante

Iniciar cualquiera de las posturas del loto requiere un profundo conocimiento del espacio interno de las caderas y las rodillas. *Ardha Baddha Padmottanasana* combina una rotación externa de las caderas con una flexión profunda hacia delante. Más que una comprensión intelectual de la postura, mientras la inicias debes concentrarte en sentir las caderas y las rodillas para poder determinar hasta dónde puedes llegar. Sin el conocimiento del cuerpo interno que te ofrecen las sensaciones y la conciencia, es bastante común esforzarse demasiado y desafortunadamente sufrir una lesión en lugar de fomentar el despertar de la conciencia.

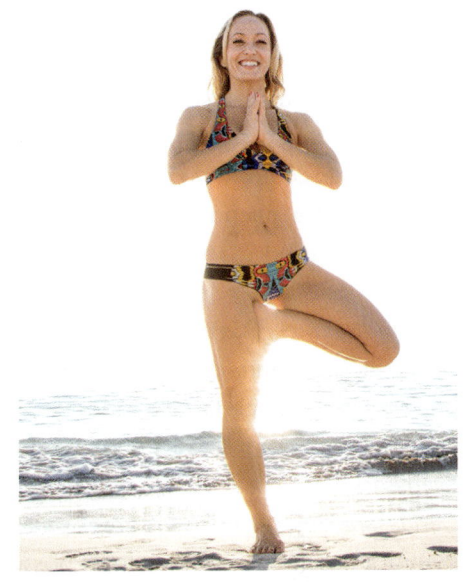

Comienza en *Samasthiti*. Inhala mientras desplazas el pie izquierdo para adoptar *Vrkasana* (postura del árbol). Deberías seguir adelante solamente si sientes que la cadera izquierda se abre y la rodilla izquierda se encuentra en una posición cómoda. Cuando estés preparado, desliza el pie izquierdo para adoptar la postura del medio loto. Lleva la parte superior del pie izquierdo hacia la cresta de la cadera derecha. Alinea el pie izquierdo con el borde externo derecho del ombligo. Coloca la mano izquierda detrás de la espalda y rodea el pie izquierdo con los dedos de la mano. Si no puedes llegar hasta el pie, simplemente sujeta el codo derecho. Mira hacia abajo y si no tienes ningún problema con la rodilla izquierda, exhala y flexiona el

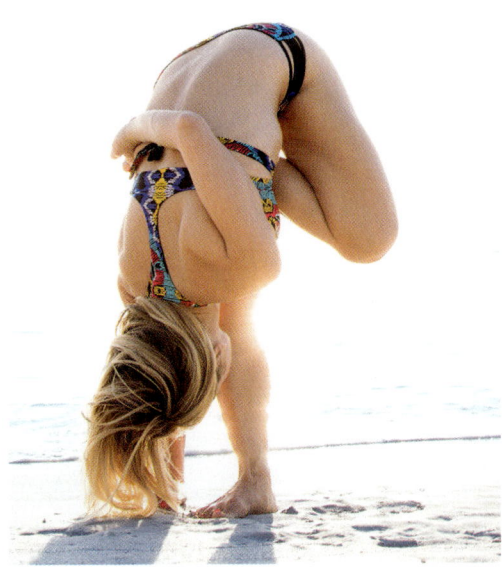

cuerpo hacia delante. Eleva intensamente la parte inferior del abdomen y separa los músculos abdominales del pie izquierdo. Alinea la mano derecha con el pie derecho y lleva la barbilla hacia la espinilla derecha. Si sientes que la rodilla no está en una posición cómoda, bajo ninguna circunstancia intentes hacer la flexión hacia delante. Si pierdes el equilibrio, puedes colocar ambas manos sobre el suelo para tener más control de la postura. Dirige la mirada hacia los dedos del pie derecho. Permanece en la postura durante cinco respiraciones.

Mantén contraída la zona por debajo del ombligo y estabiliza la pierna que te sostiene. Inhala y eleva el pecho, exhala para estabilizarte. Inhala mientras te incorporas y liberas el pie izquierdo. Regresa a *Samasthiti*. Repite los movimientos con el lado derecho.

3. *Dandasana* – Postura del bastón

Piensa en *Dandasana* como la versión sedente de *Samasthiti*. Es una postura que mantiene una orientación hacia la línea central y establece una referencia a partir de la cual se originan todas las demás posturas sedentes. Cada vez que saltes entre los brazos desde *Adho Mukha Svanasana* para pasar a una posición sentada, es recomendable llegar al suelo y adoptar *Dandasana* durante unos instantes para reestructurar el cuerpo y orientarlo hacia la línea central antes de pasar a la siguiente postura.

Comienza en una posición sedente con las piernas estiradas. Activa el suelo pélvico, contrae la región del ombligo y la parte inferior del abdomen. Utiliza la fuerza del cuerpo interior para moverte ligeramente hacia delante sobre los isquiones. Eleva la columna

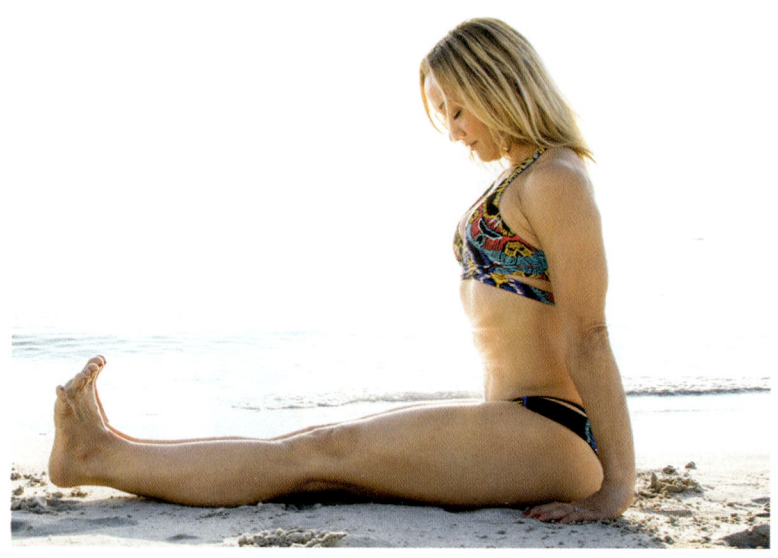

vertebral para alejarla de la cavidad pélvica, permitiendo que la región lumbar adopte su curva natural. Lleva el mentón hacia el pecho y eleva el esternón hacia él. Extiende los hombros y presiona hacia abajo con las manos, ampliando el espacio que hay entre los omóplatos. Deja que los fémures se asienten en sus respectivas cavidades y junta los muslos para facilitar la sensación de rotación interna. Alinea las bases de los dedos gordos de los pies y flexiona ambos pies. Permanece en la postura durante cinco respiraciones.

Dandasana es la raíz de todas las posturas sedentes, de manera que debes alinear tu cuerpo para que esté lo más cerca posible de una postura neutra. Siente la alineación interna así como también la forma exterior.

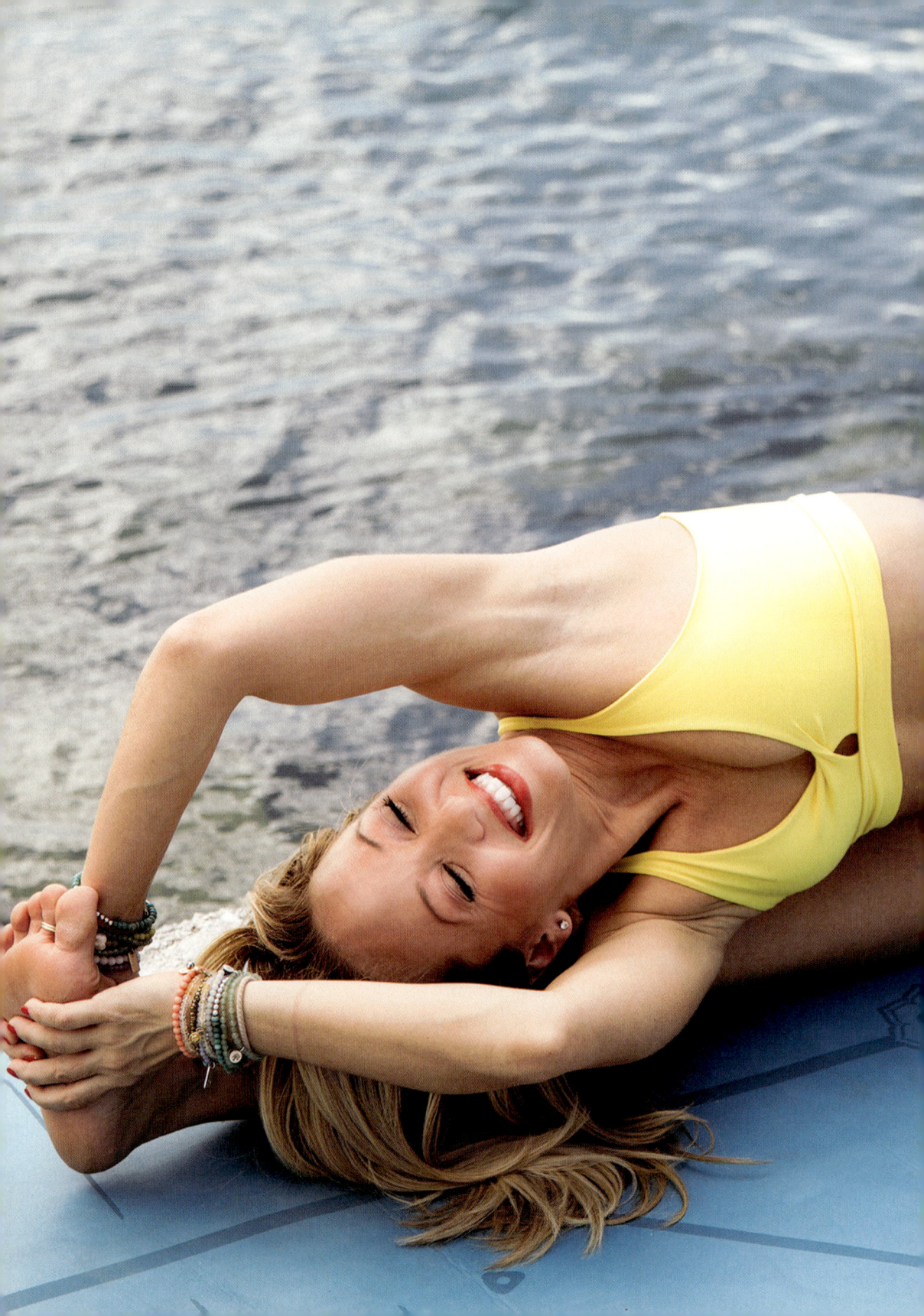

Día 18 | Romper la cadena de *Samskara*

Los practicantes que estudiaban con Shri K. Pattabhi Jois solían hacerle preguntas relacionadas con la rigidez general y la falta de flexibilidad del cuerpo, y su respuesta siempre resultaba desconcertante. En lugar de hablar del cuerpo, Guruji se limitaba simplemente a decir: «Oh, allí hay muchos *samskaras*» y pasaba a otro tema. Los estudiantes se preguntaban qué eran esos *samskaras*, dónde estaban y por qué tenían una gran cantidad de ellos. Lo que Guruji quería decir es que en sus cuerpos y sus mentes se almacenaban muchas experiencias o traumas pasados, y que ese patrón psico-espiritual era el origen de la rigidez física que sentían al practicar yoga. Estudiando un poco los *Yoga Sutras* es fácil descubrir que el concepto de *samskara* es esencial en la filosofía del yoga. También es muy fácil comprobar que todos tenemos muchos *samskaras*, tal como Guruji afirmaba.

A cada momento tenemos la oportunidad de experimentar la vida con una visión renovada, pero a menudo vivimos en función de hábitos y patrones de conducta adquiridos en el pasado. Dichos patrones pueden ser muy persistentes y muy difíciles de cambiar una vez que se han grabado en nuestra conciencia. La palabra sánscrita para esos patrones repetitivos es *samskara*. Los *samskaras* funcionan con piloto automático y generan de manera inconsciente el mismo tipo cíclico de interacciones en el mundo.

Las acciones que realizamos basándonos en experiencias pasadas alimentan un círculo vicioso que provoca un vigoroso impulso y ocasiona la repetición indefinida del ciclo. Esta serie de acciones y reacciones en ocasiones se conoce como «la rueda del karma». Si descubres una reacción habitual profundamente arraigada frente a un evento determinado, debes saber que dicha reacción genera una tendencia a acumular más experiencias del mismo tipo, tanto en el presente como en el futuro. Aunque puedes expresar conscientemente el deseo de liberarte de un patrón destructivo de acción y reacción, a menudo está tan arraigado en tu mente subconsciente que se repite sin que llegues a tener conciencia de ello. Una analogía común define los *samskaras* negativos como almendras plantadas en el campo de la conciencia: cuando se siembran en el terreno fértil del apego y la aversión, producen el fruto del sufrimiento.

Una persona puede acumular *samskaras* positivos y negativos, y las decisiones que tomas acerca de tus pensamientos, emociones y acciones determinarán que tu vida sea tranquila y placentera o penosa y complicada. Las tres afirmaciones siguientes son útiles para comprender cómo trabajar con los *samskaras*. En primer lugar, justo cuando piensas que te has liberado de algunas historias pasadas, estas vuelven a presentarse ante ti como una corriente de resaca. En segundo lugar, la situación irá a peor cuanto más te empeñes en combatirlas. Y por último, todas tus respuestas habituales para luchar, sea a favor o en contra de ellas, solo conseguirán que te hundas un poco más. Esta característica normalmente puede considerarse como una recaída, o como una especie de repetición resbaladiza, que te desalienta cuando creías haber dejado atrás un problema. Tu vida es impulsada hasta tal punto por patrones de conducta subconscientes que puedes tener la sensación de estar atravesando de puntillas un campo de minas emocional.

La práctica de yoga puede incluso poner de manifiesto los *samskaras* latentes que se ocultan en lo más profundo de tu cuerpo. En contraste con el enfoque de la psicoterapia, el yoga no requiere que sepas por qué existen los *samskaras* y de dónde proceden. Lo único que necesitas hacer es experimentarlos y exponerlos a la luz del conocimiento. Si crees que eres especial y no tienes ningún *samskara*, limítate a esperar. Siempre habrá una postura de yoga, o una experiencia de la vida, que te llevará hasta el límite. Y en ese momento comienza realmente tu entrenamiento yóguico. Anímate a dar el primer paso para iniciar el viaje interior del yoga y conocer tus propios *samskaras*. Cuando lo hagas, no intentes luchar contra ellos: dedícate sencillamente a identificarlos, experimentarlos y observarlos con compasión y amor. Adopta una actitud ecuánime, observa con una mente objetiva y un corazón abierto. En cuanto veas claramente uno de esos patrones, desearás rectificarlo al comprender el sufrimiento que has generado a través de ese *samskara*.

En última instancia, en la práctica de yoga el fuego de la purificación también es la luz de la claridad. En cuanto abandonas la negación y aceptas el efecto negativo que tienen los *samskaras* en tu vida, se te abre el corazón. La tierna y dolorosa cualidad de tu corazón se abre en el preciso momento en que ves con claridad de qué forma tus acciones han perjudicado a las personas que amas, y sientes empatía por su dolor. El poder del yoga quemará los *samskaras* negativos con gracia y claridad, y tú avanzarás por el camino de la vida con menos peso a tus espaldas a medida que cada *samskara* sea purificado.

TAREA

1. Analiza tu personalidad. ¿Qué aspecto de tu personalidad alimenta tus *samskaras*? Identificar los patrones habituales esenciales basados en experiencias o traumas pasados es un paso fundamental para desarrollar la autoconciencia necesaria para quemar los *samskaras*. Quizás te encuentres a gusto asumiendo el rol de víctima, salvador o culpable. Piensa en las discusiones y ataques verbales en los que te has visto envuelto últimamente, porque esto puede ayudarte a identificar tus *samskaras*.

2. Presiona la tecla de pausa. Aprender a tomar distancia de una situación que te afecta profundamente suele ser una lección importante a la hora de trabajar con los *samskaras*. Cada vez que estés a punto de reaccionar agresivamente, rendirte a un ataque de ansiedad o caer en una depresión, haz una pausa lo suficientemente larga para interrumpir el ciclo de sufrimiento. De este modo, estarás haciendo un importante progreso en tu trabajo con los *samskaras*. El mero hecho de no alimentar el fuego de la ira te ayudará a combatir la inercia que se acumula cuando te dejas llevar por tus patrones de conducta negativos.

3. Siembra nuevas semillas. Desarrolla nuevos *samskaras* que sean más fuertes que los antiguos. Reemplaza los viejos hábitos por otros que sean menos perjudiciales. Por ejemplo, si tu problema es que eres colérico y pierdes los nervios con facilidad, en lugar de enfadarte ante el primer contratiempo deberías desarrollar un nuevo *samskara* que te ayude a respirar diez veces antes de actuar.

PRÁCTICA

1. *Parighasana* – Postura del portal

Parighasana es una intensa extensión lateral que requiere una profunda flexión de las articulaciones de las caderas. Recibe su nombre de la barra de hierro que sostiene la puerta de entrada de una casa. En el camino espiritual el símbolo de un portal puede significar cruzar un límite, entrar en un territorio nuevo o descender hacia las cámaras interiores. Pero también puede simbolizar cerrar puertas, dejar atrás antiguos patrones de conducta o abandonar viejos hábitos. En yoga el esfuerzo a menudo se concentra en eliminar y quemar los viejos *samskaras*, cerrar puertas antiguas y abrirse a nuevas posibilidades.

Comienza en *Dandasana*. Flexiona la pierna izquierda hacia atrás y alinea la rodilla con la articulación de la cadera izquierda. Haz una rotación interna con las caderas y orienta el pie izquierdo hacia atrás. Abre la pierna derecha en sentido lateral hasta que forme un ángulo de noventa grados en relación con la pierna izquierda. Inhala mientras colocas las manos sobre las caderas para prepararte para la postura. Contrae la parte inferior del abdomen, activa el suelo pélvico y abre espacio entre las caderas y las costillas. Exhala mientras llevas el torso hacia delante entre los muslos al tiempo que flexionas profundamente las caderas. Haz una torsión hacia atrás con el torso sobre el muslo derecho y lleva hacia delante las costillas inferiores del lado derecho. Gira el torso sobre la línea central y estira las manos hacia el pie derecho. Entrelaza los dedos de las manos para rodear la planta del pie y eleva el codo derecho, separándolo del suelo. Si no puedes sujetar el pie, simplemente inclínate hacia la derecha lo máximo posible. Evita subir la cadera izquierda para profundizar la postura. Por el contrario, debes mantenerla en contacto con el suelo, siendo plenamente consciente del espacio interior de la pelvis. Dirige la mirada hacia los dedos del pie derecho para adoptar la versión completa de *Parighasana*. Permanece en esta asana durante cinco respiraciones.

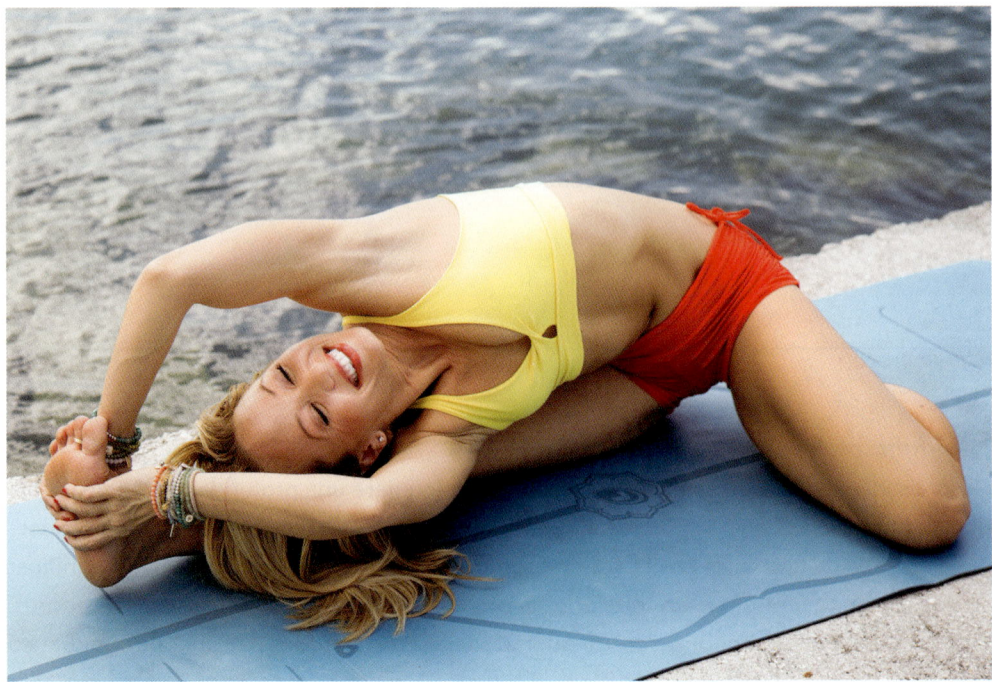

Inhala mientras elevas el cuerpo y colocas las manos nuevamente en la cintura. Exhala y siéntate sobre el suelo pélvico. Lleva las manos hacia el suelo, inhala e incorpórate. Exhala mientras saltas hacia atrás para ir a *Chaturanga Dandasana*. Inhala y avanza para adoptar *Urdhva Mukha Svanasana*. Exhala y vuelve atrás a *Adho Mukha Svanasana*. Salta entre las piernas y repite la postura con el lado contrario.

2. Ardha Matsyendrasana – Media postura del señor de los peces

Ardha Matsyendrasana recibe su nombre por el sabio Matsyendranath, al que se considera el fundador de la tradición Hatha Yoga y uno de los ochenta y cuatro *mahasiddhas*.* Matsyendranath quemó muchos de sus propios *samskaras* gracias a la práctica intensiva de yoga. Hacer esta torsión profunda representa un equilibrio entre lo terrenal y lo divino.

Comienza en *Dandasana*. Dobla la pierna derecha por debajo de la izquierda. Acerca el pie izquierdo, que está sobre el suelo, a la rodilla derecha. Levanta la pierna izquierda. Estira los dedos del pie izquierdo y colócalos sobre el suelo junto a la parte externa de la cadera derecha. Inhala y genera espacio por detrás de la región inferior al ombligo. Exhala mientras giras el cuerpo y pasas el brazo derecho por encima de la pierna izquierda. Baja el hombro derecho y gira la articulación hacia el interior. Estira el brazo izquierdo por detrás de la

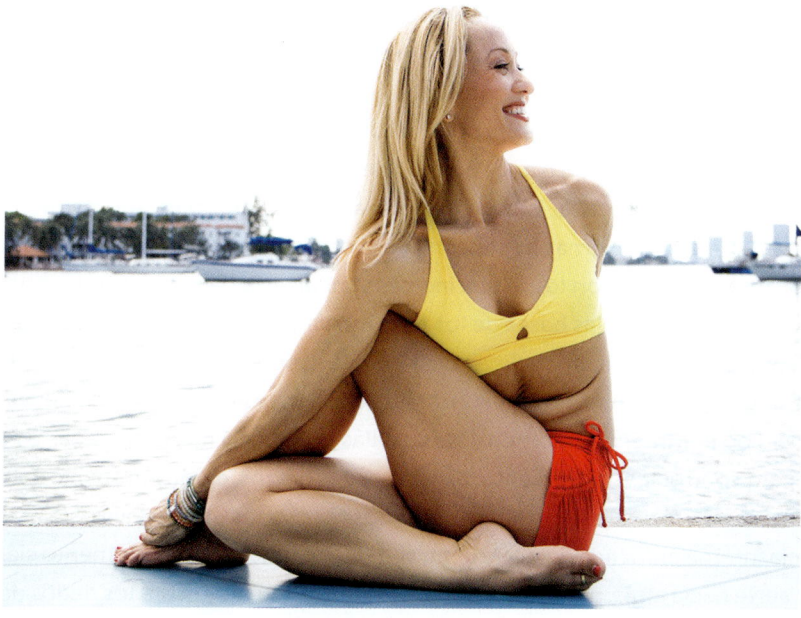

---
* N. de la T.: Los ochenta y cuatro Mahasiddhas representan a quienes han alcanzado la realización directa de las enseñanzas del Buda a lo largo de una sola vida.

espalda en dirección a la parte superior del muslo derecho o lo más lejos que puedas llegar. Afirma las caderas sobre el suelo y mira por encima del hombro izquierdo para adoptar la postura completa de *Ardha Matsyendrasana*. Vuelve a Dandasana y repite todos los movimientos con el otro lado.

En lugar de limitarte a hacer una torsión lateral, concéntrate en utilizar la fuerza de la parte central del cuerpo y la flexibilidad de la columna y del torso para producir la torsión. Esta asana requiere una profunda rotación de las caderas y de los hombros, por este motivo necesitas el soporte del cuerpo interno para encontrar la estabilidad en *Ardha Matsyendrasana* y para equilibrar la fuerza y la flexibilidad.

En la tradición de Ashtanga Yoga, esta asana de la serie intermedia se utiliza para volver a establecer la conexión con la parte central de tu cuerpo y girar en torno a ella después de realizar las profundas flexiones hacia atrás de la segunda serie de Ashtanga Yoga. Esta torsión también se puede utilizar para facilitar la rotación interna de las caderas, aliviar el estrés de los hombros y fomentar una buena digestión.

3. *Ubhaya Padangusthasana* – Postura doble del dedo gordo

La forma tradicional de iniciar *Ubhaya Padangusthasana* requiere que te eleves desde la columna vertebral como si fueras una rueda que gira con suavidad. *Ubhaya* quiere decir "ambos", y a lo largo de toda la asana debes mantener firmemente sujetos los dedos gordos de los dos pies. El ciclo de *samskara* a menudo se representa como una rueda gigante que gana impulso sin mediar el control ni la conciencia. Al aprender a elevar el torso desde la cadera desplegando la espina dorsal vértebra por vértebra, los yoguis consiguen controlar sus propios cuerpos y, con fortuna, un día se liberarán de la inercia de sus viejos *samskaras*.

Comienza en *Dandasana*. Exhala y desplázate hacia atrás para adoptar una posición supina. Inhala y eleva las piernas por encima de la cabeza, igual que en *Halasana*. Rodea los dedos gordos de los pies con los dedos índices y medios. Exhala mientras te mueves ligeramente hacia atrás sobre las bases de los pies. Inhala y adopta *Ubhaya Padangusthasana*. Estira los brazos y las piernas e inclina levemente la cabeza hacia atrás para que te resulte más fácil dirigir la mirada hacia arriba. Mientras te elevas desde la columna no debes tirar con los brazos, sino contraer el abdomen y las costillas y utilizar la fuerza de la parte central de tu pelvis para controlar el movimiento. Si tiras con los brazos, es muy probable que no consigas mantener los pies sujetos y tampoco podrás realizar los pasos clave para mantener la conciencia interna enfocada en el eje central. Si en un determinado momento sientes que puedes caerte hacia atrás, asienta los isquiones sobre el suelo y estira los dedos de los pies para llevar el peso corporal ligeramente hacia delante. Respira cinco veces en esta postura.

Si después de tres movimientos no consigues hacer la postura completa, relaja los pies, siéntate y adopta *Ubhaya Padangusthasana* desde una posición sedente. Flexiona las rodillas en *Dandasana* e inclínate un poco hacia atrás para elevar las piernas. Sujeta los dedos gordos de los pies y estira lentamente las piernas, empujando los fémures sobre sus respectivas cavidades. Permanece en la postura durante cinco respiraciones. Exhala y vuelve a *Dandasana*, cruza los pies y salta hacia atrás para adoptar *Chaturanga Dandasana*. Inhala mientras avanzas hasta *Urdhva Mukha Svanasana*. Finalmente exhala y vuelve hacia atrás para ir a *Adho Mukha Svanasana*.

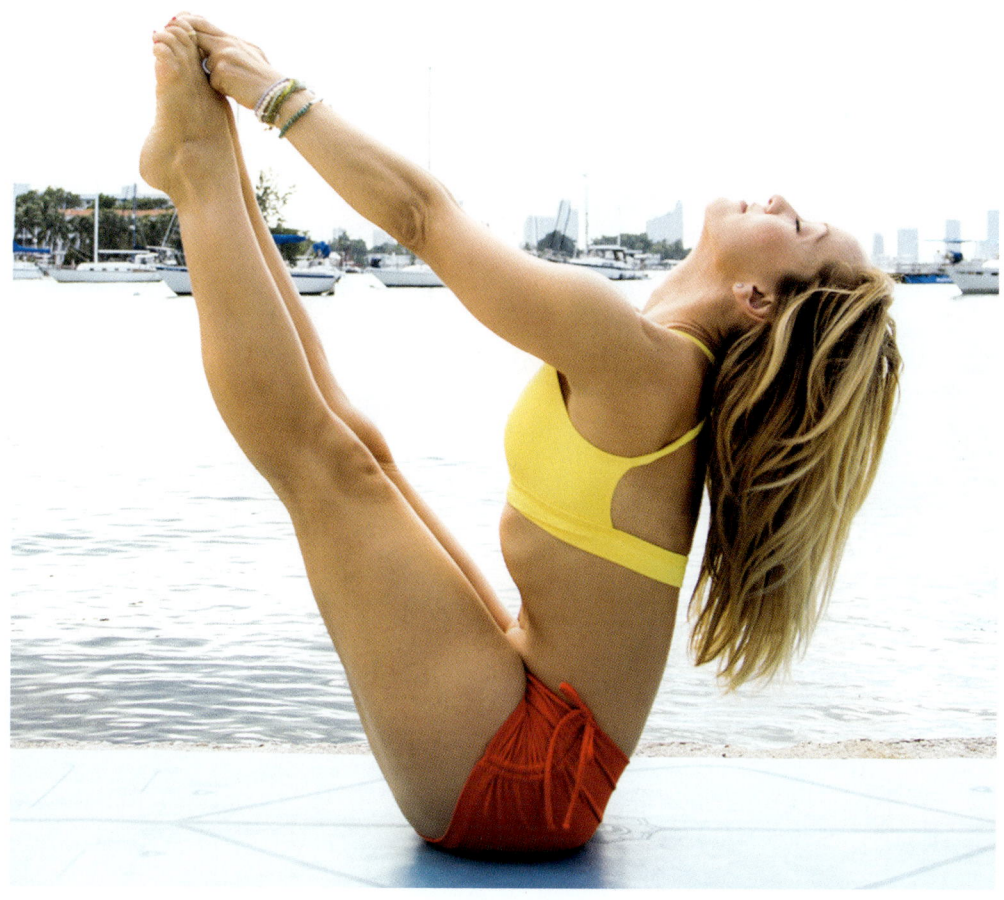

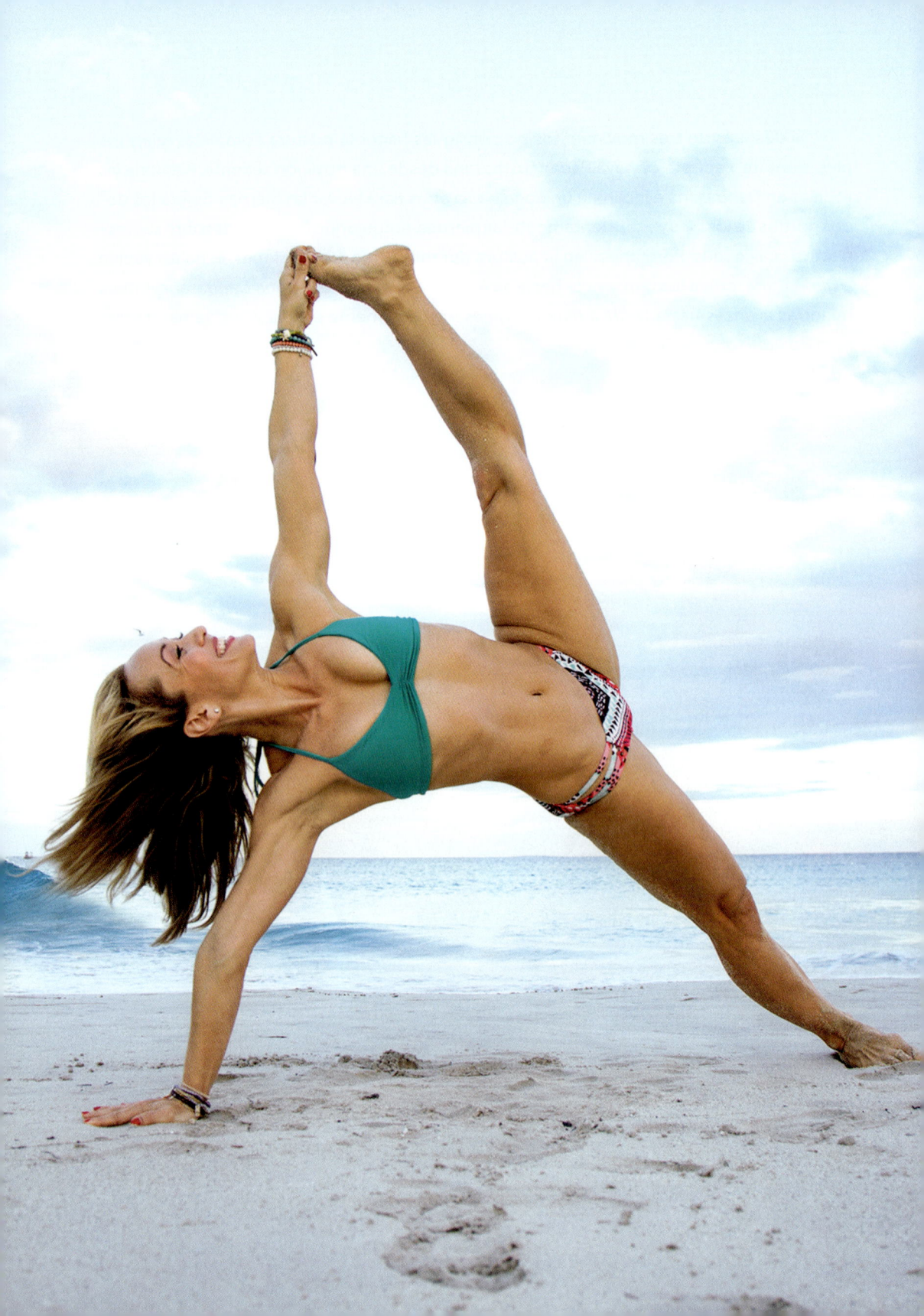

Día 19 | Ser feliz
Saumanasya

La salud de un árbol se conoce por el dulzor de sus frutos. De un modo similar, la eficacia del camino del yoga está representada por la disposición alegre del yogui. Este estado de felicidad es la señal de un compromiso con el camino espiritual a lo largo de toda la vida. Y esta es precisamente la tarea del yogui para el día de hoy.

Conocido en sánscrito como *saumanasya*, el estado yóguico de la felicidad es una gozosa satisfacción y una actitud amable frente a la vida. Puedes pasar toda tu vida buscando la felicidad fuera de ti, pero si la encuentras en tu interior, llegarás a dominar el mundo con el brillo de tu luz. Los *Yoga Sutras* de Patanjali destacan la importancia de comprometerse con el viaje del yoga durante toda la vida. El *Yoga Sutra* 2.41 afirma que la mente del yogui reposa en la conciencia sutil y serena (*sattva*) que ha sido purificada (*suddhi*), mantiene una actitud alegre (*saumanasya*), se concentra en un solo punto de atención (*ekagra*), domina los cinco sentidos (*indra jaya*) y es capaz de experimentar directamente el verdadero ser (*atma-darshan*). Estos son los frutos del camino del yoga. Mucho más importante que dominar cualquier postura física es orientar la práctica de yoga a descubrir la verdad más profunda que causa una felicidad duradera.

A veces el primer paso para generar la actitud alegre que caracteriza a un yogui es encontrar tiempo para practicar yoga. Si te sientes atrapado en un ciclo de negatividad y eres incapaz de ver lo positivo, debes saber que esto a menudo se debe a que no dedicas tiempo a curarte, a nutrir tu cuerpo y tu mente, a procesar tus emociones y sentimientos. Cuando estás inmerso en una vida muy ajetreada, resulta difícil encontrar tiempo para ti, de manera que cuando el cuerpo te envía señales de malestar parece mucho más fácil ignorarlo que escucharlo. Sin embargo, dedicar una parte de tu tiempo a practicar yoga, aunque se trate de apenas cinco minutos, es una forma de afirmar tu valía. Es como si dijeras: «Me merezco dedicar cinco minutos a cuidarme a mí mismo».

Es muy fácil quejarse por el número infinito de cosas desagradables y molestas que pueden suceder en cualquier momento, o en un día en particular, pero si te quedas estancado en esa conducta, te perderás la magia de la vida. Es un desperdicio pasar los preciosos momentos de tu vida afligido o sintiéndote desdichado.

Tienes la posibilidad de elegir lo que piensas, sientes y vives. Las emociones presentan determinados patrones, y tú puedes crear un patrón habitual de queja, o de agradecimiento y alegría. Si te has quedado atrapado en medio del tráfico, en lugar de regodearte en tu mala suerte aprovecha la oportunidad para valorar tu coche, la persona que te acompaña o la ciudad donde resides. Si tienes una situación familiar difícil, detente a pensar en lo mucho que quieres a tu familia y en todo lo que le aporta a tu vida. Sonríe desde el fondo de tu corazón al menos una vez al día. Deja que la alegría de tu corazón se extienda por toda tu vida y permite que esa alegría cambie tu mundo.

Tu felicidad depende únicamente de ti. Asume la responsabilidad de tu ser interno y decide ser realmente feliz. Canta para expresar el regocijo de tu corazón, como si se tratara de una obertura para una orquesta sinfónica. Si sonríes intensamente a las personas que te rodean, ellas no podrán más que sonreír contigo.

TAREA

1. Define tu concepto de felicidad. Reflexiona sobre qué significa la felicidad para ti. Defínela en tus propios términos, y no de acuerdo con la opinión de otra persona. Tal vez para ti la felicidad sea tu práctica de yoga, ir a la playa, fabricar motocicletas personalizadas, asistir a la facultad de derecho o ser padre o madre. También puede ser que la felicidad para ti sea sentirte a gusto en tu propia piel.

2. Comparte la felicidad. Hoy sonríele a alguien que no conozcas, abraza a alguien, hazle un cumplido a alguna persona. Ríe, ama, sé feliz.

3. Escucha. Observa cuántas veces al día te quejas, maldices o sacudes la cabeza frente a otras personas, frente a ti mismo o frente al mundo. Detente en cuanto observes que estás a punto de recaer en una actitud negativa e intenta mirar dentro de ti para descubrir qué es eso tan importante que te está alterando. Busca las causas latentes que se interponen entre tú y el estado de *saumanasya*. Tal vez eso signifique buscar una forma de curar alguna dolencia que has estado ignorando, establecer algunos límites para defender tu espacio personal o tener más tiempo para ti. Si te sientes agobiado por haber asumido demasiadas obligaciones, o sientes que alguien está abusando de ti, cuidarte puede querer decir dedicarte más tiempo. Si hay algunas cosas que has estado evitando y postergando, te liberarás de una pesada carga cuando las elimines de tu lista de actividades pendientes.

PRÁCTICA

1. *Uttana Shishosana* – Postura del cachorro estirado

Esta asana relativamente simple es una maravillosa forma de conectar con el espíritu gozoso y juguetón de la juventud. En lugar de tratarse del perro bocabajo, aquí nos encontramos con un cachorro. Y tú, igual que un cachorro, has sido concebido para que tu corazón esté lleno de alegría mientras exploras tu cuerpo interno.

Comienza esta asana a cuatro patas. Desplaza las manos hacia delante enfocando la mirada en las puntas de los dedos y baja el pecho hasta el suelo. Si sientes los hombros tensos, baja la cabeza hasta que la frente esté en contacto con el suelo. La barbilla debe estar cómodamente apoyada. Abre las axilas desplazándolas hacia abajo. Contrae el ombligo para orientarlo hacia el espacio vacío de la pelvis y baja la columna iniciando el movimiento desde la cavidad pélvica. Mantén la postura durante cinco respiraciones y luego desplázate hacia atrás para relajarte en *Balasana*. Repite la secuencia tres veces como máximo.

Uttana Shishosana puede ayudarte a aliviar el dolor de la parte baja de la espalda y relajar la espina dorsal, y ser especialmente útil para aquellas personas que tienen los tendones de las corvas rígidos y no pueden hacer *Adho Mukha Svanasana*.

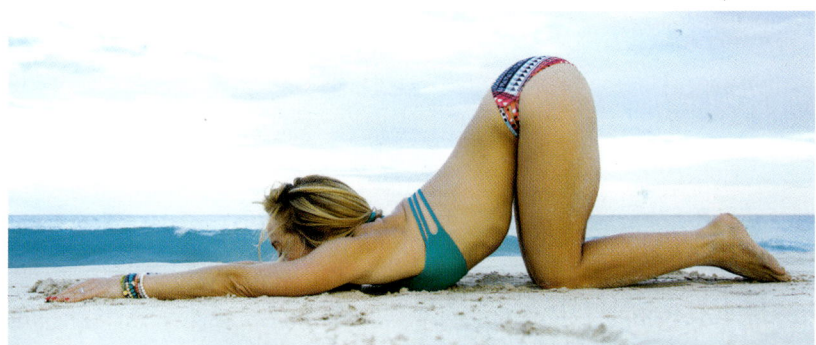

2. *Bharadvajasana* - Postura dedicada al sabio Bharadvaja

Esta asana recibe su nombre del histórico sabio Bharadvaja y la torsión que se realiza en la postura ofrece a los yoguis una oportunidad para cultivar la serenidad mental. Bharadvaja es considerado uno de los siete visionarios de la era moderna. Vivió en la época védica, llegó a ser un erudito y además alcanzó profundos estados de meditación. A menudo se lo representa con una pierna flexionada en la postura de medio loto y la otra pierna oculta detrás de su cuerpo. Los fundamentos de esta postura de torsión se basan en su representación tradicional. Cuando practiques *Bharadvajasana*, debes conectarte con tu viaje espiritual más profundo para alcanzar el conocimiento y la conciencia superior.

Inicia la postura en *Dandasana*. Flexiona la pierna derecha hacia atrás mediante una rotación interna de la articulación de la cadera derecha. Alinea el pie derecho con el borde exterior de la cadera derecha y estira los dedos del pie. Abre la pierna derecha hasta formar un ángulo de cuarenta y cinco grados con respecto al hueso púbico y asienta las caderas sobre el suelo. Dobla la pierna izquierda para adoptar la asana del medio loto mediante una rotación externa y coloca el empeine del pie izquierdo junto a la cresta de la cadera derecha. Si no puedes doblar la pierna para adoptar la postura del medio loto, inclina la rodilla izquierda y acerca el pie izquierdo a la rodilla derecha. Abre la pierna izquierda hacia la izquierda, nuevamente en un ángulo de cuarenta y cinco grados en relación con el hueso púbico. Inhala y contrae el ombligo y la zona por debajo de él; amplía el espacio que hay entre las caderas y las costillas. Exhala mientras haces una torsión hacia la izquierda. Extiende la mano izquierda hacia el pie izquierdo para sujetarlo lo más firmemente posible. Coloca la mano derecha

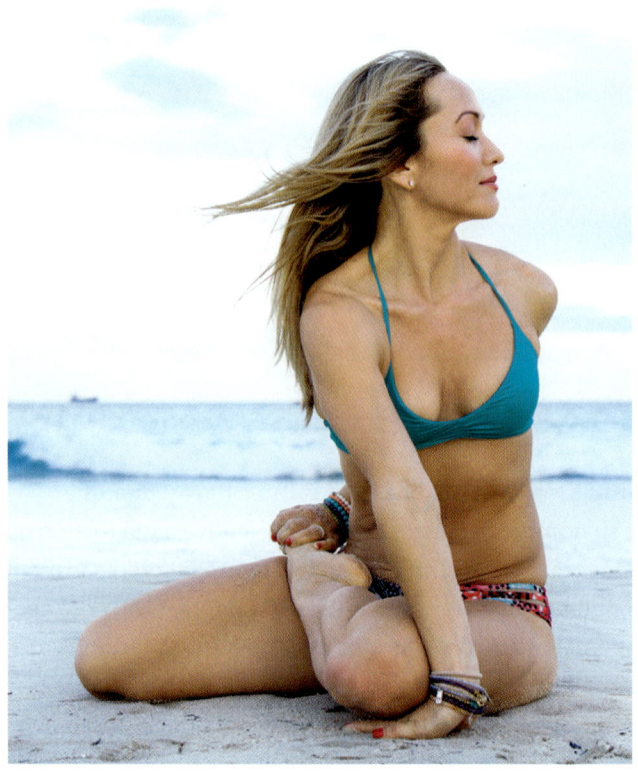

debajo de la rodilla izquierda, alineando la base de la mano con el borde exterior del muslo. Gira el hombro derecho hacia el interior y el izquierdo hacia el exterior. Dirige la mirada hacia el hombro izquierdo. Permanece en la postura durante cinco respiraciones.

Inhala mientras vuelves a *Dandasana*. Cruza los pies para incorporarte. Exhala y salta hacia atrás para ir a *Chaturanga Dandasana*. Inhala mientras avanzas para adoptar *Urdhva Mukha Svanasana*. Luego exhala mientras vuelves hacia atrás hasta *Adho Mukha Svanasana*. Salta entre los brazos y repite la asana con el otro lado.

3. *Vashisthasana* – Postura de la tabla lateral

Esta postura recibe su nombre del gran sabio Vashistha. Esta asana requiere mantener el equilibrio sobre un brazo con el cuerpo girado lateralmente. Te ayuda a encontrar la línea central y mantiene la mente concentrada en la verdadera fuente de felicidad interior. De acuerdo con la filosofía védica tradicional, Vashistha fue uno de los siete grandes *rishis*.*
Estaba felizmente casado con Arundhati y muy satisfecho porque poseía una vaca sagrada,

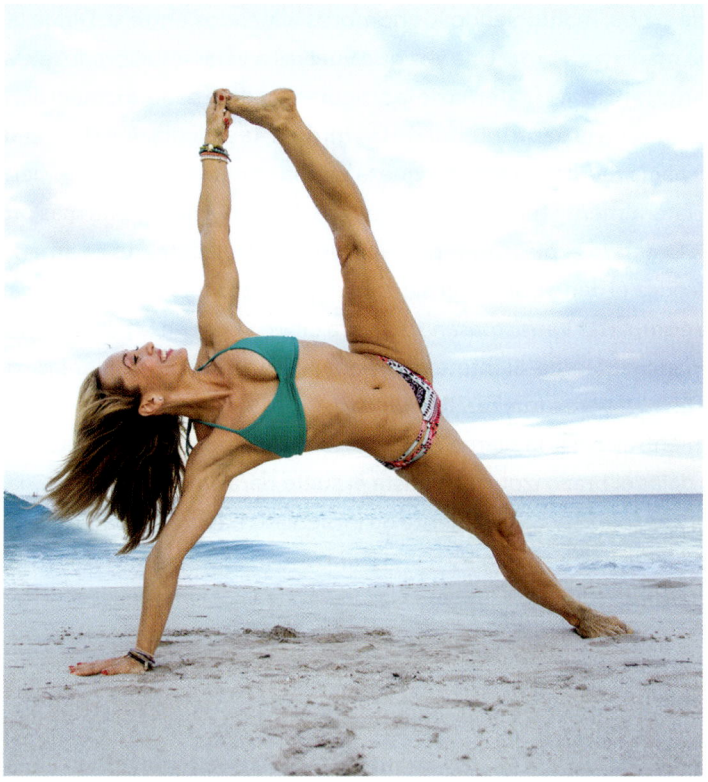

---

* N. de la T.: Los siete sabios que son nombrados en los Vedas y en otros textos hinduistas.

Nandini, que tenía la cualidad de garantizarle la realización de todos sus deseos y proveerlo indefinidamente de todo lo que necesitaba. Vashistha se negó a vender a Nandini al sabio Visvamitra (que en esa época era el rey Kaushika) aunque este le ofreció todas las riquezas del mundo, lo que dio lugar a una enemistad legendaria entre los dos sabios. Se podría decir que Vashistha resistió la tentación de ceder ante las riquezas mundanas para conservar su vaca sagrada, la encarnación de su relación con Dios, que lo abastecía de todas sus necesidades. La forma de pensar de los practicantes de yoga se modifica cuando el corazón y la mente descubren la verdadera fuente de sustento interior.

Comienza la postura en *Utthita Chaturanga Dandasana*. Desplázate a la derecha para hacer una versión lateral de la postura. Lleva la mano derecha ligeramente hacia delante para colocarla frente al hombro derecho a una distancia aproximada de una mano. Alinea la mano derecha con el pie derecho. Eleva el cuerpo sobre el borde externo del pie derecho y sitúalo a lo largo de la línea central, contrayendo las costillas y activando los músculos abdominales inferiores. Al principio debes encontrar el equilibrio manteniendo el brazo izquierdo unido al cuerpo. En cuanto seas capaz de mantener el equilibrio, extiende el brazo izquierdo hacia arriba, manteniendo los hombros alineados entre sí. Dirige la mirada hacia los dedos de la mano izquierda. Una vez que vuelvas a estar equilibrado, eleva la pierna izquierda mediante la rotación externa de la articulación de la cadera izquierda. No la levantes abriendo simplemente la parte interior de los muslos; la articulación de la cadera izquierda debe moverse hacia fuera para facilitar que la pierna se eleve al máximo. Mientras la cadera izquierda gira lateralmente hacia fuera, la cabeza del fémur se asienta más profundamente en su cavidad. Extiende el pie izquierdo hacia arriba para acercarlo a la mano izquierda. Si fuera posible, rodea el dedo gordo del pie con los primeros tres dedos de la mano para hacer una ligadura y completar *Vashisthasana*. Respira cinco veces en la postura, dirigiendo la mirada hacia la mano izquierda. Siéntete libre para detenerte en cualquier fase del movimiento, basándote en tu nivel de fuerza y flexibilidad.

Exhala mientras bajas la pierna izquierda. Inhala para estabilizar el suelo pélvico. Exhala mientras bajas el brazo izquierdo hasta el suelo para adoptar *Utthita Chaturanga Dandasana*. Inhala y desplázate hacia delante de inmediato hasta llegar a *Urdhva Mukha Svanasana*. Exhala y vuelve hacia atrás para hacer *Adho Mukha Svanasana*. Vuelve adelante para ir nuevamente a *Utthita Chaturanga Dandasana* y repite *Vashisthasana* con el lado izquierdo.

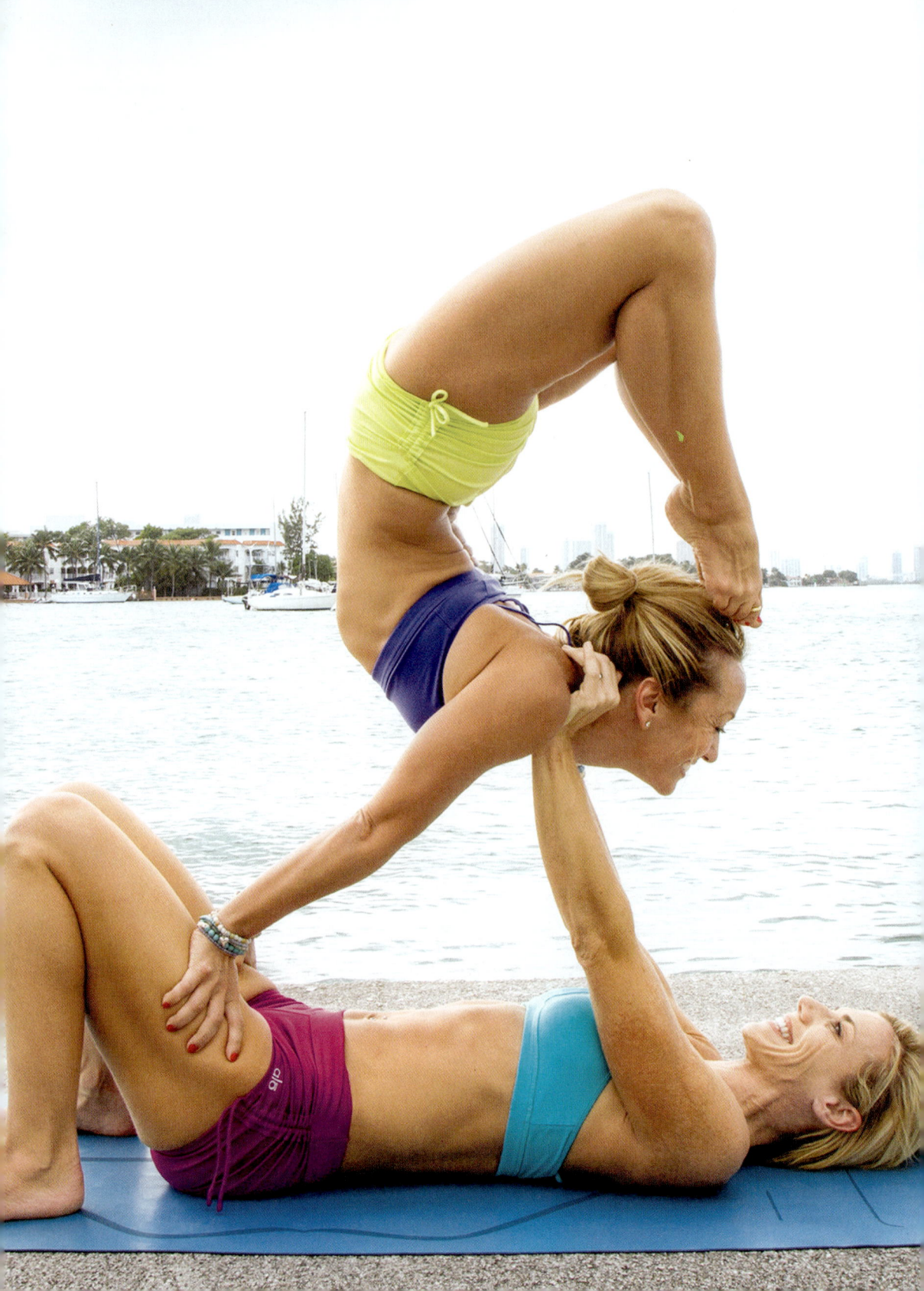

Día 20 | Amigos del yoga
Sangha

Mi vida antes de practicar yoga consistía en fiestas que duraban toda la noche, música *dance* y, en general, esmerarme por sentirme maravillosa. Tenía un montón de zapatos de tacón y todo tipo de maquillaje que hacían juego con mi actitud arrogante y mi ego. Nunca me imaginé que abandonaría todo eso para practicar yoga por la mañana temprano. Un lunes por la mañana, mientras estaba en un ascensor de camino a una fiesta *after hours,* hubo un momento de inflexión en mi vida. Un hombre de alrededor de cincuenta años estaba recordando una fiesta a la que había asistido en la década de los ochenta, en la que abundaban la cocaína y la heroína. Aquello fue como una epifanía. Recuerdo haber pensado que esas *raves* interminables me convertirían en algo muy parecido a aquel hombre. Tenía que hacer algo real con mi vida si no quería llegar a los cincuenta años aferrada a los gloriosos días de fiesta de la generación del éxtasis.

Tuvo que pasar otro año antes de que decidiera pasar a la acción, aunque lentamente comencé a percibir que mis ansias por pasar noches insomnes en la pista de baile, inspirada por sustancias químicas, era una especie de desesperación espiritual. Había luchado contra mi propia tristeza desde que tenía nueve años de edad. Me sentía desdichada y no tenía ningún instrumento para afrontar mi propia miseria. La primera vez que tome éxtasis sentí una felicidad que nunca antes había experimentado, de manera que seguí tomándolo alocadamente en un intento por automedicarme contra la depresión no diagnosticada que padecía. Automedicarse con una sustancia ilegal para resolver un trastorno psiquiátrico puede generar muchos problemas. El más evidente es que la dependencia de las drogas crea un ciclo de adicción que puede hundir toda tu vida. Con la voluntad de sentirme cada vez mejor me había adentrado en el camino de la autodestrucción. Aquel fue un viaje en tren del que podría no haberme apeado de no haber encontrado a aquel hombre en el ascensor. Creo que en varios sentidos tengo una deuda de gratitud con él.

La semilla del cambio había arraigado en mi corazón. Quería vivir una vida más tranquila. Quería ser una persona auténticamente agradable y abandonar mi prepotencia. Por ese motivo tomé una serie de decisiones para volver a encarrilar mi vida. Todo comenzó con la creencia de que me lo merecía, que tenía derecho de preservar mi vida y que valía como ser humano. Me apunté a los exámenes GRE,* asistí a cursos de posgrado de la Universidad de Nueva York y comencé a asistir a clases de Ashtanga Yoga. Puedo decir que la primera clase de yoga me impresionó. Todos los alumnos eran encantadores, pero además sentí algo completamente nuevo. Mientras estaba tumbada en el suelo durante la relajación final de la clase, me sentí a gusto en mi propia piel. Había desaparecido finalmente el malestar que me había acompañado a lo largo de toda mi vida, ese constante telón de fondo que se manifestaba como una melodía discordante de ansiedad y preocupación en todas las situaciones que vivía. Eso sí que fue realmente un «subidón».

Las primeras víctimas de mi nuevo estilo de vida fueron los amigos con los que compartía las fiestas. Sabía que estaba haciendo precisamente lo que necesitaba, pero no tardé en darme cuenta de que estaba emprendiendo un camino en solitario. A los pocos meses de aquella primera clase de yoga me trasladé a la ciudad de Nueva York y me sumé a una clase de Ashtanga Yoga tradicional estilo Mysore. La profesora me indicó que asistiera a las clases de las ocho de la mañana, seis veces a la semana. Mi mundo giró sobre su propio eje. En la época de las fiestas esa era la hora a la que solía llegar a casa, en el mejor de los casos. Asumir mi compromiso con la clase de yoga implicó modificar mi vida de una forma que anhelaba pero para la que no estaba realmente preparada. No solo abandoné Miami, también me apunté a un programa intensivo de estudios de posgrado; además, empecé a irme a dormir antes de la medianoche y a practicar yoga a una hora que para mí era el amanecer. Si no hubiera sido por la amable comunidad de practicantes de Ashtanga Yoga de Nueva York, no creo que hubiera sido capaz de mantenerme en el camino espiritual. Necesitaba una *sangha*, una comunidad espiritual que guiara mi transición hacia la vida yóguica.

Cuando acabé mi primera sesión de yoga en Nueva York, unas mujeres que conocí en el vestuario me invitaron a tomar un zumo verde. En una ocasión en la que no asistí a clase porque un grupo de mis antiguos amigos vinieron a visitarme, todos mis compañeros me echaron en falta. Al ver que todos los practicantes tomaban zumos verdes y tentempiés saludables, empecé a cuestionar mi dieta. Cuando dos estudiantes de mi clase viajaron a la India para estudiar con Shri K. Pattabhi Jois, hablé con mi profesora para que me diera información. Ella me animó a leer el libro de Guruji y a viajar a la India. Mi vida cambió por completo: no solamente encontré mi *sangha* sino también mi camino. Sin el apoyo genuino de la comunidad de yoga no hubiera sido capaz de conseguirlo.

---

* El GRE (Graduate Record Examinations) es un examen en inglés exigido por muchas universidades estadounidenses para realizar estudios de postgrado. El examen se puede realizar cuantas veces se quiera. Si realiza el examen más de una vez, las comités de admisión harán la media de las diferentes notas obtenidas en el examen o bien tendrán en cuenta la nota más alta, dependiendo de la política de cada universidad.

La tarea del yogui para hoy es *sangha*, la comunidad espiritual o los amigos del yoga. Es muy importante tener amigos que te comprendan y apoyen tu práctica, que te aplaudan por levantarte a las cinco de la mañana para asistir a una sesión de yoga. Los amigos del yoga son felices, y lo celebran brindando con zumos verdes y adoptando una postura sobre las manos en lugar de recurrir al alcohol y al tabaco. Necesitas que alguien pueda sentir compasión porque no consigues adoptar una postura sobre las manos, y que celebre contigo la primera vez que logras realizar tu primera flexión hacia atrás. Para las personas que no practican yoga puede ser difícil comprender por qué estás prácticamente al borde de las lágrimas por la emoción de haberte balanceado sobre la cabeza durante unos segundos.

Pero la comunidad de yoga no es el paraíso, de manera que no te acerques a ella con la esperanza de encontrar ángeles. El mundo del yoga está constituido por seres humanos. No quiero pintar una visión rosada de un mundo en el que también hay cotilleos, escándalos, poder, fama y dinero. Sin embargo, los yoguis tienen normas más elevadas. Como practicante de yoga, debes preguntarte qué significa llevar una vida yóguica. Más que nada, yoga es el compromiso de trabajar para tener una vida tranquila y cambiar tu mundo. Este compromiso requiere fuerza, constancia y determinación.

El camino espiritual no es una competición donde los yoguis se afanan por conseguir un puesto más alto. Es un viaje en el cual todos nos tendemos la mano y nos animamos mutuamente. No estamos aquí para glorificarnos, sino para desprendernos de las cadenas del ego, del orgullo y de la envidia. Estamos en el camino porque aspiramos a ser humildes y bondadosos y para aprender a mantenernos en el camino superior. Estamos aquí para abandonar las luchas y los esfuerzos y acabar con los conflictos emocionales que solo generan más conflictos. No son necesarios los uniformes ni ningún atuendo en especial. No hay talla, ni forma, ni edad, ni sexo, ni raza, ni clase social que te convierta en un yogui, únicamente lo que tienes en el corazón. Cuando estás en armonía contigo mismo, tu corazón canta de alegría. Cuando realizas una acción incorrecta, tu corazón registra esa falta de honestidad. Y tú, como yogui, debes realizar una acción para enmendarla. Sé un buen amigo del yoga.

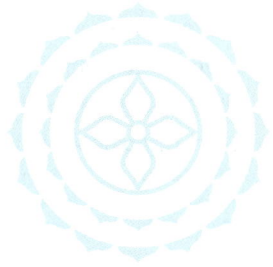

TAREA

1. Identifica a tus amigos del mundo del yoga. Ponte en contacto con ellos e invítalos a compartir una sesión de yoga, un zumo o una comida vegana. Practicad juntos, sumaos a una clase de acroyoga* o ayudaos mutuamente a desarrollar una sensación de confianza compartida mediante un trabajo en pareja. Dedico esta tarea a mis dos mejores amigos de yoga. El primero es mi marido, Tim. A lo largo de nuestro matrimonio hemos compartido varios viajes a la India, y también el corazón y el espíritu de la práctica. Además, hemos abierto un centro de yoga en Miami. Compartimos amor y vida. La segunda es Kerri Verna, a la que muchos conocen a través de Instagram como @beachyogagirl. En realidad ella es mi mejor amiga y yo no sería capaz de seguir en este camino sin ella. ¿Quiénes son tus amigos de yoga?

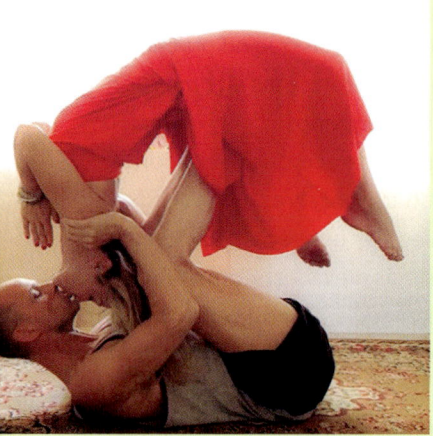

2. Descubre tus valores yóguicos. Identifica tres valores esenciales que definen la *sangha* de yoga. Por ejemplo, podrían ser paz, fuerza y autenticidad. Luego inicia un diálogo en tu grupo de amigos de yoga y descubre cuáles son los valores que compartís.

3. Compórtate como un amigo del grupo de yoga. La próxima vez que asistas a una clase localiza a los recién llegados y dales la bienvenida a la comunidad invitándolos a tomar un zumo o simplemente haciéndoles saber que pueden contar contigo para lo que necesiten. También puedes encontrar personas a través de la Red que acaban de iniciarse en la práctica. Síguelas en Instagram y ofréceles tu apoyo; que sepan que tienen un amigo en el camino del yoga.

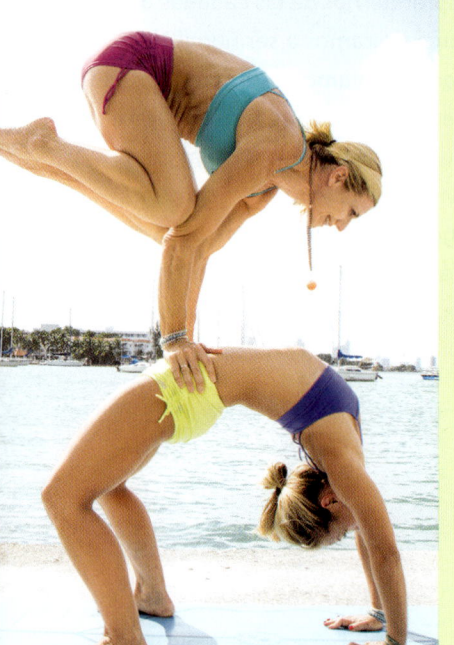

---

* N. de la T.: El acroyoga es una práctica que nace de tres disciplinas: yoga, acrobacia y masaje tailandés.

4. Forma una *sangha* virtual. Únete a un grupo de las redes sociales que comparta tus valores. Cuenta tu historia y ofréceles a los integrantes tu amistad y tu apoyo para este viaje.

PRÁCTICA

1. Únete a una *sangha* de yoga

Asiste a una clase de yoga. Hoy no te indicaré que practiques ninguna postura. En su lugar quiero que asistas a una clase real para que conozcas al profesor y a la comunidad de yoguis de tu localidad.

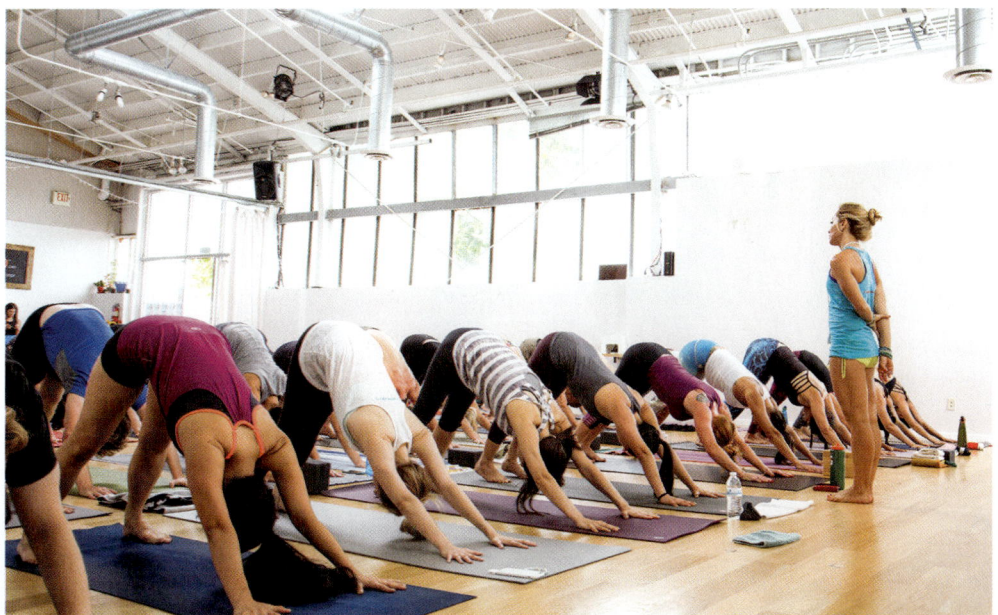

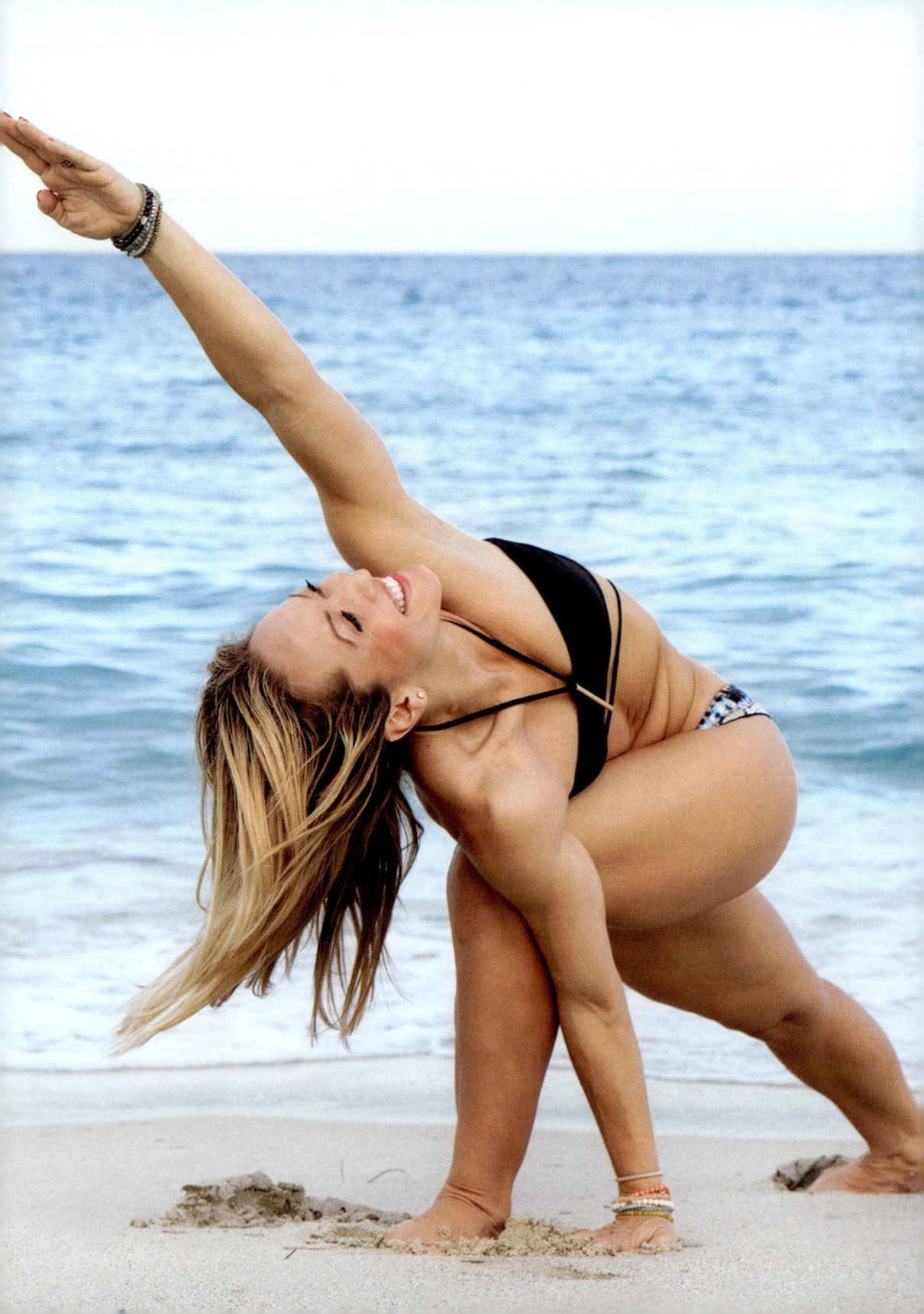

Día 21 | Memoria
Smrti

Cuando iba al colegio aborrecía tener que estudiar las cosas de memoria. Mi rechazo por la memorización fue realmente uno de los motivos por los que decidí estudiar literatura. Estuve a punto de suspender un examen de biología de nivel avanzado porque simplemente no conseguía sentarme a memorizar los huesos y los músculos del cuerpo humano. Y en esto que acabo de decir hay dos ironías. En primer lugar, gracias a los casi veinte años que llevo practicando y enseñando yoga ahora conozco de memoria la mayoría de esos huesos y músculos. ¡Mi profesora de biología del instituto estaría muy orgullosa de mí! Y en segundo lugar, no es por alardear pero realmente tengo muy buena memoria. Soy capaz de retener lo que leo con todo lujo de detalles siempre que preste atención durante la lectura. Mi cerebro actúa como un depósito de datos acumulados al azar a lo largo de muchos años de lectura, formación y estudios generales. Me encantaría poder borrar algunos de esos archivos, pero parece ser que la memoria no es selectiva como el disco duro de un ordenador. Tal vez sea conveniente que la forma más tradicional de practicar Ashtanga Yoga requiera que el estudiante memorice el orden de las asanas.

Ashtanga Yoga tiene la reputación de ser dogmático y exigente. Ciertamente es exigente; sin embargo, que sea dogmático depende realmente de la persona que lo enseña. Quizás te preguntes cómo se puede ser exigente sin ser dogmático. Ashtanga Yoga requiere que los practicantes del método tradicional del estilo Mysore aprendan de memoria el orden de las posturas. Los alumnos a veces tienen permiso para utilizar una ficha de ayuda durante varios días, aunque algunos profesores ni siquiera permiten eso. Por otra parte, los practicantes deben asistir a seis clases por semana. Si quieres progresar hasta las posturas más avanzadas, no existe ninguna zona gris para estos dos requisitos. Son ineludibles. Por lo general, los estudiantes se resisten a acatar la consigna de memorizar una secuencia de movimientos. O bien se rebelan contra la idea de hacer lo mismo cada día, o la exigencia de aprender las posturas de memoria les causa cierta ansiedad. La repetición es objetivamente la clave del éxito. La mayoría de los atletas olímpicos memorizan sus programas de entrenamiento, repiten los mismos movimientos una y otra vez y acatan las instrucciones de sus entrenadores.

El papel de la memoria en los estudios tradicionales de yoga no puede sobrevalorarse. Toda la enseñanza de los *Yoga Sutras* comenzó como una tradición oral que debía aprenderse de memoria a través del vehículo de los cánticos. Esa tradición duró alrededor de quinientos años antes de que se pusiera por escrito. La capacidad del aspirante de yoga para memorizar grandes cantidades de conocimientos se consideraba una prueba de disciplina y fortaleza. Históricamente, memorizar los ciento noventa y seis aforismos de los cuatro libros era un requisito indispensable para todos los que aspiraban a ser practicantes de yoga. Antes de poder hacer ninguna pregunta sobre las razones o la lógica de los textos filosóficos más fundamentales de yoga, los practicantes debían memorizar el volumen completo del trabajo de Patanjali. ¡Imagina si los instructores contemporáneos les pidieran lo mismo a sus alumnos hoy en día! Sin duda alguna, la cantidad de aspirantes menguaría considerablemente.

Aprender las posturas de memoria orienta la atención hacia el cuerpo interno. Al memorizarlas, creas el espacio para que tu mente se dirija completamente hacia el interior. Mientras estés concentrado en algo exterior a ti mismo —como, por ejemplo, seguir las instrucciones de un profesor al tiempo que te preguntas qué es lo que viene a continuación—, la mente siempre estará dirigida hacia el mundo externo. La mente puede concentrarse completamente en el espacio interior en cuanto las posturas son aprendidas de memoria. Por otra parte, las series de posturas son asimiladas por la mente subconsciente, donde tiene lugar la enseñanza más profunda.

La memoria es intercambiable y nuestro deseo de protección personal es tan fuerte que incluso somos capaces de bloquear experiencias enteras de nuestra conciencia. Tu forma de interactuar con la memoria es tu forma de relacionarte con tu mente y tu cuerpo, y los dos juntos forman el vehículo necesario para emprender el viaje del yoga. Independientemente de cuál sea en verdad tu experiencia de vida, todo lo que descartas de los eventos vividos determina en gran medida tu estado personal de felicidad. Yo tengo una tendencia a deslizarme hacia lo negativo, a recordar más las discusiones que los momentos buenos. A través del yoga he aprendido a entrenar mi percepción para ser más neutral, objetiva y sincera.

La tarea del yogui para hoy es la memoria (*smrti*). Hay tres tipos de memoria que desempeñan un papel importante en el camino espiritual. En primer lugar, puedes recordar las palabras de tu profesor en momentos de preocupación o de sufrimiento. En segundo lugar, puedes recordar las enseñanzas sagradas de los textos originales de tu linaje espiritual, que son tu armadura de protección en situaciones difíciles. Por último, y lo más importante, puedes recordar tu verdadero ser. La filosofía del yoga sostiene que cada uno de nosotros es portador de un ser eterno y que, más allá de lo profundamente que esté enterrado ese ser bajo una montaña de dudas personales, siempre hay una memoria del verdadero ser. Comienzas a reconocer quién eres en realidad cuando la luz de tu verdadero ser empieza a brillar a través de la práctica.

TAREA

1. Recuerda las palabras de tu profesor. Apunta una frase que hayas escuchado pronunciar a tu profesor y que te haya parecido muy importante. Colócala sobre tu escritorio o toma una captura de pantalla para guardarla en tu teléfono móvil donde puedas verla con frecuencia. Utilízala para inspirar tu práctica.

2. Mantén tu punto de vista. Recuerda lo lejos que has llegado en el camino. Tómate tiempo para reflexionar sobre un punto de inflexión fundamental para ti, independientemente de que haya sido practicar yoga, conocer al amor de tu vida, elegir un trabajo o una carrera o cualquier otro evento significativo. Sé lo más objetivo posible y toma nota de cualquier tendencia a valorar el evento de una forma exageradamente positiva o negativa. Reconoce los pasos que has dado desde que se produjo ese punto de inflexión transcendental.

3. Practica la memorización. Aprende de memoria uno de los *Yoga Sutras*. Comienza aprendiendo de memoria la traducción del *sutra* a tu idioma natal y luego memorízalo en el sánscrito original. Tu objetivo debe ser añadir un nuevo *sutra* por semana hasta completar el Libro Primero de los *Yoga Sutras*.

PRÁCTICA

1. *Parivrtta Parsvakonasana* – Postura del ángulo lateral extendido con torsión
Esta postura de pie es bastante complicada. No solamente requiere un alto grado de flexibilidad sino que además la mente debe estar atenta a diversos aspectos de la asana, la mayoría de los cuales no están a la vista mientras se realiza la postura completa.

Comienza en *Samasthiti*. Separa las piernas, manteniendo una distancia aproximada del largo de una pierna entre ambos pies. Esta distancia es relativa, pues depende de la altura, la longitud de las piernas y la flexibilidad del practicante. Alinea el talón del pie izquierdo con el arco del pie derecho y gira las caderas hacia la izquierda. Si fuera posible, mantén el talón del pie derecho bien plantado sobre el suelo. En caso contrario, gira las caderas y desplaza el torso hacia delante sobre el metatarso del pie derecho. En esta posición el equilibrio tal vez sea más precario y si sientes que te tambaleas, baja la rodilla derecha para apoyarla sobre el suelo.

La base para esta postura son las piernas. Tienes tres opciones diferentes para elegir, según sea tu nivel de flexibilidad y equilibrio. Al iniciar la postura no debes perder de vista cuál es su base. Concéntrate en estabilizarte afirmando la pierna derecha y baja todo lo que puedas sobre el metatarso o sobre el borde externo del pie. Esto dependerá de cuál sea la opción que mejor se adapte a tus posibilidades. Debes mantener constantemente activado el suelo pélvico. Después de elegir la forma de asentarte en la postura que sea más conveniente para ti, prepárate para iniciar *Parivrtta Parsvakonasana B*, contrayendo el ombligo y la zona por debajo de él e inclinándote a la izquierda durante una inhalación. Exhala mientras flexionas el torso sobre el muslo izquierdo. Realiza una flexión de caderas sobre el lado izquierdo que te resulte cómoda; la articulación de la cadera izquierda debe girar suavemente en una rotación interna. Flexiona el pecho, las costillas y los hombros en dirección al muslo izquierdo. Coloca la mano derecha sobre el suelo. Para adoptar la postura completa *Parivrtta Parsvakonasana B*, los dedos de la mano deben estar orientados en la misma dirección que los dedos del pie izquierdo. Si no puedes llegar hasta el suelo, coloca un bloque junto al borde externo del pie izquierdo y apoya la mano sobre él. Gira el hombro derecho hacia el

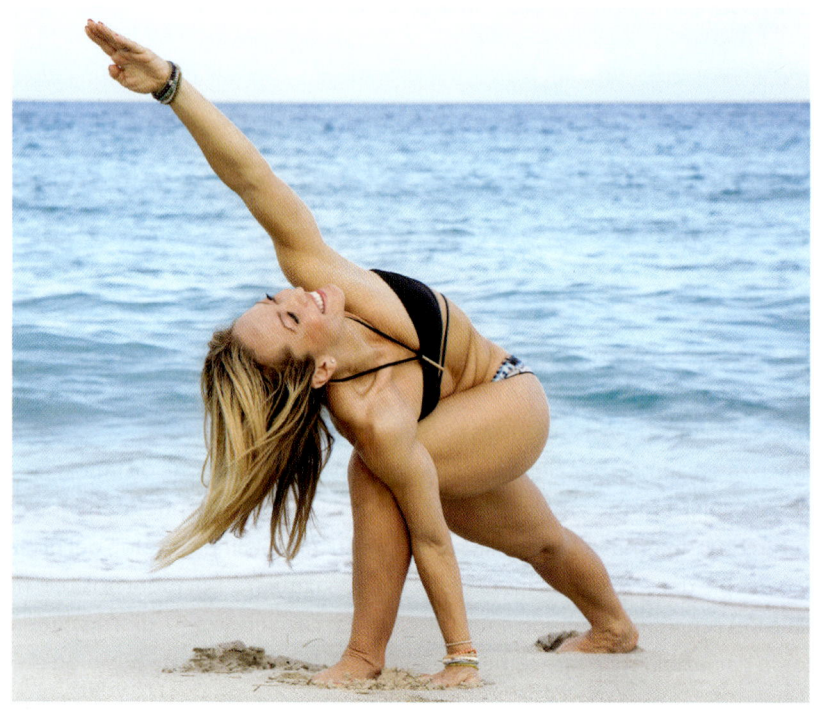

interior mientras extiendes el hombro izquierdo hacia arriba y hacia fuera. Dirige la mirada hacia los dedos de la mano izquierda. Todo tu cuerpo permanecerá fuera de tu vista, de manera que para mantener la alineación debes apelar a tus sensaciones internas y a tu memoria. Respira cinco veces en la postura. Inhala mientras la deshaces y luego repítela de inmediato con el otro lado. Permanece en la asana durante cinco respiraciones; a continuación, inhala, eleva el torso y vuelve a *Samasthiti*.

2. *Purvottanasana* – Postura de la tabla hacia arriba

Purvottanasana se traduce directamente como "estiramiento intenso hacia el este". Esta asana se empareja con *Paschimattanasana*, que literalmente significa "estiramiento intenso hacia el oeste".

Comienza en *Dandasana*. Exhala mientras contraes la parte inferior del abdomen, desplazas el coxis hacia dentro y redondeas la parte baja de la espalda. Estira los dedos de los pies, activa los cuádriceps y gira las caderas hacia el interior. Lleva las manos hacia atrás a aproximadamente unos quince centímetros de las caderas. Orienta los dedos de las manos hacia los dedos de los pies y gira los hombros hacia dentro. Ahora eleva el pecho y lleva la barbilla junto al esternón. Inhala mientras activas el suelo pélvico y desplazas enérgicamente las caderas hacia arriba y hacia delante. Mantén los cuádriceps activados. Mientras elevas las caderas los pies bajan de forma natural hacia el suelo, pero no intentes apoyarlos, pues te arriesgarás a sufrir un calambre en las pantorrillas o en los dedos. Debes mantener el mentón junto al pecho durante unos instantes para comprobar la correcta alineación de

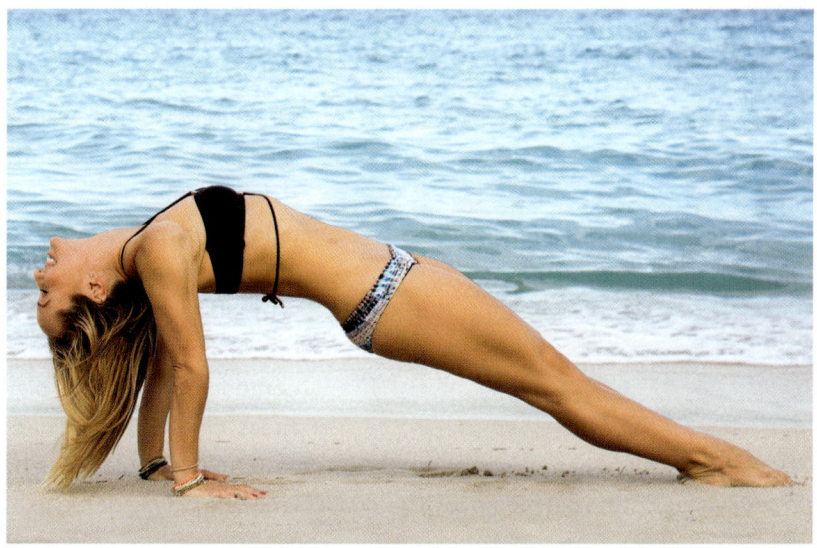

la región inferior al ombligo, evitando que la parte inferior del abdomen descienda. Cuando confíes en que la parte inferior del abdomen puede permanecer en el espacio interno de la pelvis, puedes llevar la cabeza hacia atrás y dirigir la mirada hacia la punta de la nariz. Mantener los hombros girados hacia el interior ofrece un soporte natural para el cuello porque ese movimiento eleva los músculos trapecios. Debes ser consciente de tu cuerpo en todo momento para tener muy presentes los puntos clave y mantener la alineación de la postura. Aunque no seas capaz de ver tu cuerpo, debes tener una representación mental consciente de él. Permanece en la postura durante cinco respiraciones y luego vuelve a *Dandasana*.

3. *Baddha Padmasana* - Postura del loto con ligadura

Baddha significa "ligadura", y la memoria puede describirse como el hecho de ligar o unir imágenes o ideas en tu mente. *Baddha Padmasana* se utiliza tradicionalmente como una parte de las posturas finales del Ashtanga Yoga. Por lo general hace alusión a unir o fijar el

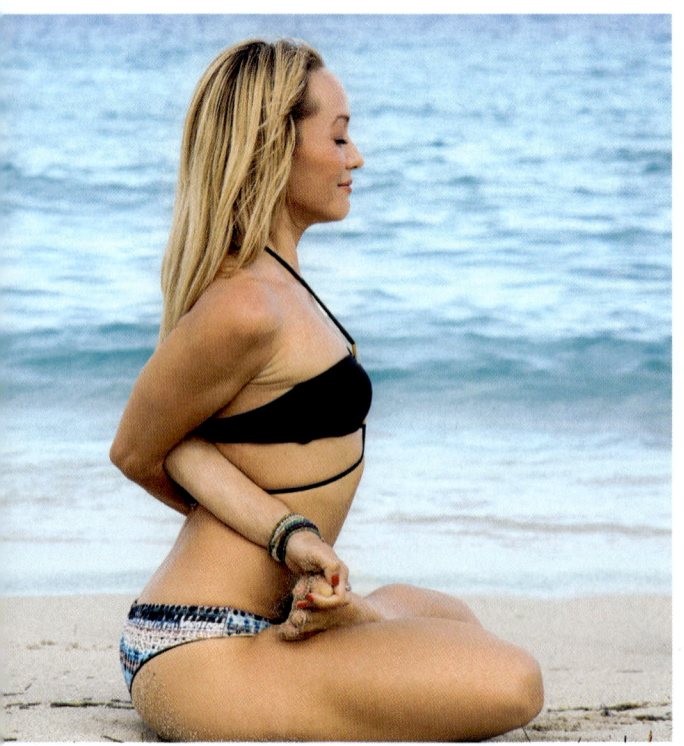

intenso trabajo interior de la práctica. El loto (*padma*) es el símbolo del crecimiento y el despertar espiritual. Uno de los obstáculos más frecuentes en el camino del yoga es la reincidencia. Practicar la postura del loto con ligadura al final de la práctica es el intento por conservar todo lo que se ha ganado a lo largo del camino interior.

Comienza en *Dandasana*. Dobla las piernas adoptando una postura sedente que te resulte cómoda. No debes hacer la postura completa si no te sientes a gusto al estar sentado con las piernas cruzadas. En su lugar, lleva ambos brazos detrás de la espalda y sujeta ambos codos. Si, por el contrario, puedes sentarte cómodamente con las piernas cruzadas, con toda seguridad también eres capaz de doblar las piernas para adoptar *Padmasana*. Empieza doblando la pierna derecha para realizar la postura del medio loto. Acerca el empeine del pie derecho a la cresta de la cadera izquierda. Comprueba si estás cómodo antes de seguir adelante. De lo contrario, retira el pie derecho de la postura. Pero si estás preparado para seguir avanzando, dobla el pie izquierdo para adoptar la asana del medio loto y lleva el empeine hacia la cresta de la cadera derecha. Eleva el pie izquierdo por encima de la espinilla derecha pero mantén cerrada la articulación de la rodilla izquierda mientras adoptas *Padmasana*. Asegúrate de que los talones se encuentran junto a la parte interna de las crestas ilíacas. Evita doblar los pies en forma de media luna (como hacen los bailarines, es decir, con los dedos orientados hacia dentro y los talones proyectados hacia fuera) y no dejes que se deslicen hacia el suelo. Activa ligeramente los pies pero no los flexiones. Si estás cómodo en *Padmasana*, puedes seguir adelante para hacer el loto con ligadura. Lleva el brazo izquierdo hacia la espalda e intenta acercar la mano a la parte superior del pie izquierdo. Si no llegas al pie, simplemente deja la mano en el aire lo más cerca de él que sea posible. Estira el brazo derecho hacia la espalda por encima del brazo izquierdo, con la intención de que la mano derecha se dirija hacia la parte superior del pie derecho. Cuando hayas conseguido agarrar los dos pies, habrás adoptado la postura completa de Baddha Padmasana.

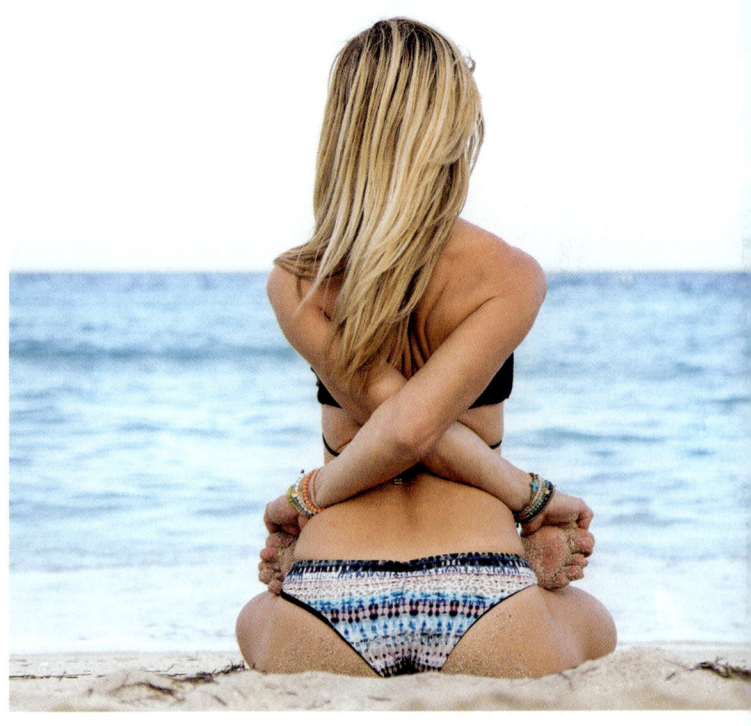

Para profundizar la postura puedes bloquear los codos uno encima del otro y crear una ligadura más intensa. Sin embargo, esto solo es recomendable para practicantes muy flexibles o para aquellos que practican la serie intermedia de Ashtanga Yoga. Respira diez veces en la postura. Luego inhala y deshazla o pasa inmediatamente a las asanas finales tradicionales (como se indica en mis obras *La fuerza de Ashtanga Yoga* y *Ashtanga Yoga series intermedias*).

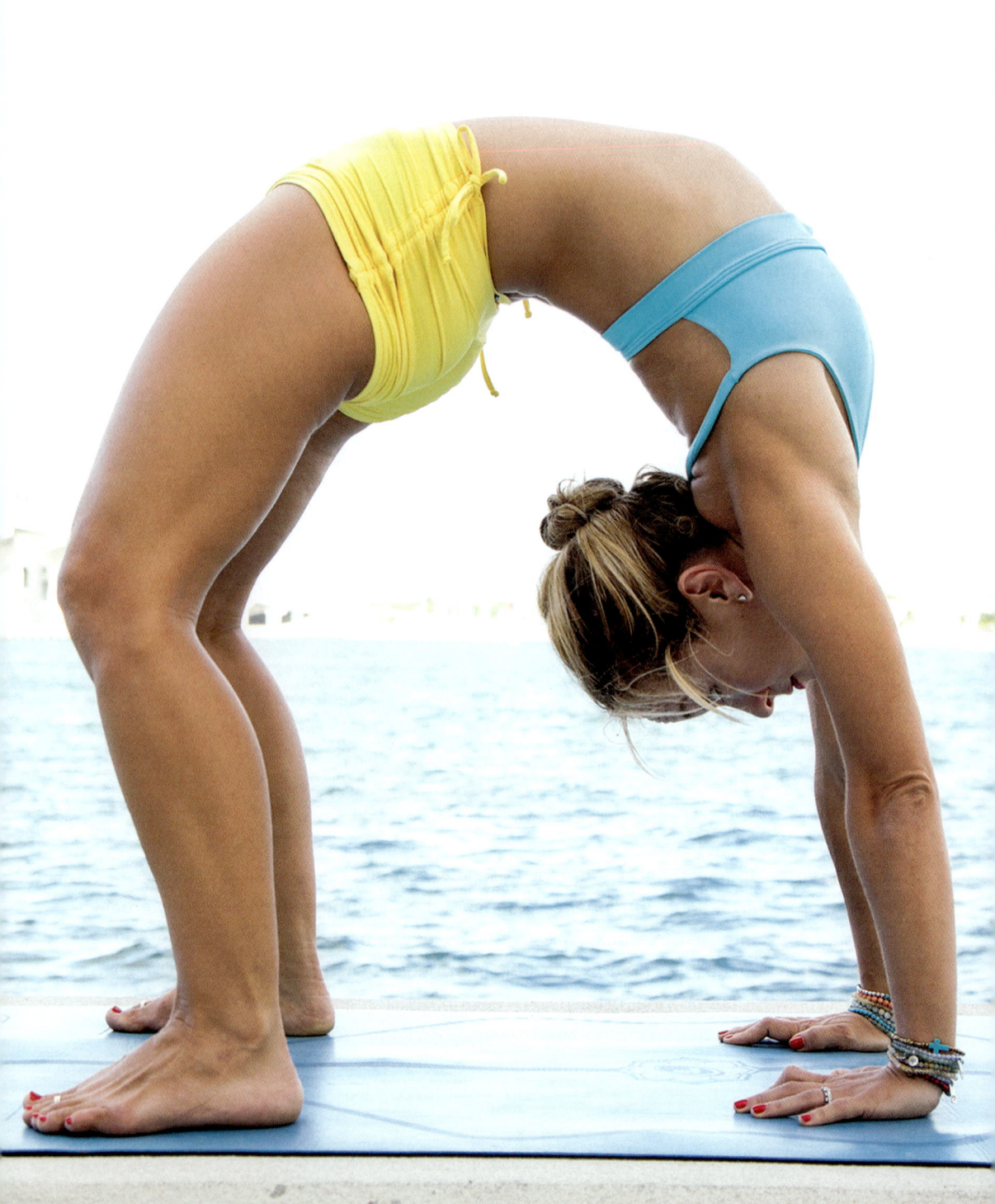

Día 22 | La aceptación del sufrimiento
Tapas

Sufro cuando mi reloj despertador suena a las cinco de la madrugada, pero lo acepto. Sufro cuando siento que me queman los abdominales si permanezco demasiado tiempo en *Chaturanga Dandasana*, pero lo acepto. Sufro cuando tengo que modificar mi práctica y tomarme las cosas con más calma debido a una lesión, pero también lo acepto. No intento rehuir este tipo de sufrimiento.

La gente me pregunta cómo he conseguido ser tan flexible y fuerte. La respuesta es sencilla y fácil: he practicado yoga todos los días durante casi veinte años. Yo no estaba dotada naturalmente para practicar yoga, no llegaba a tocarme los dedos de los pies, no podía flexionar la espalda, ni mucho menos hacer una postura sobre la cabeza. Pero a través de la devoción, la dedicación y la determinación he experimentado un cambio que me ha permitido progresar lenta y perseverantemente desde lo imposible hasta lo posible. En la filosofía tradicional de yoga esto se conoce como *tapas*, literalmente traducido como "calor". *Tapas* significa la disciplina para aceptar el sufrimiento necesario que encontramos en el camino del yoga. Practicar yoga es someterse al fuego de la purificación.

La tarea del yogui para hoy es *tapas*. Algunas veces definido como ascetismo o disciplina, *tapas* también quiere decir la aceptación del sufrimiento que conduce a la purificación. *Tapas* es físico, mental y espiritual; desarrolla la fuerza y la determinación y te otorga el poder de conseguir los objetivos que te propones en la vida. El éxito depende tanto del talento y de la suerte como del trabajo duro y constante. Tú ya cuentas en tu corazón con todo lo que necesitas para tener éxito en la práctica de yoga y en la vida. A través del poder de *tapas* aprendes a acceder a tu poder natural y a ser realmente fuerte. *Tapas* puede ser el compromiso para hacer algo que te resulta difícil en servicio de la práctica, como puede ser levantarte pronto o adoptar una postura que siempre has evitado. Pero *tapas* también puede ser deshacerte de un viejo hábito que se interpone en tu práctica. Puede ser la decisión de aumentar el número de días que practicas yoga o que te levantas pronto (como yo hice esta misma mañana) en servicio del yoga. En otras palabras, *tapas* es mucho más que un simple dolor físico.

De acuerdo con la filosofía tradicional del yoga, hay diferentes tipos de *tapas*. En primer lugar, cualquier actividad se puede definir conforme a las categorías de los tres *gunas*. Los *gunas* son las cualidades fundamentales de la naturaleza que siempre han estado presentes en el mundo, y siempre lo estarán. El yogui puede practicar *tapas* sátvico, *tapas* rajásico o *tapas* tamásico. *Tapas* sátvico es el verdadero estado yóguico de purificación, realizado de una manera serena y ecuánime y con una actitud sostenida de no apego. *Tapas* rajásico se practica con una férrea intensidad, y con frecuencia es asociado a los logros del ego; a veces puede dar lugar a sufrimientos innecesarios y producir un efecto combinado en el estado interior de purificación. Por último, *tapas* tamásico es la idea malinterpretada de someterse a intensos estados de sufrimiento con el pretexto de la purificación, incluso hasta el extremo de torturarse o hacerse daño. Desafortunadamente, esto no tiene ninguna utilidad en el camino yóguico y solo te mantendrá en un ciclo de negatividad autodirigido y punitivo. Una buena manera de discernir bajo cuál de los *gunas* tiene lugar tu *tapas* es comprobar tus intenciones.

En la categoría de *tapas* sátvico hay otros tres tipos tradicionales de *tapas*: purificación del cuerpo, del discurso y de la mente. *Tapas* corporal consiste en mantener una disciplina física diaria para conservar el cuerpo lo más puro y energético posible. Esto incluye seguir una dieta yóguica, practicar yoga todos los días y ocuparse de cuidar y limpiar el cuerpo. *Tapas* del discurso significa purificar tu lenguaje y pensar muy bien lo que vas a decir. El yogui solo habla de la verdad de una manera bondadosa, despojado de cualquier intención malévola. Los yoguis modernos deben al menos evitar las palabras ordinarias de su discurso que son innecesarias y evitar dañar o perjudicar a otra persona mediante insultos o palabras hirientes. Finalmente, quizás el mayor esfuerzo corresponda a *tapas* mental, que es esencialmente el esfuerzo yóguico por mantener la serenidad y ecuanimidad mental, enfocando constantemente la atención en un único punto del cuerpo interior.

Como ayuda para la práctica de los tres *tapas*, R. Sharath Jois a menudo habla de «las cuatro D» necesarias para una correcta práctica del yoga: devoción, dedicación, disciplina y determinación. Esa es su forma de explicar *tapas* en acción. Los yoguis tienen una vida disciplinada para conseguir que la mente yóguica esté enfocada siempre en el espacio interior. El verdadero trabajo del yoga se produce solamente mediante un esfuerzo sostenido y estable, que consiste en que los pensamientos negativos antiguos sean sustituidos por otros positivos. Sharath dice: «Si sigues haciendo asanas sin pensar en este tipo de cosas, la práctica es como una actividad física mecánica sin ninguna utilidad espiritual. ¿Cuál es el sentido de tener un cuerpo físico hermoso si no tienes buen corazón o buenos pensamientos?». En cuanto te comprometas con la práctica espiritual y llegues a encarnar el corazón valiente de un yogui, ya no te afectará gran parte de lo que en este momento consigue perturbarte.

Esa es la transformación que tiene lugar cuando practicas yoga durante mucho tiempo con dedicación y determinación. Únicamente gracias a la fe y la devoción un practicante se convierte en un *saddhaka*, es decir, un yogui que está dispuesto a sacrificarse y aceptar el sufrimiento como una parte necesaria del servicio en el camino del yoga.

La forma de definir el sufrimiento es a la vez una discusión semántica y una experiencia personal. Todos nosotros tenemos distintos umbrales de dolor y un nivel de sensibilidad diferente en nuestro cuerpo, y afirmar que nunca deberíamos sentir dolor durante la práctica es no tener en cuenta el viaje altamente personal de la conciencia corporal. Como regla general, en las sesiones de yoga se debe evitar cualquier movimiento que produzca dolor alrededor de las articulaciones. Pero hay determinadas sensaciones que tienen que ver con el fortalecimiento y el estiramiento de los músculos, que algunas personas pueden calificar como dolorosas pero que por lo general son físicamente seguras. Aun así, ni siquiera esta referencia puede aplicarse de manera universal porque no todo el mundo es capaz de sentir sus músculos o articulaciones mientras practica yoga. Una forma de pensar en *tapas* es identificar el límite de una «molestia cómoda», es decir, un punto intermedio entre los movimientos extremos que pueden producir lesiones y una excesiva cautela.

El yoga enciende una luz en lo más profundo del espacio interior del cuerpo físico, emocional y mental y abre un camino para la sanación. Todos hemos experimentado directamente los cambios que produce el viaje espiritual del yoga. No siempre son las posturas avanzadas las que nos ayudan a sanarnos ni las que implican los *tapas* más poderosos. Las posturas son meras ventanas para llegar al ser real, y la sanación se produce en presencia de esa chispa divina. La sabiduría infinita de la verdadera gracia es edificante y constituye una lección de humildad; es la luz que te guía a través de la fe y la entrega y lo que hace que todos los *tapas* realmente merezcan la pena.

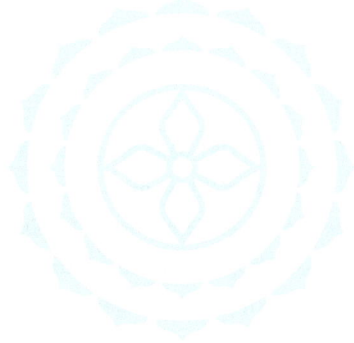

TAREA   **1. Elimina viejos hábitos.** ¿Tienes algún hábito que se interponga en el camino de tu práctica? Como por ejemplo fumar, beber, consumir drogas, comer en exceso o no comer lo suficiente, perderte en el mundo *online* o simplemente autocastigarte. Necesitarás determinación, fuerza y capacidad para aceptar el sufrimiento si quieres modificar ese hábito. Comprométete contigo mismo a producir el cambio hoy mismo y disponte a entregarte al fuego de la purificación. Si tienes alguna adicción, considera la posibilidad de unirte a un programa de doce pasos o solicitar consejo a un profesional cualificado y pedir ayuda.

2. Practica *tapas* del discurso. Apunta en una libreta cada vez que maldigas, jures o mientas a lo largo del día. Pregúntate si realmente era necesario hacerlo. Anota también todas las ocasiones en las que hablas de una forma que no se corresponde con los valores yóguicos, como por ejemplo criticar, insultar, hurgar en el pasado por el mero hecho de herir a alguna persona, decir mentiras, proyectar negatividad y demás. Reflexiona sobre por qué te sientes compelido a entablar este tipo de intercambios verbales e intenta identificar el malestar latente que te empuja a expresarte de ese modo.

3. Cultiva nuevos hábitos. Determinados elementos del estilo de vida yóguico requieren un elemento de *tapas*. Elige uno y comprométete a practicarlo durante un periodo de tres meses. Por ejemplo, podrías decidir practicar yoga a diario, llevar una dieta vegetariana o vegana, beber más agua, acostarte más temprano o levantarte pronto.

PRÁCTICA

1. *Chaturanga Dandasana* - Postura del bastón de cuatro miembros

De todas las posturas de la serie Ashtanga Yoga, esta es una de las más difíciles de practicar manteniendo una buena alineación. Normalmente esta asana se realiza durante una sola respiración y como forma de transición entre las diferentes posturas, porque en cuanto intentas mantenerla durante un tiempo más prolongado el poder de sus *tapas* se torna evidente. Guruji y Sharath solían pedir a los alumnos que mantuvieran *Chaturanga Dandasana* durante la práctica guiada de Ashtanga Yoga; era una especie de prueba sorpresa de fuerza y determinación. Una cosa es cierta con respecto a esta postura: todo tu cuerpo se encuentra bajo el fuego de la purificación.

Comienza en *Utthita Chaturanga Dandasana* con los pies ligeramente separados. El peso corporal debe recaer sobre los metatarsos de los pies; el suelo pélvico y los músculos abdominales inferiores deben estar activos, las costillas contraídas y los hombros bien abiertos. Exhala lentamente mientras flexionas los codos para bajar el cuerpo hacia el suelo. Deja que se deslice hasta el espacio que hay entre los brazos mientras mantienes la fuerza a lo largo de la línea central. Presiona continuamente con los brazos sobre el suelo. Baja el pecho ligeramente por debajo de los codos y detén el movimiento cuando estos estén a un ángulo de noventa grados. Dirige la mirada hacia la nariz. Permanece en la postura durante una respiración y luego pasa a *Urdhva Mukha Svanasana* o vuelve a la postura de la tabla. Repite esta secuencia tres veces.

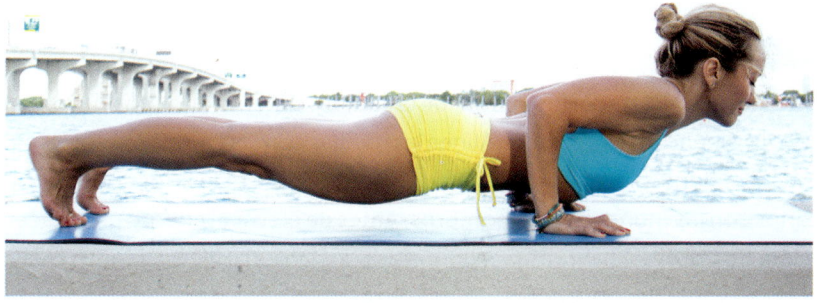

En *Chaturanga Dandasana* debe haber necesariamente un cierto nivel de activación muscular; sin embargo, no debes experimentar dolor en ninguna de tus articulaciones. Los hombros deben apuntar hacia delante y no hacia abajo; de lo contrario ejercerás una presión indebida sobre el acromion o los omóplatos, y esto podría producir una lesión en los hombros. Encuentra el apoyo para los hombros a un nivel más profundo, en los músculos del manguito rotador y en la fuerza de los músculos dorsales largos de la espalda. Si no te sientes seguro para iniciar *Chaturanga Dandasana*, adopta la postura de la tabla; es una versión igualmente saludable y relativamente accesible.

2. *Urdhva Dhanurasana* - Postura del arco elevado

A menudo considerada una flexión hacia atrás, *Urdhva Dhanurasana* es el origen de mucho sufrimiento necesario. Aceptar esta postura como parte de tu práctica es una clase de *tapas*.

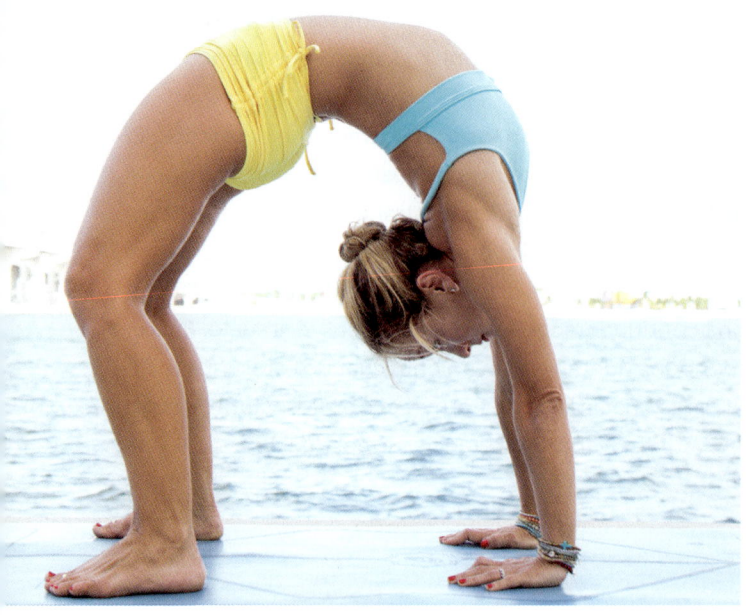

Comienza en posición supina. Flexiona las rodillas y los codos. Alinea los pies a una distancia ligeramente mayor que el ancho de las caderas y colócalos lo más cerca posible de la pelvis. Ubica las manos por debajo de los hombros, con los dedos apuntando hacia los dedos de los pies. Relaja la mente. No te estreses intentando hacer una flexión hacia atrás completa; el mero hecho de dedicar tiempo a la práctica ya es suficiente. Inhala mientras elevas las caderas y las desplazas hacia la parte superior de la cabeza. Detente durante un momento para comprobar si la alineación es correcta. Alinea las rodillas con las caderas mientras proyectas las rodillas hacia delante para colocarlas por encima de los pies. Lleva los codos hacia dentro para alinearlos con las muñecas y los hombros. Antes de elevar el cuerpo para hacer la postura completa de *Urdhva Dhanurasana*, detente un instante, respira y verifica la alineación del torso. Eleva las costillas por encima de la cabeza, amplía el espacio que hay entre las costillas y las caderas, lleva la región inferior al ombligo hacia la cavidad pélvica y activa el suelo pélvico. Inhala mientras elevas el cuerpo para adoptar *Urdhva Dhanurasana*. Ocúpate de que el peso de tu cuerpo se distribuya de manera uniforme entre las caderas, las piernas, el pecho y los brazos. Presiona con los hombros hacia abajo mientras te afianzas con las piernas. Respira cinco veces en la postura. Repítela tres veces en total.

3. *Pinchamayurasana* - Postura de las plumas del pavo real

Pinchamayurasana se conoce con frecuencia como «equilibrio sobre los antebrazos». Esta postura fue una experiencia real de *tapas* para mí. Tardé casi dos años, cayéndome una y otra vez, en conseguir mantener el equilibrio en esta asana. Recuerdo que todos me decían que un día llegaría a lograrlo, pero no había manera. Me sentía tan frustrada que incluso llegué a considerar la posibilidad de abandonar la práctica de yoga porque sentía que me estaba golpeando contra una pared de ladrillos impenetrable. Pero manteniendo la disciplina diaria durante un determinado periodo de tiempo, esa pared de ladrillos comenzó a modificarse y a moverse. Aunque finalmente llegó un día en que de pronto conseguí mantener el equilibrio como por arte de magia, en realidad estuve dos años cayéndome hasta que aprendí a estabilizarme en la postura.

Comienza en *Adho Mukha Svanasana*. Exhala mientras llevas los codos hacia el suelo. Alinea las muñecas y los codos para evitar que los brazos formen una V. Lleva los codos hacia dentro para impedir que se abran. Si te resulta difícil trabajar teniendo en cuenta todos los detalles pertinentes a la postura mientras mantienes el peso corporal sobre los brazos, puedes apoyar las rodillas, alinear los codos y las muñecas y luego volver a incorporarte. Pero si comienzas directamente desde *Adho Mukha Svanasana*, tus caderas se colocarán naturalmente en su sitio. Desde la postura preparatoria, avanza con los pies para alinear las caderas con los hombros lo máximo posible. Activa la cintura escapular ensanchando y extendiendo los hombros, activando los deltoides y recurriendo a la fuerza de los músculos dorsales largos. Si quieres iniciar la postura de una forma más tradicional, inhala mientras te afianzas sobre el suelo a través de los codos, desplazas el sacro hacia delante, giras sobre las caderas y elevas el cuerpo para adoptar la postura completa de *Pinchamayurasana*. Si esto no te resulta posible, levanta una pierna mientras mantienes la fuerza en la cintura escapular. Evita arquear excesivamente la espalda. Inhala mientras elevas las caderas sobre el soporte de los brazos. En cuanto encuentres el equilibrio, junta las dos piernas para hacer la postura completa. Dirige la mirada a un pequeño punto entre los dos pulgares. Mantén la asana entre cinco y diez respiraciones.

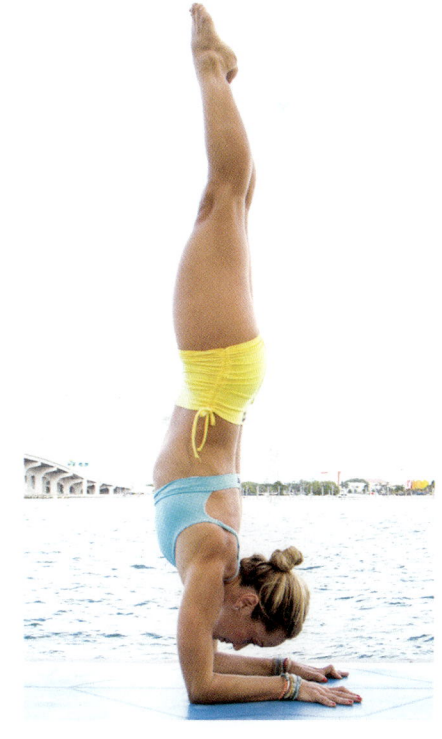

Hay muchas formas de abandonar la postura pero hoy simplemente baja el cuerpo de la misma manera en que lo has subido, llegando suavemente al suelo con el mayor control posible. Mientras exhalas da un paso hacia atrás para ir a *Chaturanga Dandasana*. Inhala y vuelve hacia delante para adoptar *Urdhva Mukha Svanasana*. Por último exhala y vuelve hacia atrás hasta *Adho Mukha Svanasana*.

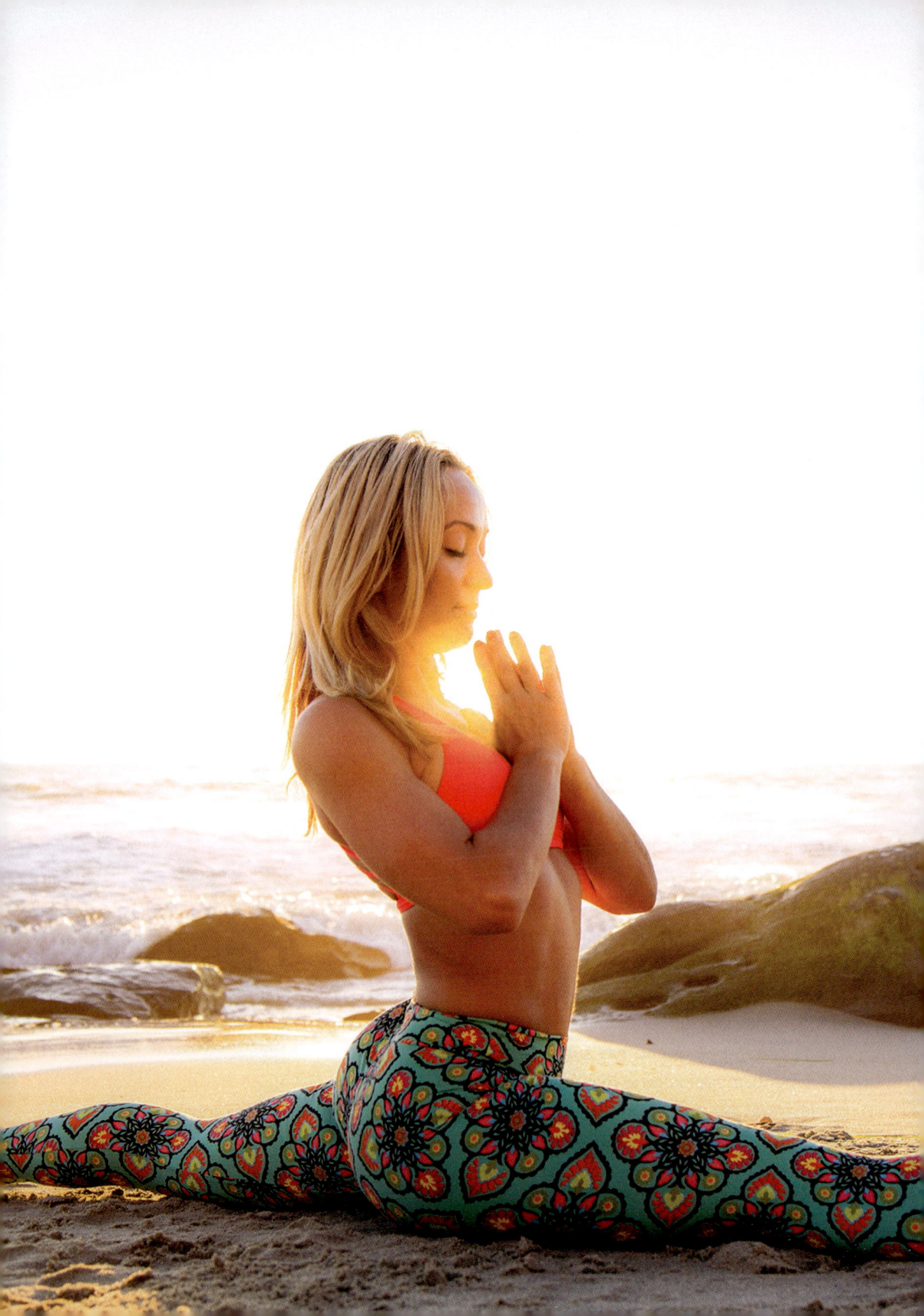

Día 23 | La joya de la corona del amor
Ratna

Se dice que la adoración de Hanuman otorga todas las riquezas del mundo. Hanuman es una figura legendaria esencial en el *Ramayana* que también es citado en el *Mahabharata*. Es venerado en la cosmología hindú por muchos devotos. Representa la fuerza y la devoción, y la interrelación entre estas dos facetas. Cuanto más perfecta es la devoción a Hanuman, mayor es su fuerza. Tiene las bendiciones de todas las deidades hindúes, y cada una de ellas le concede una parte de sus poderes o le ofrece protección a través de esos poderes. Como alumno de Surya, el dios sol, e hijo de Pawan, el dios del viento, Hanuman es presentado como un héroe épico que lleva a cabo muchas hazañas imposibles, entre ellas viajar a los Himalayas para traer una montaña entera que contiene una importante raíz medicinal y luego atravesar el océano en dirección a Sri Lanka para reunir a Rama y Sita.

Se requiere una gran fuerza y flexibilidad, similares a las de Hanuman, para ser un verdadero yogui que atraviesa las dimensiones de lo físico y lo material. Tim Miller, director del centro de Ashtanga Yoga en California y uno de los profesores titulados más apreciados y respetados en el mundo de este estilo de yoga, me contó una historia. Nunca había sido capaz de vivir de sus clases de yoga hasta que Guruji le recomendó que colocara una estatua de Hanuman en su *shala** de yoga. Debo decir que no creo que una estatua pueda otorgarte riqueza y prosperidad, pero sí creo que todo lo que conseguimos es una combinación de un duro trabajo individual y la capacidad de ser receptivo a la gracia divina. Algunas veces después de trabajar arduamente durante mucho tiempo lo único que necesitamos es convencernos de que nos merecemos recibir el don de la prosperidad.

La tarea del yogui para hoy son las joyas (*ratna*). En los *Yoga Sutras* de Patanjali se afirma que las riquezas de todas las gemas fluyen hacia ti cuando abandonas la codicia. *Aparigraha*, el estado de no codicia, es similar al estado de desapego, pero tiene más que ver con la falta de avaricia y el deseo de no acumular. Dicho más simplemente, *aparigraha* significa que si estás dispuesto a renunciar a la necesidad de potenciar tu autoestima a través de la acumulación de bienes materiales, ya posees toda la riqueza que anhelas.

---

* N. de la T.: *Shala* es una palabra sánscrita que significa escuela o casa.

La clave para vivir en el mundo como un yogui es *estar* en el mundo pero no *ser* del mundo, y esto es como caminar sobre la cuerda floja. Defínete a ti mismo a través de los ojos del espíritu y arraiga tu identidad en él. No bases tu sensación de autoestima en nada de lo que existe en el mundo material. Tú no eres tu coche, ni tu trabajo, ni los dígitos de tu cuenta bancaria. Te defines por el tipo de persona que eres cuando tienes un mal día, y también por la cantidad de amor que compartes en el mundo. Si enfocas tu mente en las riquezas materiales, jamás serás feliz; pero si pones tu mente al servicio de Dios, todas las riquezas fluirán hacia ti.

Cuando comencé a practicar yoga, lo primero que hice fue regalar todas mis posesiones del pasado. Yo procedo de una familia estadounidense de clase media alta y crecí rodeada de todo tipo de placeres materiales y con la posibilidad de comprar todo lo que deseaba. Pero más tarde, cuando comencé a leer historias sobre *sadhus** y yoguis renunciantes, me sentí culpable por mis posesiones materiales. Así que regalé toda mi ropa y mis zapatos de moda, me deshice de mis muebles de diseño, cambié mi coche de lujo, me rasuré la cabeza, sustituí mis joyas por *malas*** y antepuse la honradez al dinero. Aquel fue un periodo muy útil de autorreflexión e investigación interna; sin embargo, poco después me di cuenta de que estaba intentando encarnar la imagen de lo que yo creía que era un yogui. No estaba siendo auténtica. Necesitaba encontrarme a mí misma. Cuando miraba dentro de mí, descubría que tenía grandes sueños que requerían una planificación comercial y aportaciones económicas. No podía retirarme del sistema capitalista y vivir como una verdadera *hippy* si lo que deseaba era que mis sueños se hicieran realidad.

Yo quería que la enseñanza tradicional del yoga fuera accesible a un gran público. Deseaba inspirar a millones de personas para que practicaran yoga. Anhelaba ser una embajadora mundial del yoga como un camino espiritual. Y también aspiraba a abrir un centro de yoga, crear una línea de ropa y desarrollar un portal *online* para vídeos de yoga. Y, por supuesto, también quería que esa actividad me reportara buenas ganancias. He sido muy criticada en el mundo del yoga por considerarme muy materialista. Dicen que soy demasiado vanidosa, que le doy excesiva importancia a salir de compras y que me gusta ir a la peluquería con frecuencia. Bien, después de haber vivido de una manera totalmente opuesta, puedo decir sin ninguna duda que nunca he estado más cerca de mi verdadero ser. Me siento segura y a gusto con las diversas facetas de mi personalidad. Me encanta practicar yoga, una disciplina a la que me he dedicado durante más de veinte años, y no solamente como una

---

* N. de la T.: Un *sadhu* (Saa-dhu) es un asceta hindú o un monje que sigue el camino de la penitencia y la austeridad para obtener la iluminación y la felicidad.

** N. de la T.: Un *mala* o *yapa mala* está formado por 108 cuentas esféricas (aunque los hay de 27 y 21 cuentas) generalmente de madera. Se han utilizado en el budismo y el hinduismo desde hace cientos de años.

práctica física sino también como un camino espiritual. Pero no renuncio a mi lado femenino que ama la moda y le gusta ir a que le hagan la manicura y a la peluquería, maquillarse y usar ropa que me favorezca. La diferencia es que, en mi calidad de yogui, asumo la responsabilidad de mis elecciones. Hago todo lo posible por comprar cosméticos naturales, productos veganos y alimentos de origen ético y utilizar formas de energía sostenibles, aunque debo decir que no siempre lo consigo.

Te recomiendo que como practicante de yoga reflexiones sobre tus elecciones y sobre el estilo de vida que has escogido, en lugar de dejarte convencer por la visión que tiene otra persona acerca de cómo deberías vivir tu vida. Todo lo que hagas basándote en la pureza de tu corazón tendrá éxito, pero si lo haces pensando únicamente en las ganancias materiales, estará condenado al fracaso desde el inicio. Algunos yoguis honrados se niegan a recibir las riquezas del mundo porque temen el poder corruptor del dinero o porque se identifican con una pobreza monacal. Acaso lo más importante sea no apegarse a ningún placer material. Pero al mismo tiempo debes reconocer que el éxito, tanto espiritual como material, no tiene nada de malo. Solo debes asegurarte de que sabes a cuál de ellos tienes que colocar en la periferia y cuál debe ocupar un lugar central en tu vida.

TAREA

1. Define qué es para ti la abundancia. ¿Qué significa para ti ser rico? ¿Se trata del dinero, o de la calidad del amor que hay en tu vida? ¿Estás dispuesto a renunciar a cierto estándar de vida material para tener una vida más tranquila?

2. Practica *aparigraha*. ¿Acumulas ropa o alimentos? ¿Tienes dinero sin utilizar en tu cuenta bancaria? Piensa en si tienes tendencia a acumular cosas. Utiliza la ropa que tienes guardada; de lo contrario, deshazte de ella. Consume los alimentos que tienes almacenados o tíralos. Invierte tu dinero o haz una donación para obras de caridad.

3. Encuentra el valor del amor. ¿Qué significa para ti el amor? ¿Cómo es posible medir el amor que es infinito? ¿Cómo puedes definir lo que es inagotable y no tiene fin? Piensa en el amor que has compartido en tu vida con tus amigos y familiares e intenta asignarle un valor monetario. Es imposible, ¿verdad? Admite que sin amor todas las riquezas del mundo son vacías, insustanciales y no tienen ningún sentido.

PRÁCTICA

1. *Anjaneyasana* – Postura de la estocada baja

La postura de las piernas abiertas se ha tomado de la imagen de los valientes actos de fe de Hanuman. Uno de ellos fue el viaje que hizo desde el sur de India directamente hasta los Himalayas y el otro el que lo llevó desde el extremo más septentrional de la India hasta Sri Lanka. Practicar *Hanumanasana* es mucho más que adoptar una postura con las piernas abiertas; es un acto de servicio y de fortaleza espiritual. No es suficiente con ser flexible: como yogui debes ser capaz de desarrollar el corazón espiritual de la devoción.

Comienza en *Adho Mukha Svanasana*. Inhala mientras das un paso adelante con el pie derecho. Desliza la pierna derecha entre los brazos hasta estirarla por completo y asienta las caderas sobre el suelo. Si las caderas no llegan a tocar el suelo, coloca una manta u otro tipo de apoyo debajo de ellas o mantén la pierna derecha flexionada en *Anjaneyasana* y permanece en esa postura. Lleva las caderas hacia delante y evita la tendencia a girar o abrir la pelvis con la intención de facilitar la postura, porque eso implica sacrificar la alineación. Mantén firmemente activado el suelo pélvico, y también las piernas estirando los dedos de los pies. La activación es especialmente importante para los practicantes que son naturalmente flexibles. Contrae la región por debajo del ombligo como si quisieras pegarla a la columna vertebral y eleva las costillas para separarlas de las caderas. Evita arquear demasiado

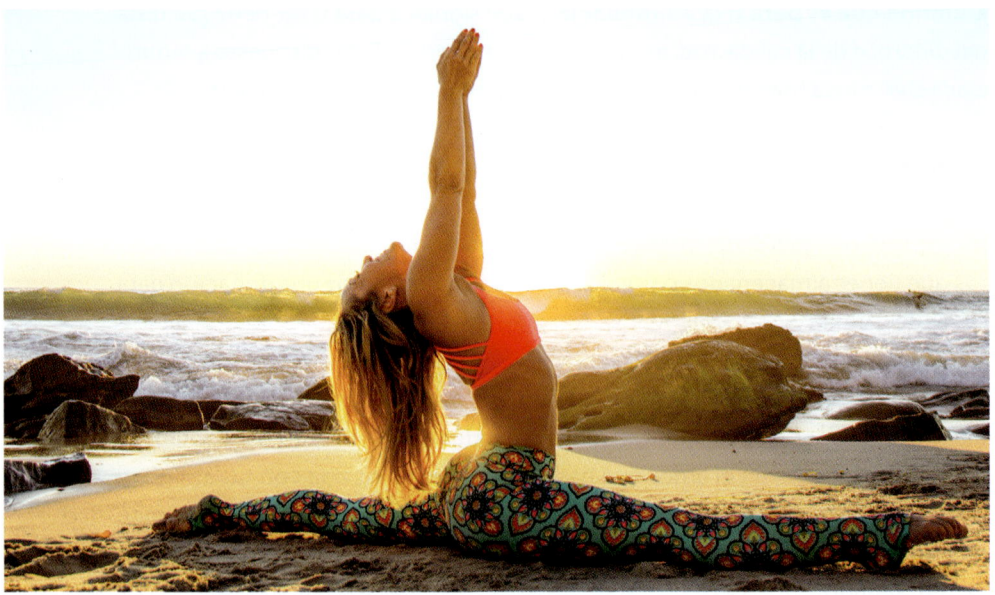

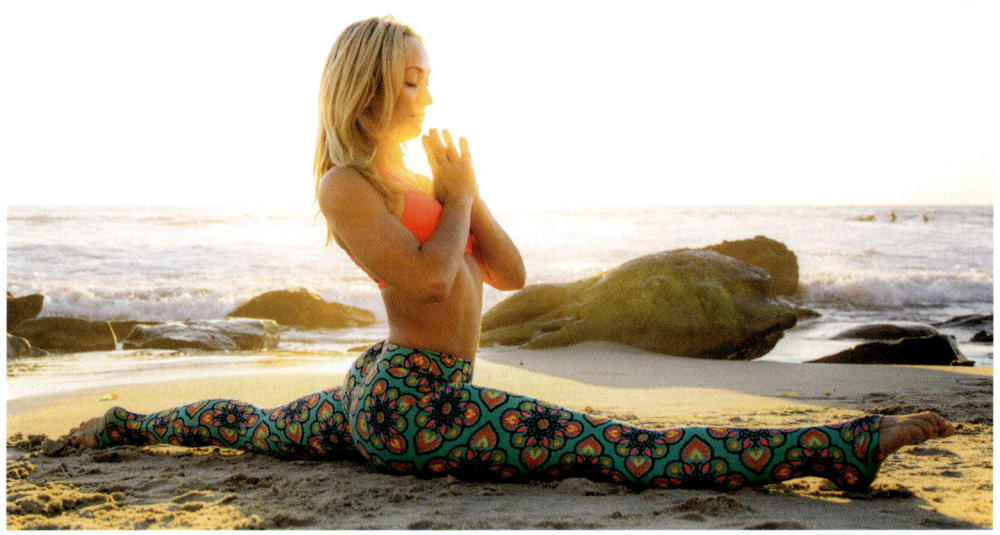

la espalda y mantén el torso alineado por encima de las caderas. Si te sientes preparado para profundizar la asana, eleva los brazos alineados con el torso y mantén las palmas de las manos juntas. Permanece en la postura durante cinco respiraciones.

Coloca las manos en posición de oración junto al centro del esternón. Mantén la postura durante cinco respiraciones. Exhala, coloca las manos sobre el suelo y desplázate hacia atrás para ir a *Chaturanga Dandasana*. Inhala y avanza hasta *Urdhva Mukha Svanasana*. Exhala y vuelve hacia atrás para adoptar *Adho Mukha Svanasana*. Repite la postura con el lado izquierdo.

2. *Trivikramasana* – Postura con las piernas abiertas

Esta postura recibe el nombre de Trivikrama y a menudo se la conoce sencillamente como postura con las piernas abiertas. De ninguna manera es una asana fácil; *trivikrama* significa literalmente "tres" (*tri*) "pasos" (*krama*). Cuando finalmente adoptes la postura completa, sentirás que has hecho algo épico, como la batalla librada por Trivikrama y Bali. Necesitarás fuerza, flexibilidad y ecuanimidad. Trivikrama tardó muchos años en presentarse ante Bali para el momento definitivo de la batalla por los mundos, de manera que cuando pienses en los resultados debes considerar que necesitarás mucho tiempo para verlos, tanto como la duración de toda una vida.

Comienza en *Samasthiti*. Inhala mientras elevas la pierna derecha y rodeas el pie derecho con ambas manos. Si no puedes estirar la pierna cómodamente o te resulta imposible mantener el equilibrio, no intentes hacer *Trivikramasana* completa y en cambio llega hasta donde esté tu límite en la postura. Permanece en ella durante cinco respiraciones. Si no te sientes a gusto realizando esta asana, puedes cambiarla por *Utthita Hasta Padangusthasana*.

Si estás preparado para seguir adelante, inhala mientras desplazas la pierna derecha hacia el borde externo del pecho alineando la rodilla con la axila derecha. Evita levantar demasiado la cadera derecha con el fin de elevar la pierna. Lleva la cabeza del fémur derecho hacia el interior de su cavidad para crear una base estable. Empuja hacia abajo con la pierna izquierda estirando la rodilla. Si fuera posible eleva completamente la pierna derecha, de manera que todo el cuerpo se alinee a lo largo del eje vertical. Para realizar *Trivikramasana* más profundamente, gira el hombro derecho frente al muslo derecho, desliza la pierna derecha por debajo del hombro y extiende el brazo derecho. Dirige la mirada hacia arriba y permanece en la postura durante cinco respiraciones. Luego vuelve a *Samasthiti* y finalmente repite con el lado izquierdo.

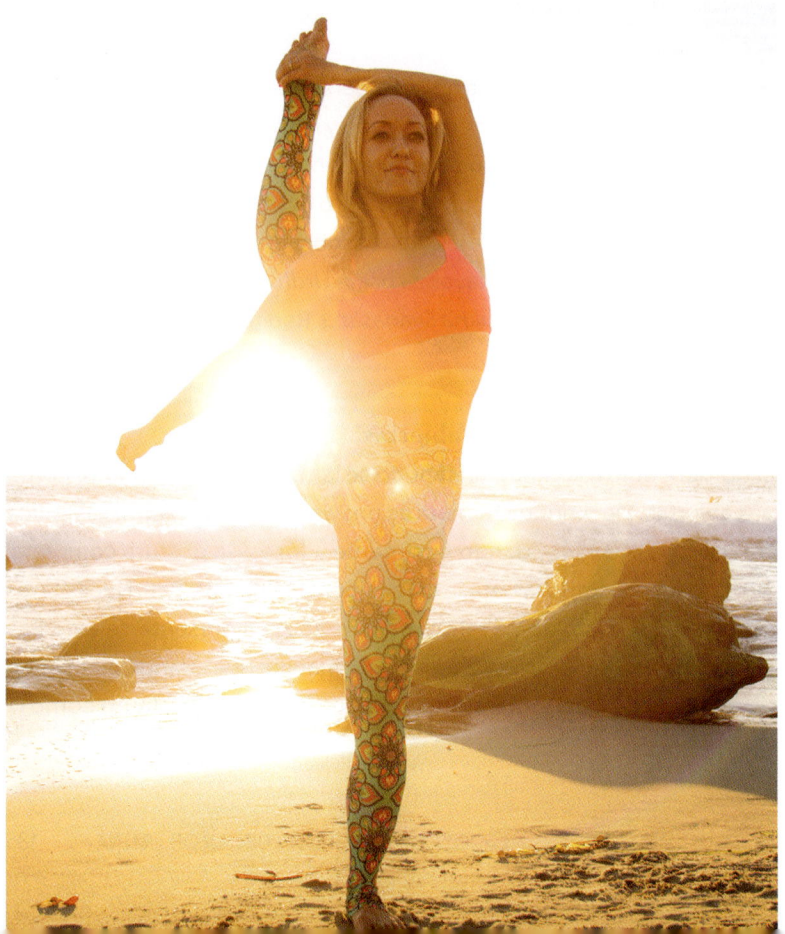

3. Supta Trivikramasana - Postura reclinada con las piernas abiertas

Esta postura reclinada se relaciona con la postura de pie con las piernas abiertas que tiene el mismo nombre.

Comienza en posición supina. Contrae la parte inferior del abdomen, afianza las caderas sobre el suelo y presiona hacia abajo con los talones. Inhala mientras elevas la pierna derecha y rodeas el pie con ambas manos. Si no puedes estirar la pierna con comodidad, no intentes hacer la versión completa de esta asana. Permanece en la postura en la que te sientas cómodo durante cinco respiraciones o repite *Supta Padangusthasana*. No utilices una correa como ayuda para poder adoptar la postura; simplemente llega hasta donde te resulte posible y desarrolla una actitud devocional de paciencia.

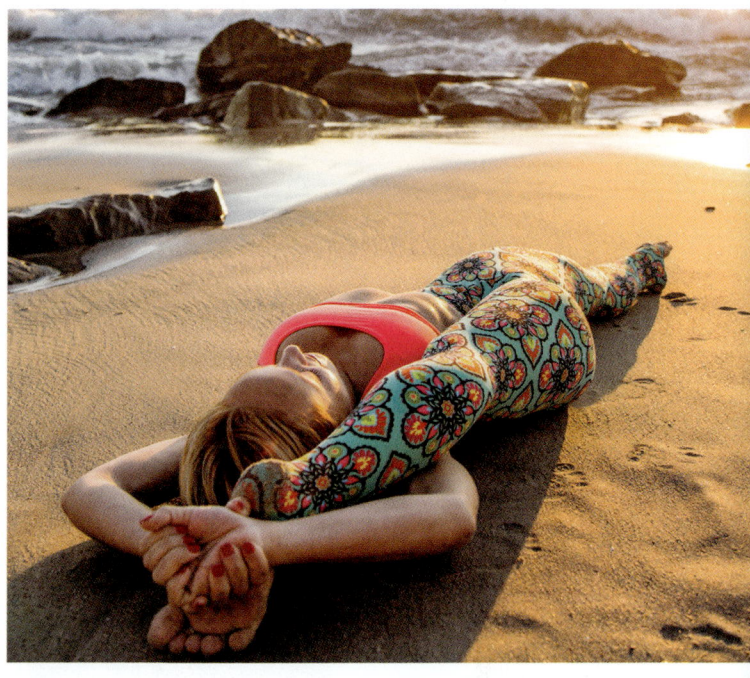

Si estás preparado para seguir adelante y profundizar la postura, inhala mientras llevas la pierna derecha junto al pecho, alineando el muslo derecho con la axila del mismo lado. Afianza la pierna izquierda presionando hacia abajo a través del talón. Estira los dedos de los dos pies. Deja caer la cabeza femoral del lado derecho en su cavidad y tira hacia abajo hasta que el pie derecho toque el suelo. Para profundizar la postura, gira el hombro derecho frente al muslo del mismo lado, desliza la pierna derecha por debajo del hombro y extiende el brazo derecho en sentido lateral. Mantén sujeto el pie con la mano izquierda. Dirige la mirada hacia la nariz. Respira cinco veces en la postura y luego exhala mientras desplazas la pierna derecha hasta la posición inicial. Repite la serie de movimientos con el lado izquierdo.

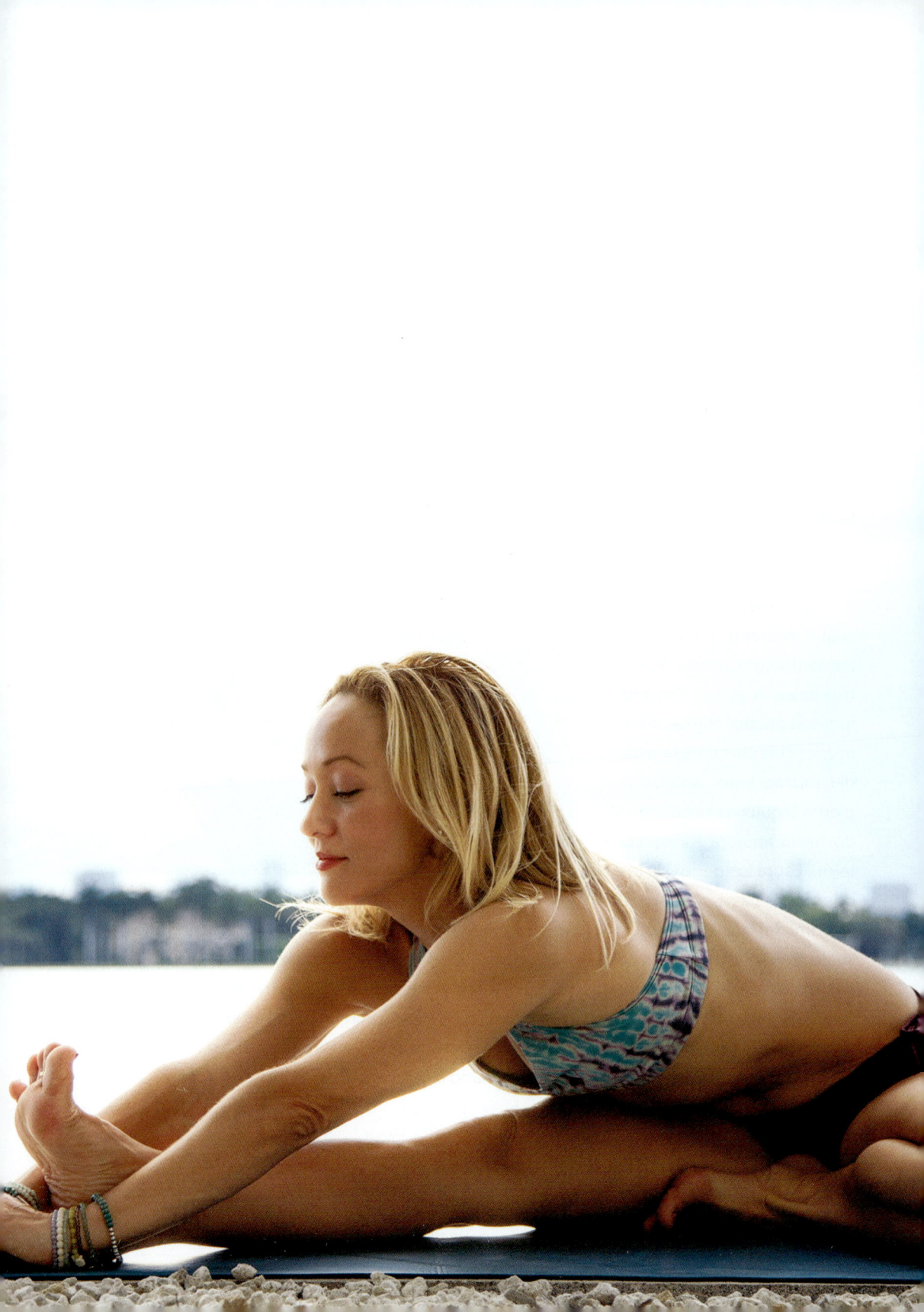

Día 24 | El espacio sagrado
Mandir

Independientemente de que estés en un *ashram* en la India, en una clase del centro al que asistes habitualmente o haciendo yoga por tu cuenta en casa, practicar yoga es entrar en un espacio sagrado, tanto si hablamos del lugar físico como de la intención espiritual. La palabra *mandir* significa "casa", "templo" o "lugar de veneración". Deriva de los términos *man*, que significa "ser interior", y *dir*, que quiere decir "morada" o "lugar de residencia". La práctica de yoga te lleva al espacio sagrado del cuerpo interior. Abandona tus defensas emocionales y tus distracciones junto al altar para poder entrar en ese espacio sagrado con un corazón humilde. Si practicas yoga en un sitio donde puedes recibir mensajes de texto o llamadas telefónicas, estar conectado a las redes sociales y expuesto a todo tipo de distracciones, será muy difícil que consigas apartarte realmente del mundo material. Por otra parte, si dejas que tu orgullo, tu ego, tu amargura, tus celos, tu depresión, tu cólera o la negatividad que diriges hacia ti mismo te acompañen a la sala de yoga, habrás convertido lo que es sagrado en algo profano. El yoga te pide que sientas la verdad, y en cuanto entras en el sosegado espacio de soledad donde puede surgir la luz interior, experimentas el verdadero ser. Esta experiencia liberadora modifica significativamente tu forma de valorar las cosas.

El yoga solicita a los practicantes que aspiren a una profunda revelación interior. Durante una práctica profunda a menudo se experimenta una epifanía que transforma la vida, algo semejante a una experiencia religiosa extraordinaria. Entrar en una *shala* de yoga se considera tradicionalmente como poner el pie en un lugar de culto. Nada de lo que hay allí está dispuesto de forma aleatoria, y cada paso que das en el espacio dedicado al yoga te aleja de lo profano y te acerca a lo espiritual.

En el Instituto de Ashtanga Yoga de la India debes atravesar muchos espacios antes de acceder al salón donde se imparten las clases de yoga. El espacio para la práctica es el corazón de lo sagrado, y está físicamente apartado de los ruidos de la vida secular. Hay un acceso cerrado que aísla las escaleras de la calle. Las escaleras te conducen hasta una enorme puerta doble de madera tallada. Al atravesar la puerta entras en un vestíbulo de mármol donde puedes ver una serie de puertas de madera talladas y bellamente decoradas. En ese espacio interior, el suelo está tapizado con alfombras de colores, las paredes están adornadas con retratos de personas importantes del linaje Ashtanga, en el altar hay flores frescas y una llama arde en lo alto de una lámpara dorada de varios niveles. Y lo más importante es que allí encontrarás a personas consagradas a experimentar intensamente la verdad interior. Decir que la energía de la *shala* de yoga de Mysore es palpable se queda corto. Algunas personas lo llaman «la magia de Mysore» porque en cuanto entras en ese espacio, todos tus sufrimientos y preocupaciones desaparecen como por arte de magia.

Aunque no todos los practicantes de yoga viajarán a India, cada uno de ellos realiza el mismo viaje interior cada vez que practica yoga. La tarea del yogui para hoy es el espacio sagrado. Pregúntate cómo defines lo sagrado y luego realiza rituales devocionales en servicio de esta verdad superior. Tal vez tengas un altar en casa o un sitio especialmente dedicado a la meditación y a tu búsqueda espiritual. Puede ser tan simple o tan elaborado como te apetezca. También puedes utilizar el espacio de tu cuerpo físico como una ofrenda sagrada a través del vehículo de la práctica. El método vinyasa de Ashtanga Yoga ritualiza cada aliento de la práctica para consagrar el cuerpo como lugar de culto; el mismo cuerpo se convierte en un espacio sagrado. Quizás tengas algún sitio físico real —como puede ser un lugar en la naturaleza, una playa remota o los bosques de una montaña— que hayas convertido en tu propio lugar devocional. Acaso tengas una relación sentimental que consideras sagrada, una persona cuya presencia te inspira a perseverar en tu búsqueda de la verdad superior.

Cuando escucho la oración inicial de la tradición de Ashtanga Yoga, siempre siento que se produce un cambio sustantivo en el ambiente, como si hubiera despertado la llamada espiritual. El mero hecho de mirar un retrato de Guruji me hace pensar en el espacio sagrado de la práctica.

Independientemente del lugar del mundo en donde me encuentre, siempre elijo un sitio para mi meditación y mi práctica de yoga y lo considero un espacio sagrado. El amanecer, la puesta de sol y el sonido del océano siempre me llevan a mi hogar espiritual. Tengo la gran bendición de viajar a algunos de los lugares más hermosos de la Tierra. He enseñado yoga en antiguas iglesias europeas, en playas del sudeste asiático y en centros de yoga de todo el mundo. Y en cada una de las clases experimento la sensación de lo sagrado. Lo que convierte la práctica en algo espiritual, y no meramente cultural, es la sensación que experimenta tu corazón mientras profundizas en la práctica. El yoga crea un espacio sagrado a través del ritual de la práctica. Con la reverencia y la devoción que surgen de la experiencia directa de la verdad superior, generas y al mismo tiempo honras el espacio sagrado con cada respiración.

TAREA

1. Crea un altar en tu casa. Prepara un lugar de tu casa para representar tu sentido de lo sagrado. Puede ser tan simple como encender una vela o extender la esterilla de yoga o algo un poco más elaborado como tener un altar con un retrato de tu maestro y los textos sagrados que utilizas como inspiración. Comparte tu intención de crear este espacio sagrado con tu familia, o con las personas con quienes compartes tu casa, e inclúyelos en el proceso para que comprendan y respeten tu decisión de crear un altar.

2. Honra el espacio sagrado. Visita un centro de yoga, una iglesia, un templo u otro lugar de culto. Presta especial atención a los detalles, incluyendo la arquitectura, la geometría y los lugares dedicados a la oración, la meditación o la práctica. Reflexiona acerca de cómo está organizado el espacio para crear un sentido de lo sagrado.

3. Consagra del espacio sagrado de tu cuerpo. A través del método vinyasa, que implica coordinar la respiración con el movimiento, se invita al practicante de yoga a consagrar el espacio interior de su cuerpo. Realiza esta acción con una gran conciencia interior. Lleva tu mente a lo más profundo de tu cuerpo interior y recorre todo tu cuerpo sin omitir ningún músculo ni célula. Baña tu cuerpo con la luz de la conciencia interior para poner de manifiesto el espacio sagrado del cuerpo interno.

PRÁCTICA

1. *Adho Mukha Svanasana* – Postura del perro bocabajo

Adho Mukha Svanasana es una de las posturas fundamentales de todos los estilos de yoga, y no es tan sencilla como puede parecer al principio. Para iniciarla, es tradicional mover simplemente el cuerpo hacia atrás desde *Urdhva Mukha Svanasana*. Sin embargo, si eres nuevo en la práctica te recomiendo comenzar la postura a cuatro patas. Coloca las manos a la anchura de los hombros y los pies a la anchura de las caderas. Los pies deben estar totalmente en contacto con el suelo. Contrae la zona por debajo del ombligo como si quisieras pegarla a la columna vertebral y desplaza las caderas hacia atrás y hacia arriba para adoptar *Adho Mukha Svanasana*.

Gira las articulaciones de los hombros hacia fuera para separar los omóplatos. Evita bajar demasiado sobre los hombros y estíralos activamente hacia fuera a través de los dedos de las manos. Gira las articulaciones de las caderas para producir una flexión profunda. Estira las piernas todo lo que te resulte posible. Activa los cuádriceps y consolida la postura a través de las bases de los dedos gordos de los pies. Lleva la barbilla hacia el pecho y mira el ombligo. Respira cinco veces en la postura y luego exhala y ve a *Balasana* para descansar.

Adho Mukha Svanasana es prácticamente como estar en casa porque se utiliza con mucha frecuencia como un punto de descanso durante la práctica. Llevar la mente hacia el interior para experimentar la sensación del espacio sagrado del cuerpo interno hace que tu atención se dirija a lo más profundo de tu ser y te invita a practicar yoga con un enfoque más meditativo.

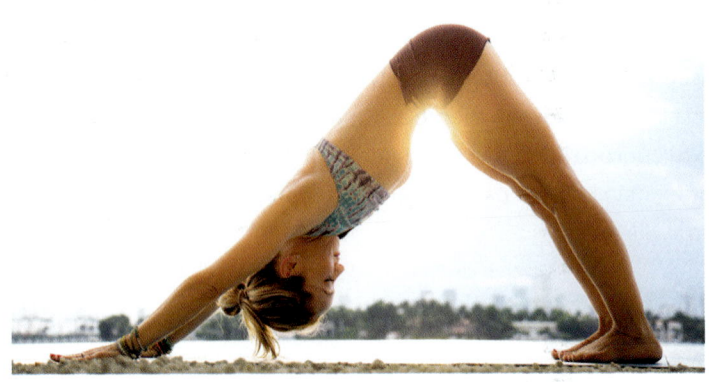

2. *Janu Sirsasana A* – Postura de la rodilla en la cabeza

Comienza en *Dandasana*. Exhala mientras llevas la rodilla izquierda hacia el pecho para cerrar la articulación de la rodilla. Deja caer la rodilla izquierda en sentido lateral, produciendo una rotación externa con la articulación de la cadera. Mantén el talón del pie izquierdo cerca de la ingle. Sujeta el pie derecho con ambas manos. Durante la inhalación crea espacio por detrás del hueso púbico y desplaza el esternón hacia delante para acercarlo a la rodilla derecha. Mientras exhalas sigue flexionando el torso hacia delante para aproximarlo al espacio del cuerpo interior. Estira la cabeza para acercarla a la rodilla o, si puedes, para acercar el mentón a la espinilla. Mantén la postura durante cinco respiraciones. Inhala y estira los brazos sin retirar las manos del pie. Exhala y activa el suelo pélvico antes de abandonar completamente la postura. Luego coloca las manos en el suelo, cruza los pies, inhala e incorpórate. Exhala y salta hacia atrás para ir a Chaturanga Dandasana. Inhala mientras te mueves hacia delante hasta *Urdhva Mukha Svanasana*. Exhala mientras vuelves hacia atrás a *Adho Mukha Svanasana*.

El estado meditativo de sereno equilibrio te permite acceder a los músculos centrales del cuerpo, ahuecar la cavidad pélvica y crear espacio por detrás del hueso púbico. *Janu Sirsasana A*, una postura que parece sencilla aunque no lo es, te permite acceder al espacio sagrado del cuerpo interior.

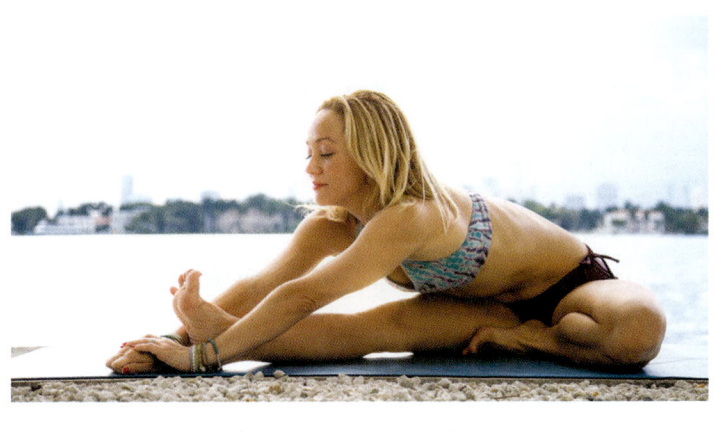

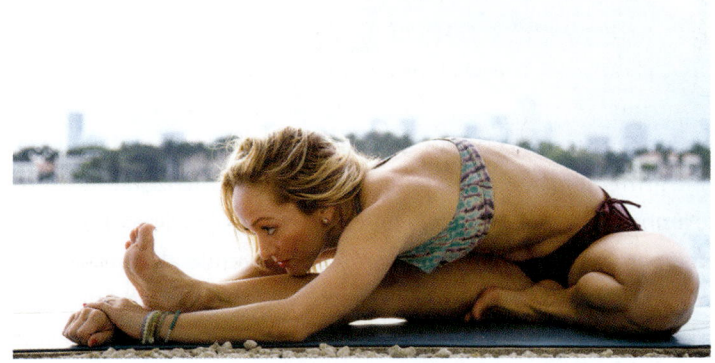

3. *Vrksasana* – Postura del árbol

Esta asana que inicialmente aparenta ser una postura de pie muy simple es en realidad la base para desarrollar una conciencia más profunda de la práctica y, en última instancia, de tu ser interior. Igual que el umbral para los espacios sagrados de las *shalas* de yoga, *Vrksasana* te ayuda a plantar las raíces de la práctica espiritual.

Comienza en *Samasthiti*. Inhala mientras mueves la cadera derecha hacia arriba, flexionas la rodilla y elevas el pie derecho para apoyarlo sobre el borde interno de la pierna izquierda. Si sientes que tu equilibrio está amenazado, coloca el pie derecho sobre la parte

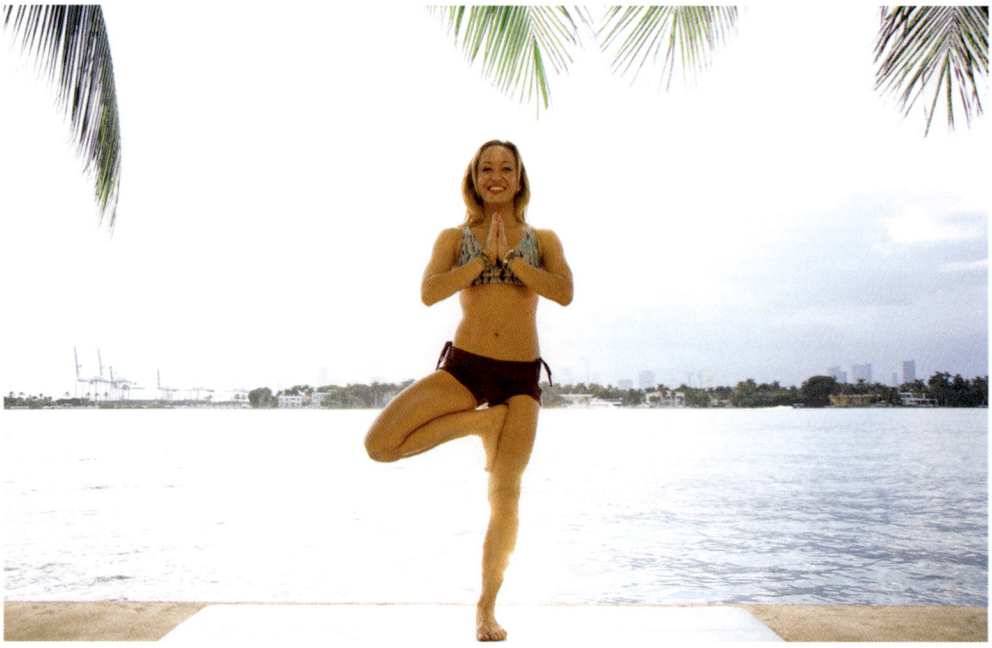

inferior de la pierna. Si te resulta posible, deslízalo hacia arriba hasta llegar a la ingle. Presiona el pie derecho firmemente contra la parte interior del muslo izquierdo y crea una especie de unión entre ambos. Contrae la parte inferior al ombligo en dirección a la espina dorsal y eleva las costillas para separarlas de las caderas, contrayendo al mismo tiempo las costillas inferiores. Junta las manos en posición de oración y dirige la mirada a la nariz. Respira cinco veces en la postura y luego exhala y baja la pierna. Repite los movimientos con el lado izquierdo.

Al principio esta postura puede parecer muy sencilla, pero *Vrksasana* te aporta la posibilidad de acceder a lo más profundo de tu ser. Como postura de equilibrio, entrena la mente y el cuerpo para mantener una línea central sólida. Uno de los estados yóguicos más profundos tiene lugar cuando la mente y el cuerpo se dirigen hacia el cuerpo interior a través de la ecuanimidad. Una postura aparentemente simple como *Vrksasana* consigue que el ilusorio estado interno de ecuanimidad sea posible para muchos practicantes.

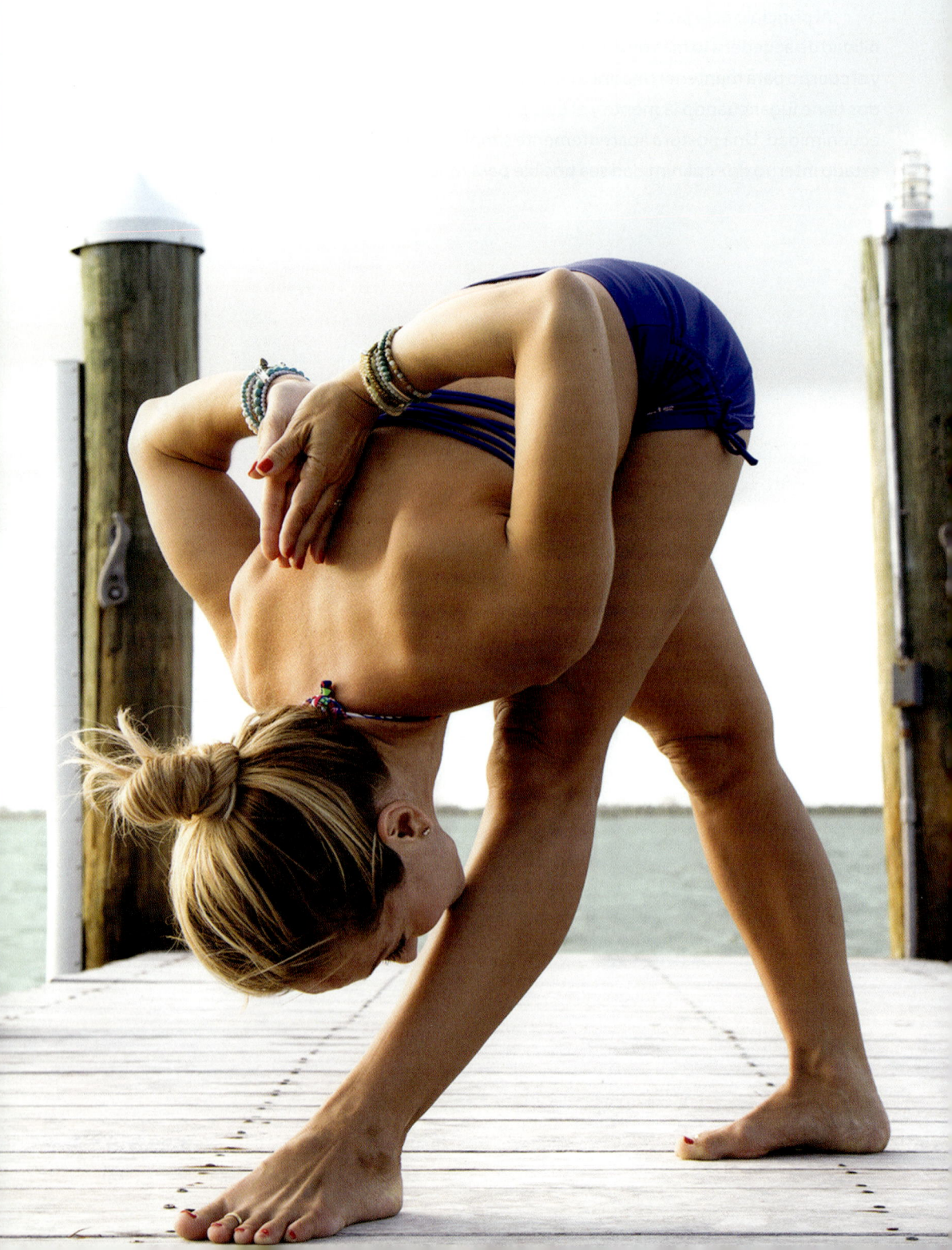

Día 25 | Tú vales
Purusa

He pasado por periodos de profunda tristeza y me he sentido paralizada por las dudas y la depresión. En plena desesperación, traté de huir de mi desánimo pero toqué fondo en el mar de mi propia conciencia. Sin embargo, debo decir que en la tristeza hay sabiduría y en el desconsuelo verdad. La alegría es maravillosa, es como florecer en primavera. Pero el invierno trae sus propias revelaciones. Si hay algo que he aprendido de la práctica de yoga es a no escapar del sufrimiento, él es tu mayor maestro. Las grietas que hay en tu alegría son realmente el mejor recurso para tu vida. La aflicción viene acompañada de seriedad, nostalgia, justicia y compasión. La duda puede conducirte a la humildad, ayudarte a confiar verdaderamente en ti mismo e incluso generar un retorno a la inocencia. Hay belleza y gracia en la tristeza. Tal como sucede con el invierno, esos periodos de evidente sufrimiento suelen ser momentos muy importantes para el crecimiento personal, porque vuelven a poner tu reloj interno en un huso horario más cercano a tu hogar espiritual.

Si ahora mismo estás sufriendo, no intentes escapar de tus penas ni tampoco te rindas. Por el contrario, hurga dentro de ti mismo, sumérgete en lo más profundo de tu ser y experimenta el dolor. Siéntete cómodo en su compañía. Hazte amigo de tus lágrimas y déjalas ser tus maestras. Permite que la búsqueda del sentido te guíe hacia una nueva lección espiritual y observa la verdad que se revela a través de tus pruebas y tribulaciones. El sentido de todo esto está escondido en la fragilidad de una gota de lluvia o en la perfección de un copo de nieve; es muy simple y a la vez radicalmente complejo, es perfectamente completo pero al mismo tiempo centellea en mil pequeños pedazos de amor.

La práctica de yoga a veces puede ser difícil y exigente. Te conmina a que afrontes tu sufrimiento y a que no simules tener fuerza cuando en verdad no la tienes. Pon de manifiesto la cruda realidad de tu ser sin correcciones. No dejes nada oculto ni tampoco dejes nada escondido en un oscuro rincón de tu mente. Observa claramente el espejo de la vida que refleja tus acciones y tus pensamientos. Toda persona que se compromete a practicar yoga con honestidad experimenta el reino prácticamente intangible e inefable del espíritu. No son las posturas lo que cura, ni tampoco es la técnica lo que libera. El yoga es un puente de experiencias. La sutileza del espíritu no se puede intelectualizar, pero se puede sentir a través del canal del corazón. Con frecuencia sucede que el dolor y el sufrimiento producen una grieta en el nivel más superficial de la personalidad, y esa grieta es lo suficientemente grande para dejar que el espíritu brille a través de ella.

La tarea del yogui para hoy es el espíritu (*purusa*). Todo el camino del yoga se puede entender como un vehículo para experimentar tu verdadera naturaleza o *purusa*. La dicotomía entre *purusa* (el espíritu eterno, completo y perfecto que mora en todos los seres sensibles) y *prakrti* (la realidad material) constituye la lucha de poder fundamental en la batalla del yogui. Existe una opción entre lo eterno y lo temporal, lo singular y lo múltiple, lo inmodificable y lo impermanente, el noúmeno y el fenómeno. Tanto *purusa* como *prakrti* se han considerado tradicionalmente una creación divina y eterna. En algún momento a lo largo de la historia nos hemos confundido con el mundo de las formas y las funciones y hemos olvidado que nuestra esencia es espíritu puro. Fundamentalmente nos hemos olvidado de quiénes somos. El yoga te enseña a orientar hacia tu identidad como *purusa* cada aliento de tu práctica y, en última instancia, cada elección que haces en la vida. De diversas maneras, el yoga puede considerarse como el despertar de la verdadera luz interior. Ese ser de luz verdadera es la presencia eterna del espíritu.

Buscar la permanencia en el mundo de *prakrti* es como tocar un fondo rocoso emocional y espiritual. Cuando te das cuenta de que la felicidad permanente no puede encontrarse en el mundo material, también adviertes que tú no te defines por tus posesiones ni tus logros, ni cuando estás sobre la esterilla ni en el mundo real. Lo positivo de las penas que hay en el mundo, así como de tu aflicción y tu sufrimiento, es que te llevan a anhelar un sentido de identidad permanente, una felicidad que nunca se diluya. El yoga te enseña a sentarte junto a tu tristeza porque esta ablanda tu corazón y te permite experimentar el reino de *purusa*. En cuanto te definas a ti mismo en términos de la chispa divina y eterna que mora en tu ser interior, esa verdad literalmente te liberará. Si por el contrario te defines por tus apegos mundanos, tus éxitos o tus logros, siempre estarás hambriento, desesperado y perdido.

Si nunca llegas a experimentar directamente *purusa*, dudarás de tu valía personal y siempre sentirás que algo te falta. En todo esto hay algo irónico, y es que las personas más duras y exigentes consigo mismas suelen ser las más valiosas. Simplemente no son capaces de ver la pura verdad que resulta evidente para todos los demás. El yoga te ayuda a contrarrestar esos sentimientos negativos sembrando la semilla de la fe. Tú no tienes que hacer nada para ser digno de ser amado. Se trata concretamente de tu herencia espiritual. En otras palabras, tu valía fundamental procede de la esencia de tu espíritu. Has nacido con él, y no hay nada que debas hacer para conquistarlo. Solo tienes que darte cuenta de quién eres realmente y dejar entrar en tu ser todo el amor. Si llevas en tu corazón la carga de no sentirte lo suficientemente digno, puedes interiorizar tu sensación de carecer de méritos y terminar deprimido o ansioso y sintiéndote culpable; o puedes entrar en una carrera desenfrenada por conseguir éxitos y culpar al mundo. En cualquiera de las dos situaciones, la casa de cristal que se crea al identificarte únicamente con *prakrti* antes o después se desplomará. Únicamente a través de la fe puedes ver y aceptar tu valía y liberarte de esa oscuridad. Todos sabemos que ni el sufrimiento ni la aflicción son divertidos; sin embargo, son precisamente las experiencias difíciles las que crean el terreno fértil de un corazón receptivo para que puedas sembrar la semilla de la fe dentro de ti. Tu valía no depende de lo que has hecho, porque tu verdadera naturaleza está en el espíritu.

Pero ¿qué es lo que se siente exactamente al liberar la mente de sus ataduras con el mundo material y asociar tu sentimiento de identidad con el espíritu? Tal vez *purusa* desafía nuestra capacidad para describirlo, porque al no pertenecer a este mundo mental y material, no puede depender de las palabras y la lógica. Incluso el gran sabio Patanjali decidió no responder a esa pregunta. De acuerdo con sus palabras, el estado final de la liberación se produce cuando *purusa* reconoce su verdadera naturaleza y nunca duda de ese estado; pero como ya he mencionado Patanjali decidió dejar la pregunta sin contestar. En los *Yoga Sutras* no existe ningún poema sobre la revelación divina, ningún intento de definir el reino eterno del espíritu. En ellos solo se menciona la técnica que te conduce a la experiencia directa. El yoga es una práctica más que una filosofía. Es un instrumento experimental cuya eficacia reside en la capacidad del practicante para percibir directamente los estados más exquisitos del espíritu que hay en tu interior. Cada uno de los pasos que das a lo largo del camino del yoga te acerca más profundamente a la materialización de *purusa*.

Dado que estás leyendo este libro, probablemente ya has experimentado el elixir divino de lo eterno, y por ese motivo practicas yoga. Quizás hayas tenido una percepción, una especie de epifanía o de experiencia extraordinaria, que te ha cambiado por completo. En una sesión de yoga tal vez hayas vislumbrado el espíritu de una forma tan profunda que ha modificado tu forma de pensar, y a partir de entonces tu mundo nunca ha sido igual. Acaso hayas sentido la presencia de una paz imperturbable o una compasión ilimitada o hayas comprendido de una manera radical el sentido y el propósito de tu vida. O también puede ser que simplemente hayas experimentado el vacío resplandeciente de la intemporalidad y hayas sentido dentro de ti un ser con una esencia tan pura que la has visto brillar. Y esa sensación te alcanzó como un rayo dejándote casi sin conocimiento, y al despertar comprendiste tu ser real y te viste a ti mismo a través de los ojos del espíritu.

TAREA

1. Reflexiona. Siéntate junto a tu tristeza y no luches contra ella. Dedícate a observar. Haz las paces con todo lo que sientes. Recuerda una época de dificultad. Toma nota de la lección que has aprendido de ella y cómo te ha modelado hasta llegar a ser quien eres y a valer lo que vales. Reflexiona sobre la lección que has aprendido del sufrimiento con humildad y abriendo tu corazón. Debes estar dispuesto a aprender y a escuchar la respuesta. ¿Qué cambios has realizado como resultado de esas revelaciones después de ese periodo de sufrimiento?

2. Piensa en la presencia del espíritu. Piensa en un momento en el que hayas sentido la presencia del espíritu. Tal vez la causa de esa sensación haya sido una pieza de música, una obra de arte o una representación dramática que te haya cautivado. O puede ser que dicha sensación se haya producido recientemente en medio de una clase de yoga, cuando de pronto te sentiste intensamente conmovido por el espíritu que hay dentro de ti. Aunque pueda parecer difícil, intenta definir cómo fueron esos momentos en los que te sentiste en contacto con el espíritu inefable.

3. Encuentra la motivación espiritual. ¿Cuál es la motivación espiritual que guía todas tus acciones? En lugar de buscar los logros en el mundo exterior, trata de trasladar tu identidad al espíritu que mora en tu interior. Luego deja que todos tus actos fluyan desde esa fuente inagotable.

PRÁCTICA

1. *Parsvottanasana* - Postura de intenso estiramiento lateral

Comienza en *Samasthiti*. Sujeta ambos codos por detrás de la espalda. Si te sientes a gusto, junta los dedos y lleva las manos hasta la posición de oración. Colocar las manos en esta posición detrás de la espalda se puede considerar como un símbolo de reverencia por el mundo espiritual, que no suele estar a la vista pero que puede sentirse con claridad. Inhala mientras das un paso a la derecha, dejando una distancia entre los pies ligeramente inferior a la longitud de una pierna. Esta distancia depende de la altura, la longitud de las piernas y el nivel de flexibilidad del practicante. Gira sobre los pies y alinea las caderas con la parte posterior de la esterilla. Gira el pie izquierdo en un ángulo de cuarenta y cinco grados mediante una suave rotación exterior de la cadera izquierda. Alinea el talón izquierdo con el arco del pie derecho. Contrae la zona del ombligo para generar espacio. Exhala mientras flexionas el torso hacia delante. Acerca el esternón hacia el borde interior de la rodilla izquierda. El esternón, la rodilla izquierda y el hueso púbico deben estar alineados con el eje central. Gira desde las caderas mientras flexionas el cuerpo hacia delante

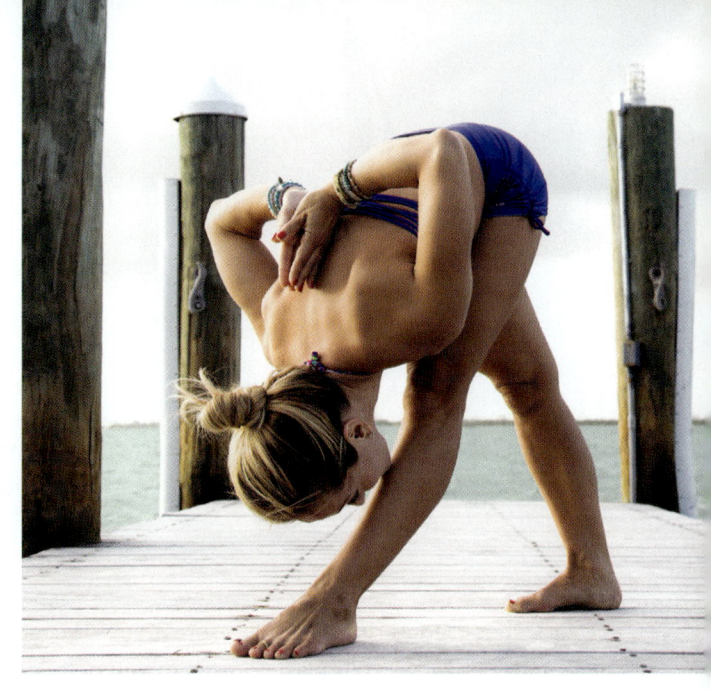

y distribuyes tu peso corporal de manera uniforme entre las dos piernas. Evita redondear demasiado la espalda, pero no arquees la columna ni la mantengas rígida. Deja caer la cabeza para que la nariz, o la parte superior de la cabeza, llegue a la rodilla izquierda; si eres lo suficientemente flexible, tal vez también puedas apoyar la barbilla sobre la espinilla. Dirige la mirada hacia la nariz o hacia el pie izquierdo. Mantén activado el suelo pélvico. Utilizando la misma fuerza, contrae la zona del ombligo para generar espacio por detrás del hueso púbico y estirar los tendones de las corvas y la parte inferior de la espalda mientras flexionas el cuerpo hacia delante. Respira cinco veces en esta postura.

Inhala mientras elevas el torso iniciando el movimiento desde las caderas y desplazando el hueso púbico hacia arriba y hacia delante. Gira sobre los metatarsos de los pies, mantén las manos en la misma posición y repite la secuencia de movimientos con el lado derecho. Después de adoptar esta asana del lado derecho durante cinco respiraciones, inhala mientras te incorporas y vuelves a *Samasthiti*.

2. *Mukta Hasta Sirsasana A* – Postura del trípode sobre la cabeza

Todas las posturas invertidas se conectan con la línea central del cuerpo, y *Mukta Hasta Sirsasana A* pone a prueba la fuerza física y mental. Esta es la primera de las posturas sobre la cabeza sin apoyo, y fortalece los hombros y la región central del cuerpo. Sin el apoyo de los codos sobre el suelo –como sucede en la serie más común que es *Baddha Hasta Sirsasana*–, *Mukta Hasta Sirsasana A* despierta temores por el hecho de tener que mantener el equilibrio sobre el cuello. Sin embargo, con un poco de técnica esta postura sobre la cabeza puede

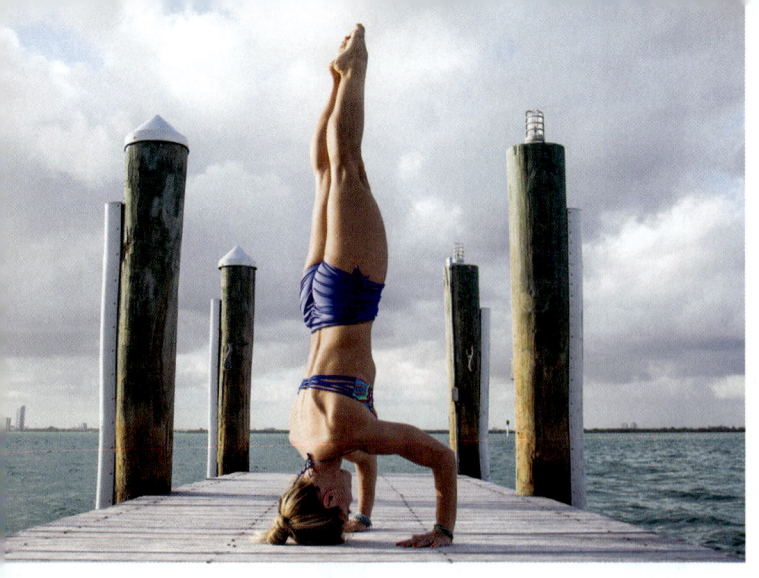

ser realizada por todos los practicantes. Solo se necesita un poco de fe.

Comienza esta asana a cuatro patas. Exhala mientras colocas la parte superior de la cabeza sobre el suelo frente a los dedos de las manos, formando un trípode que sirva de base para la postura con las palmas de las manos y la cabeza. Debes asegurarte de apoyar sobre el suelo la parte más plana de la cabeza. Evita deslizar la cabeza hacia el frente así como también dejar caer el peso corporal sobre la parte posterior de la cabeza. Activa la cintura escapular y estabiliza los brazos. Alinea los codos por encima de las muñecas y mantenlos flexionados en un ángulo de noventa grados. Inhala mientras elevas las piernas y avanzas hacia los brazos. Si sientes que tu equilibrio o tu fuerza se ven amenazados, permanece en esta posición preparatoria durante cinco respiraciones y luego deshaz la postura.

Si estás preparado para continuar, inhala mientras giras las caderas hacia delante sobre la base sólida de los brazos para elevar el cuerpo. No intentes llegar hasta *Mukta Hasta Sirsasana A* mediante un salto ni mediante el impulso de una sola pierna. Si no puedes elevar el cuerpo, flexiona las rodillas y acércalas a las axilas. Si eres capaz de mantener el equilibrio con las rodillas flexionadas, inhala y estira las piernas hacia arriba. Contrae las costillas inferiores, estabiliza la cintura escapular, lleva el coxis ligeramente hacia dentro, activa los cuádriceps y estira los dedos de los pies. Dirige la mirada hacia la punta de la nariz. Respira cinco veces en la postura y luego baja el cuerpo de la misma forma que lo has elevado. Descansa en Balasana durante cinco respiraciones.

Ten en cuenta que dado que *Mukta Hasta Sirsasana A* no tiene apoyos no es recomendable mantener esta postura durante periodos prolongados. A medida que te fortalezcas puedes utilizar esta asana como la base para muchas posturas difíciles en las que hay que mantener el equilibrio sobre los brazos. Piensa en la fuerza y la estabilidad que desarrollas con *Mukta Hasta Sirsasana A* como una metáfora para la base espiritual de todas las actividades de la vida.

3. Matsyasana – Postura del pez

Esta asana recibe el nombre de Matsya, el avatar del Dios hindú Vishnu que se manifiesta en la forma de un pez. *Matsyasana* se incluye en las posturas finales de Ashtanga Yoga para integrar las profundas lecciones de las flexiones hacia atrás y fortalecer la espina dorsal. Matsya rescata al primer hombre, Manu, de una inundación épica semejante a la historia del arca de Noé. Matsya es el símbolo de la salvación y aparece en numerosas historias como la encarnación de Dios para guiar al ser humano Manu con el fin de que realice acciones seguras o justas. La entrega es un componente clave en cualquier flexión hacia atrás, pero en Matsyasana está equilibrada por la fuerza interna.

Comienza en *Padmasana*. Si no puedes adoptar esta postura, estira las piernas y los dedos de los pies. Utiliza los codos para elevar el torso y arquea la columna vertebral. Extiende la columna cervical para bajar la cabeza hasta el suelo. Contrae la zona inferior al ombligo y desplaza el sacro en nutación, lo que significa llevarlo hacia delante y ligeramente hacia arriba, hacia el interior de la pelvis. Si estás en *Padmasana*, sujeta la parte superior de los pies y estira los codos. Si no sientes molestias en las rodillas, llévalas hacia el suelo pero evita hacer demasiado esfuerzo para no sufrir una lesión en las articulaciones. Si las piernas están rectas, coloca las manos junto a las caderas y deja que los codos descansen sobre el suelo. Dirige la mirada hacia el espacio que hay entre las cejas, conocido como el chakra *ajna* o centro del tercer ojo. Permanece en esta asana entre ocho y diez respiraciones. Luego abandona lentamente la postura para volver a la posición supina; si estás en *Padmasana*, estira las piernas.

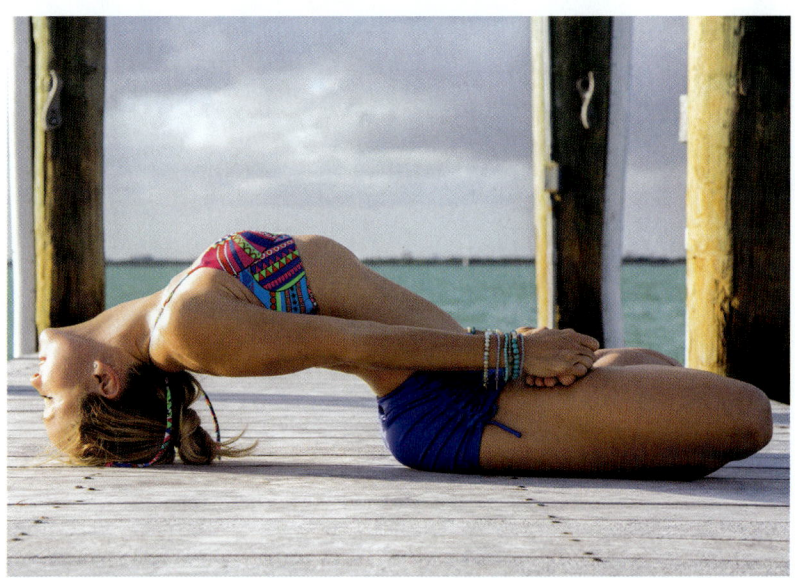

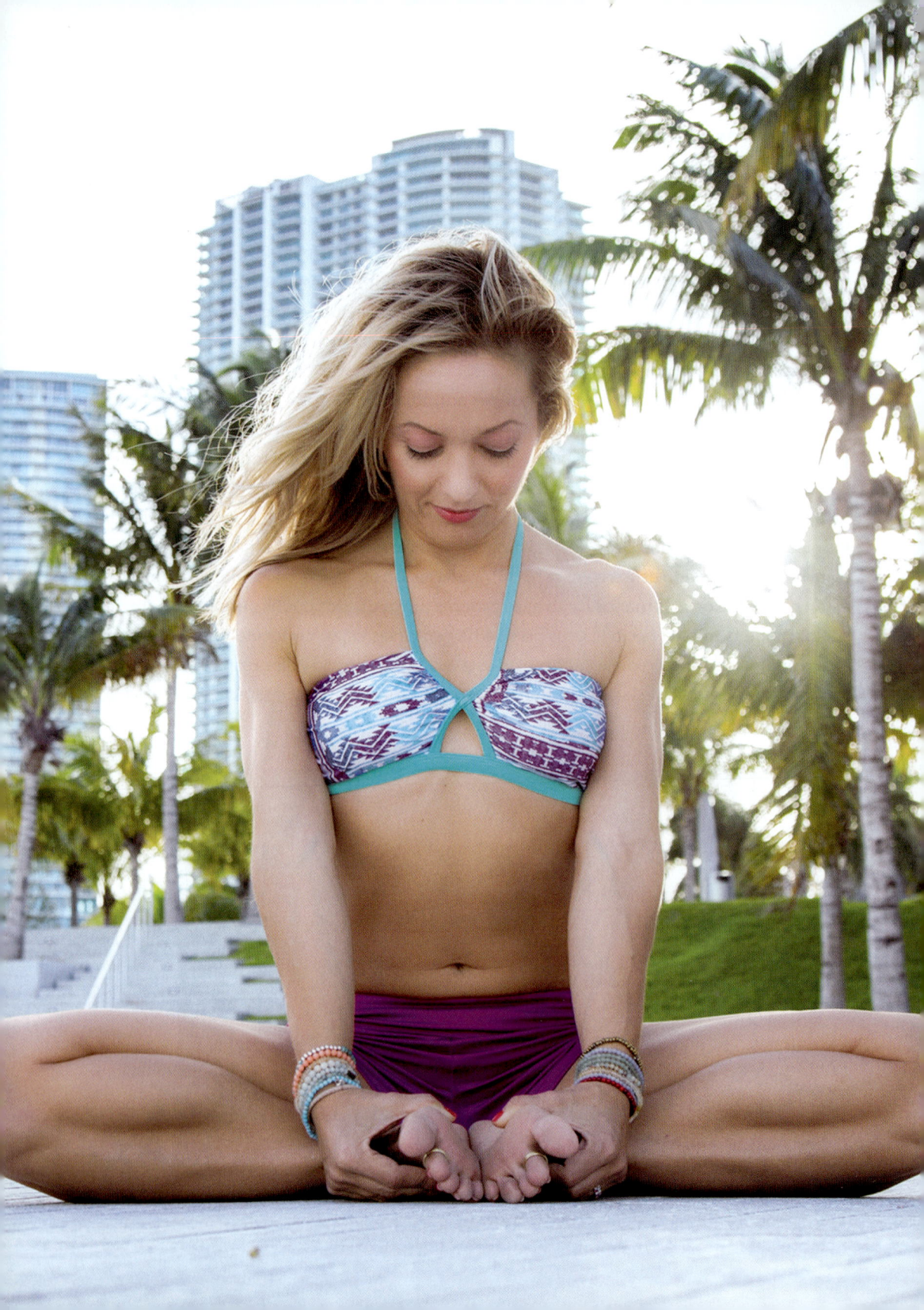

Día 26 | El yoga como práctica personal
Abhyasa

El factor más decisivo de tu práctica es tu compromiso para desenrollar tu esterilla todos los días. Más allá de que estés practicando yoga bajo la supervisión de un instructor o por tu propia cuenta, eres tú quien debe tomar la decisión de que la práctica forme parte de tu vida. La verdad es que con mucha frecuencia el yoga es un viaje en solitario. Hay mañanas oscuras en las que te sientes solo y tienes que hacer un verdadero esfuerzo para llegar hasta la esterilla. Hay días con poca inspiración y caracterizados por una aplastante monotonía. Y también hay un buen número de días muy duros en los que todo nos provoca sufrimiento. Sin embargo, sigues practicando yoga. Y ciertamente también hay días en los que flotas entre las nubes y luce el sol. Y en esos días gloriosos disfrutas de la práctica. Y sigues haciendo yoga todos los días.

La práctica es un ritual devocional diario que una vez integrado en tu rutina simplemente se convierte en parte de tu vida. Una vez que una actividad se ritualiza, se realiza aproximadamente a la misma hora cada día y se necesita muy poco esfuerzo para mantenerla. No quiero decir con esto que sostener una práctica personal sea una tarea sencilla, pero en cuanto lo hayas conseguido no te resultará tan duro volver a tu esterilla. Así como te cepillas los dientes todos los días aunque estés cansado, dolorido, somnoliento o de viaje, también puedes dedicar un rato a tu sesión de yoga independientemente de dónde o cómo te encuentres. De este modo, la práctica es sencillamente una parte más de tu vida.

La tarea del yogui para hoy es la práctica (*abhyasa*). El yoga es una práctica personal orientada sinceramente hacia la realización espiritual. Aunque puede adoptar diversas formas externas, la intención más profunda es siempre la misma. No tiene que ser una expresión de una proeza física al nivel de un atleta olímpico, aunque podría llegar a serlo. También podría asumir la forma de una meditación en posición sedente o de una sesión de sanación reconstituyente. En el *Yoga Sutra* 1.14 Patanjali menciona tres elementos básicos de la práctica. La práctica se desarrolla en un terreno firme (*dribha bhumih*) cuando se realiza durante mucho tiempo (*dirgha kala*), es decir, un periodo tan largo que abarque toda la vida; de forma ininterrumpida (*nairantarya*), y con sinceridad, devoción y reverencia (*satrkara*). Se requiere fuerza y paciencia para embarcarse en el largo camino del yoga y además estar dispuesto a trabajar durante toda la vida para obtener la recompensa de la paz interior.

El compromiso de cultivar el yoga de forma ininterrumpida en primer lugar significa practicar cada día y mantener en todo momento los principios éticos y morales del camino del yoga en tu corazón. Y, en segundo lugar, tal vez el factor más decisivo para obtener el éxito definitivo en tu práctica sea tu intención. Cuando tu corazón está entregado a los objetivos espirituales más profundos del yoga, cualquier pequeño esfuerzo que realizas al practicar las asanas te reporta enormes recompensas. Conseguir que la práctica se desarrolle en un terreno firme y aplicar diligentemente los tres elementos mencionados es una tarea que requiere un esfuerzo concentrado.

Lo ideal es practicar a la misma hora todos los días, y los mismos días de la semana. Tu cuerpo responde positivamente a la rutina, de manera que dedicarle al yoga siempre la misma hora te ayuda a optimizar la práctica. Hacer yoga a la misma hora cada día funciona como un reloj que te ayuda a sintonizar tus ritmos internos y además mejora tu digestión y te permite conciliar un sueño reparador. La práctica de las asanas se realiza mejor bajo la guía de un profesor, porque en su presencia no tienes más que seguir sus instrucciones y de ese modo evitas tener que estar sobre la esterilla pensando en qué es lo que debes hacer. Son muchos los yoguis que se desentienden de una práctica programada porque al ser sus propios profesores se sienten perdidos, se lesionan o se dispersan cuando tienen que crear su propia rutina. Todos los atletas de máximo nivel tienen un entrenador y un preparador físico y, preferiblemente, todos los yoguis tienen un maestro que los ayuda a establecer la secuencia de movimientos de la práctica. Sin embargo, quien tiene que ponerse a trabajar eres tú. El profesor o el entrenador no pueden hacerlo todo, ellos solo se encargan de cumplir su función. Algunos alumnos nunca practican a menos que sus instructores los estén observando o que asistan a una clase de yoga. Si quieres que la práctica llegue realmente a transformarte, debes hacerla tuya. Cuando viajo a la India una vez al año para encontrarme con mi maestro, la mayor parte del tiempo estoy sola sobre mi esterilla.

De acuerdo con el *Yoga Sutra* 1.22, hay tres niveles de práctica: suave (*mrdu*), media (*madhya*) e intensa (*adhimatratvat*). Los tres niveles son igualmente decisivos en el viaje del yoga. A lo largo de nuestra vida todos oscilamos entre las tres categorías. No hay ninguna necesidad de practicar intensamente todo el tiempo y forzarte para llegar antes a la eternidad. Después de todo, la eternidad estará siempre allí y será exactamente lo mismo si la experimentas hoy, mañana, el próximo año o dentro de diez mil años. Guruji siempre pronuncia unas palabras muy simples que son absolutamente ciertas: «Practica, practica y practica, y todo llegará».

El poder de la práctica comienza a producir efectos únicamente cuando te olvidas de la necesidad de llegar a alguna parte en un periodo de tiempo determinado. La humildad solo puede cultivarse utilizando la esterilla durante muchos años y trabajando sin tener ningún objetivo. Debes aprender a escuchar esa voz serena que surge de tu corazón y dice: «Mantendré el rumbo y conservaré la fe, independientemente del tiempo que necesite». El yoga es una práctica personal. La única decisión que puedes tomar es dirigir tu mente hacia el interior y experimentar la verdad más profunda. Nadie puede andar el camino por ti. Desenrolla la esterilla y practica yoga durante muchos años con un corazón sincero y un espíritu indomable.

Algunos días me siento una heroína por el mero hecho de llegar a la esterilla. Hay veces que me arrastro hasta ella para hacer simplemente la primera serie de una forma bastante perezosa y, sin embargo, en otros momentos estoy deseando extenderla. En ciertas ocasiones tengo la sensación de estar volando, pero la mayoría de las veces sencillamente me dedico a trabajar. No necesitas que la práctica sea perfecta, solo tienes que entregarte a ella. Lo más importante es que la mantengas a diario. No dejes de utilizar tu esterilla, porque tan solo cinco minutos de práctica al día tienen el poder de cambiar tu vida, despejar las emociones conflictivas y concentrar tu intención en llevar una vida más tranquila.

TAREA

1. Si tienes un nivel básico de práctica. No hay nada que pueda sustituir tu sesión de yoga. Comprométete a practicar durante al menos cinco minutos cada día durante el próximo mes. Un programa adecuado sería practicar las asanas seis días a la semana y dedicar el día restante a la meditación. No te fijes ningún objetivo relacionado con las posturas y concéntrate en tu compromiso constante de mantener la disciplina espiritual de tu práctica personal durante treinta días consecutivos. Te aconsejo mantener un diario de tu práctica para registrar los progresos que realizas.

2. Si tienes un nivel medio de práctica. Aumenta la intensidad de tu práctica añadiendo más tiempo a tu *abhyasa*. Comprométete a realizar un mínimo de veinte minutos de práctica diaria durante un mes. Recuerda incluir un día a la semana de meditación para que tu cuerpo tenga tiempo de descansar y recuperarse de una disciplina física más intensa de lo que estás acostumbrado. Sigue las directrices mencionadas en el noveno día en relación con las instrucciones para la práctica de la meditación.

3. Si tienes un nivel intenso de práctica. Comprométete a realizar una sesión de yoga diaria de una hora, seis días a la semana. Dedica el día restante a la meditación. Cuando alcanzas este nivel de yoga, tu vida se modifica sustancialmente. Practicar durante al menos sesenta minutos diarios tiene un impacto decisivo en tus hábitos cotidianos y te anima a hacer cambios para acceder a la vida de un yogui. En cuanto dedicas como mínimo una hora diaria a la disciplina física, el yoga comienza a tener una importancia fundamental en tu vida. Te resultará difícil pasar un día sin practicar porque te sentirás vacío cuando no lo hagas. En este estado de *abhyasa*, es crucial que un día por semana te abstengas de la práctica física. Honrar el día de descanso es otra forma de desapego e impide que desarrolles una dependencia de las asanas que no es saludable. Puedes mantener *nairantarya* dedicando el día de descanso a la meditación.

PRÁCTICA

1. *Baddha Konasana* – Postura del ángulo unido

Para poder adoptar *Baddha Konasana*, que también se conoce como la postura del zapatero, con una mente serena y ecuánime necesitas práctica y desapego a partes iguales. Si enfocas tu mente en el objetivo físico de «bajar las rodillas», puedes sacrificar tanto tu salud física como tu viaje espiritual por un objetivo vano. Por el contrario, no te preocupes por la forma física y concéntrate en el cuerpo interior. No debes sorprenderte si tardas años en sentirte cómodo en esta postura, independientemente de lo bien que hagas otras asanas.

Comienza en *Dandasana*. Siente las articulaciones de las caderas mientras activas el suelo pélvico. Lleva levemente las rodillas hacia dentro en dirección al pecho para cerrar las articulaciones de las caderas. Exhala mientras realizas una rotación externa con las caderas y dejas que las rodillas desciendan hacia el suelo. Lleva los talones lo más cerca posible de las ingles. Sujeta las bases de los dedos gordos de ambos pies y estira las plantas de los pies hacia arriba. Lleva la barbilla al pecho o dirige la mirada a los pies. Exhala mientras llevas el hueso púbico y los isquiones hacia atrás para flexionar el torso hacia delante desde la articulación de las caderas. Mantén la espalda lo más recta posible y la parte inferior al ombligo contraída, como si quisieras pegarla a la columna. Una vez que hayas llegado a tu punto máximo de flexión hacia delante, acerca al suelo la parte superior de la cabeza, la nariz o la

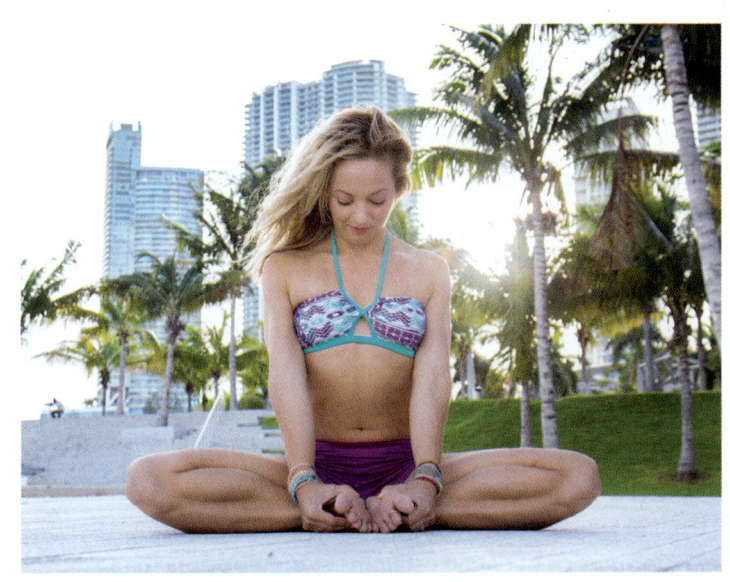

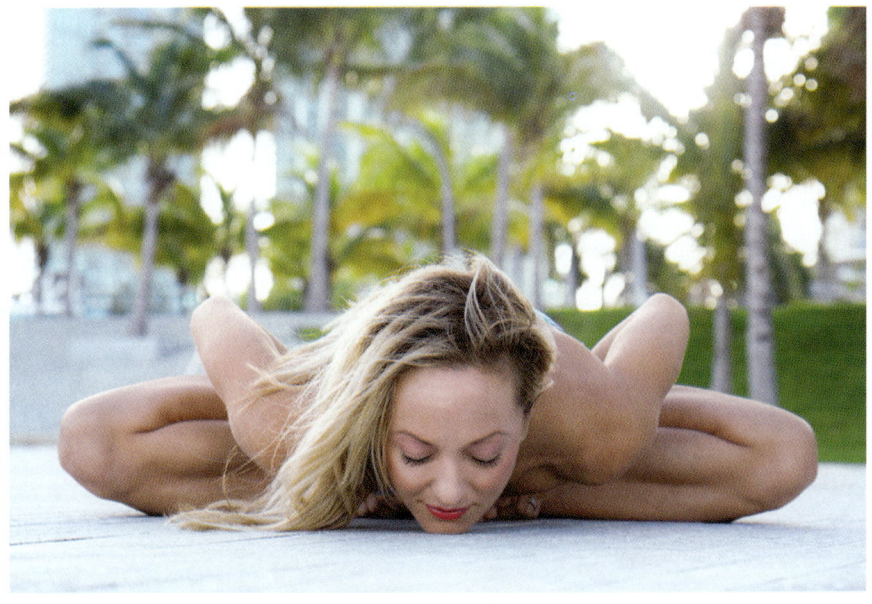

barbilla, dependiendo de tu nivel de flexibilidad. Las manos permanecen en todo momento sobre los pies. Evita ejercer presión sobre las rodillas y simplemente acepta la posición en la que te encuentras. Mantenla entre cinco y diez respiraciones. Inhala mientras elevas el torso, luego estira las piernas y vuelve a *Dandasana*.

2. *Navasana* – Postura del barco

Quizás ninguna otra postura ilustre tan claramente la necesidad de practicar de forma regular como Navasana. Esta asana requiere una mente fuerte y estable y un sólido compromiso con la práctica. Es la única asana del método Ashtanga Yoga que se repite cinco veces seguidas. La repetición es un símbolo del esfuerzo permanente que exige la verdadera práctica.

Comienza en *Dandasana*. Inhala mientras te inclinas ligeramente hacia atrás iniciando el movimiento desde las caderas y llevando la pelvis hacia abajo en dirección al espacio que hay entre los isquiones y el coxis. Eleva las piernas mientras desplazas el torso levemente hacia atrás para compensar la postura. Contrae la parte inferior del abdomen y activa los músculos abdominales, el suelo pélvico y los músculos centrales del cuerpo. Mantén los dedos de los pies estirados y las piernas juntas. Estira los brazos frente al cuerpo a la altura de los hombros. Mantén las piernas lo más rectas posible y evita redondear la espalda y bajar demasiado hacia el suelo para poder adoptar la postura. Mantén el cuerpo relativamente recto. El torso y los muslos deberían estar en un ángulo aproximado de ochenta grados. Dirige la mirada hacia los dedos de los pies. Mantén la postura durante cinco respiraciones y repítela cinco veces.

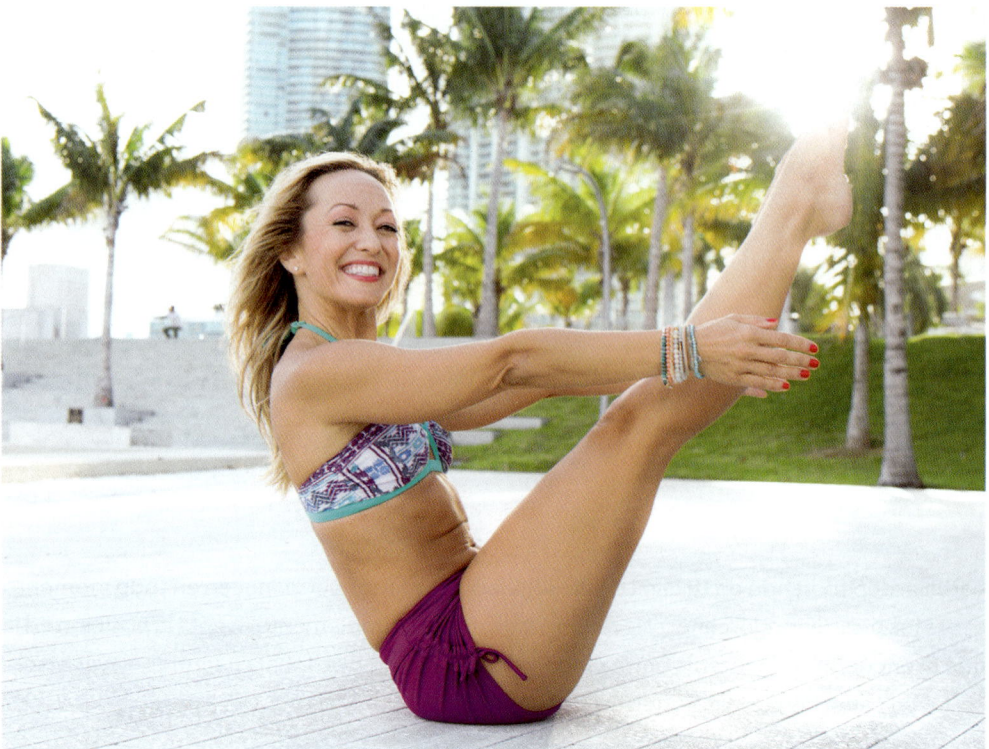

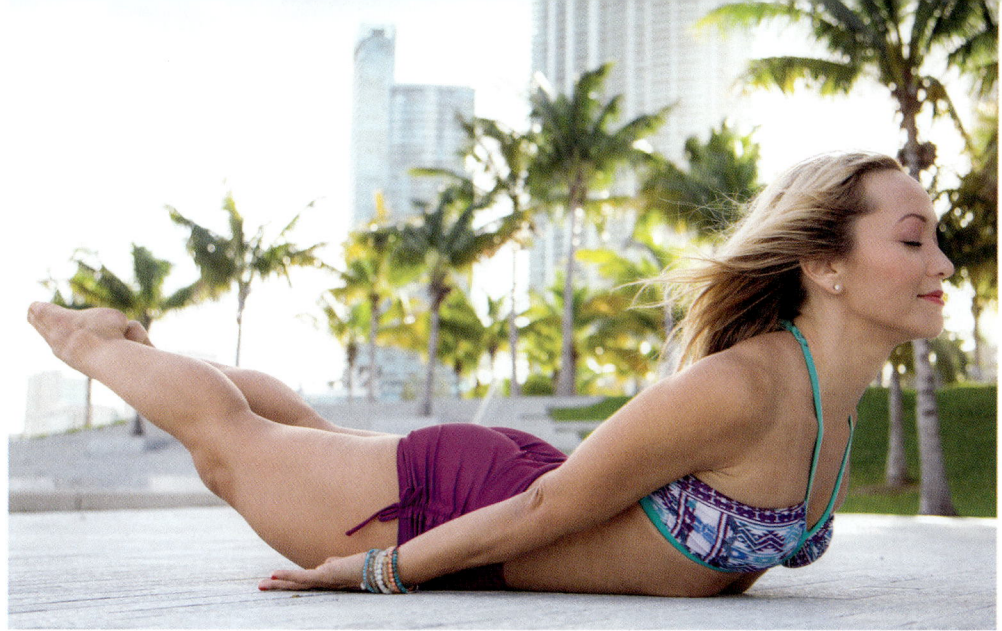

3. *Shalabhasana* – Postura de la langosta

Esta humilde flexión hacia atrás se parece mucho a lo que vengo diciendo sobre la práctica porque está basada en la constancia y la perseverancia sostenidas durante un periodo de tiempo prolongado. No debe confundirse con la postura contemporánea de yoga conocida como postura del saltamontes. El propósito de *Shalabhasana* no es hacer una flexión muy profunda hacia atrás, sino poner a prueba la resistencia y la fuerza a largo plazo. A menudo se utiliza como una flexión hacia atrás terapéutica para el tratamiento de las hernias discales y otros problemas de espalda. Dedicar tiempo a practicar *Shalabhasana* te prepara para las demás flexiones hacia atrás, tanto desde el punto de vista físico como del espiritual.

Comienza tumbado sobre el estómago. Coloca las manos cerca de las caderas y gira las palmas hacia arriba manteniendo los brazos estirados. Inhala mientras contraes la zona del ombligo, inclina ligeramente el sacro hacia arriba y en dirección hacia la pelvis, activa los cuádriceps y eleva las piernas. Simultáneamente, desplaza el esternón hacia delante y eleva el pecho manteniendo las costillas inferiores en contacto con el suelo. Lleva el esternón hacia delante y ligeramente hacia arriba mientras extiendes las piernas hacia atrás y las levantas sutilmente. Evita flexionar las rodillas con el objetivo de subir más los pies; lo que debes hacer es estirar el cuerpo y ampliar el espacio que hay entre las vértebras. Dirige la mirada hacia la nariz. Respira cinco veces en esta asana. Si te sientes cansado, exhala y abandona la postura. Túmbate bocabajo y ayudándote con las manos lleva el cuerpo hacia atrás para acercar el pecho a las rodillas y descansar en *Balasana*. Pero si tienes energía, inhala para pasar directamente a *Urdhva Mukha Svanasana* y luego exhala y vuelve hacia atrás para adoptar *Adho Mukha Svanasana*.

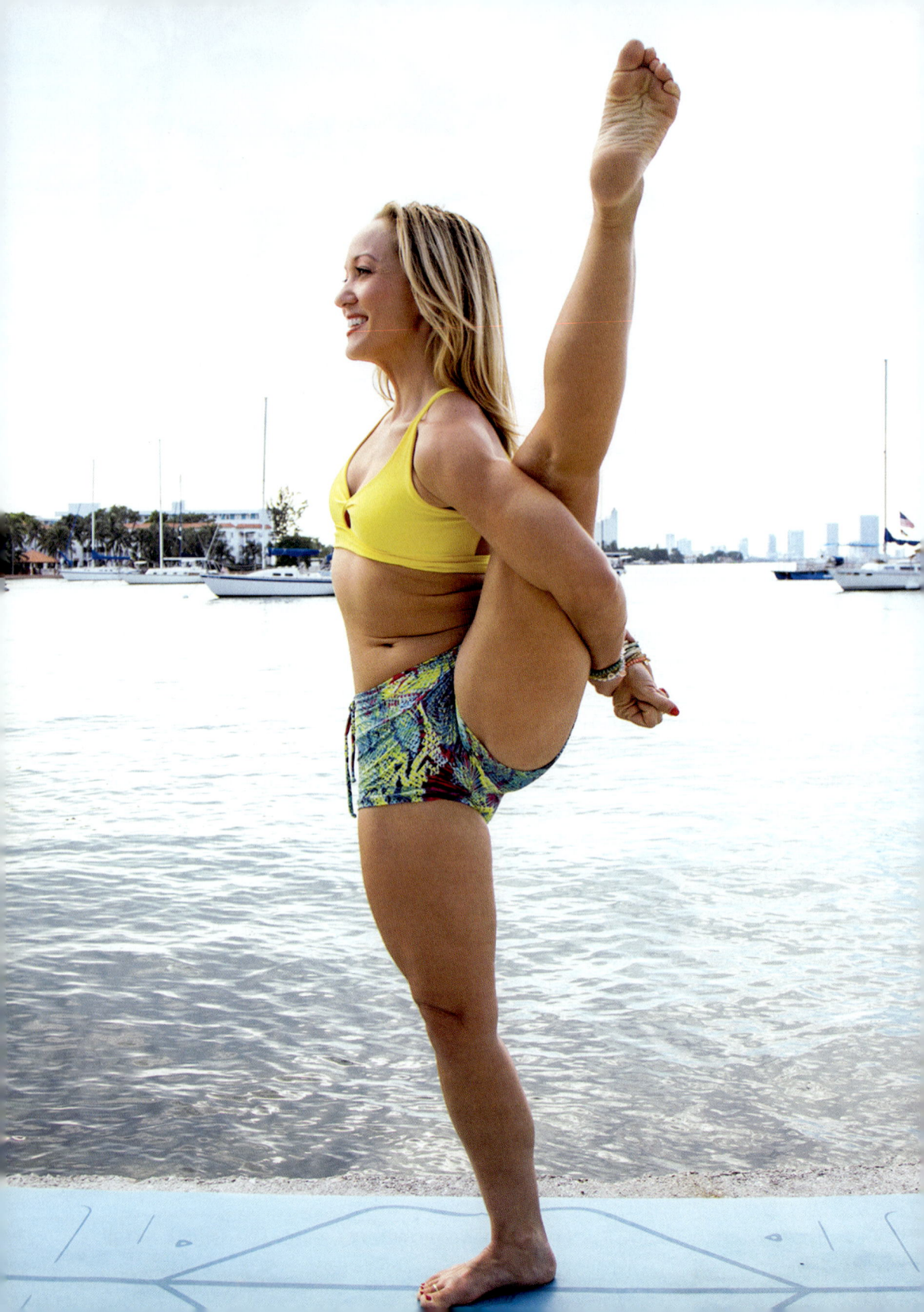

Día 27 | Dejarse llevar y confiar en Dios
Vairagya

Soy una luchadora tenaz. Nunca me retiro, nunca abandono, ni tampoco me echo atrás. También puedo ser rebelde, voluntariosa y obstinada. El yoga me ha enseñado que en algunas ocasiones lo mejor que puedes hacer, y también lo más valiente, es emprender la retirada. Recuerdo una ocasión en que intenté adoptar una postura de equilibrio sobre los brazos quince veces seguidas, empecinada en que mi cuerpo fuera capaz de lograrlo. Las personas que estaban a mi alrededor me sugerían que lo dejara, pero yo estaba empeñada en conseguir mi objetivo. En ningún momento intenté escuchar a mi cuerpo, no me detuve a pensar cómo se sentía ni qué era lo que deseaba ser. Simplemente seguí adelante. Eso no me sirvió para nada, pues no fui capaz de adoptar la postura. Lo único que conseguí fue agotarme y sentirme derrotada. Pero un día de pronto se abrió ante mí un nuevo camino. En lugar de luchar por realizar las posturas podía hacer algo para facilitar el proceso. Todo lo que necesitaba era dejarme llevar. Tan pronto como abandoné mi obsesión por hacer la postura ese día, o cualquier otro día, de repente se abrió un espacio desde donde podía escuchar mi cuerpo. Al no forzar el proceso empecinadamente, pude esperar a que una voz interior me guiara y seguir el camino que me indicaba.

¿Cuántas veces has escuchado una voz que te guía amablemente y sin embargo te has desentendido de ella para seguir adelante con tu propio criterio? ¿Cuántas veces has escuchado a tu cuerpo pedirte misericordia pero no te has detenido y finalmente has acabado dolorido? Escuchar la voz interior de la sabiduría lleva aparejada la responsabilidad de seguir el camino tal cual te es revelado. La tarea del yogui para hoy es el desapego (*vairagya*). En el *Yoga Sutra* 1.12 Patanjali afirma que para alcanzar el objetivo de obtener la paz mental (*nirodah*), la práctica (*abhyasa*) debe estar equilibrada con el elemento del desapego (*vairagya*).

Si la práctica y el desapego no están equilibrados, la mente tenderá a obsesionarse por la forma estética del cuerpo y puede apegarse exageradamente a ella. Puedes terminar juzgando tu éxito en virtud de si eres o no capaz de realizar la forma perfecta de una asana de yoga y tratar severamente a tu cuerpo para obligarlo a adoptar la postura. Sin embargo, el objetivo del yoga es liberar tu mente del apego a la forma física y arraigar tu identidad en el espíritu que mora en tu interior. Solo a través de la práctica y del desapego llegarás a tener una mente ecuánime, que es la esencia del yoga. La única forma en que puedes realmente desprenderte de tu voluntad individual es creer que existe una divinidad superior que trabaja a tu favor. En otras palabras, necesitas tener fe para dejarte llevar y confiar en Dios.

Guruji siempre recomendaba a los practicantes que leyeran la historia épica del *Bhagavad Gita*, en la cual el príncipe guerrero Arjuna recibe de Krishna las enseñanzas de yoga en vísperas de una batalla decisiva entre dos facciones enfrentadas. *Vairagya* significa literalmente «sin emoción ni interés», pero aplicado a un contexto yóguico generalmente quiere decir «sin apego a los frutos del propio trabajo». En el *Gita* 6.35 Krishna le explica a Arjuna que la mente inquieta se calma solo gracias a *abhyasa* y *vairagya*. Repitiendo la definición de desapego de Patanjali emparejada con la práctica en el camino hacia la calma interior, Krishna ofrece una explicación mucho más concreta de cómo dejar de apegarse apasionadamente a las propias metas en la vida. Se ofrece como el vehículo para el desapego y le indica a Arjuna que el camino es confiar en la voluntad de Dios y ofrecerle los frutos del propio trabajo.

Otra forma de comprender de qué modo se emparejan la práctica y el desapego es reconocer que cuando obtenemos los frutos de nuestro trabajo a través de nuestra voluntad, estamos fomentando el desarrollo del ego. En ese escenario lo único que conseguimos es quedar todavía más atrapados en el ciclo de sufrimiento. Por el contrario, cuando trabajamos y entregamos los frutos de nuestra labor a Dios, nos liberamos de la creencia de que nuestros éxitos dependen de nosotros. En otras palabras, los yoguis trabajan y trabajan, practicando de forma regular durante muchos años y reconociendo humilde y discretamente que todo lo que obtenemos procede de la gracia de Dios. Y el acto de someter nuestra voluntad individual a la voluntad divina da lugar a una paz duradera y a la libertad final.

Puedes trabajar desde ese profundo lugar de conexión con la Divinidad o intentar hacerlo todo por ti mismo. Puedes utilizar la fuerza, presionarte, competir contigo mismo y con los demás, luchar, aferrarte a lo material, dramatizar, reaccionar, oponerte o despotricar. Puedes perder tiempo con las preocupaciones y el estrés, pero ningún sufrimiento ni preocupación podrá cambiar la situación ni tampoco resolver un problema. Se necesita tener un orgullo desmesurado para pensar que es posible tener el control de todos los detalles de la gran orquesta de la vida. Eso finalmente da como resultado una cacofonía, no una sinfonía. En lugar de intentar controlarlo todo, déjate llevar, abandona las preocupaciones sobre el futuro, mantén tu mente y tu corazón presentes en el ahora. Mientras actúes con la mentalidad de mantener todas las piezas de tu vida en su sitio, no conseguirás recibir el mayor regalo: la gracia. No te preocupes por pequeñeces ni tampoco por cosas importantes. Solo debes sudar cuando estás sobre la esterilla de yoga. Disfruta de la vida. Independientemente de lo que suceda, no te preocupes. Si pierdes un vuelo, si no apruebas un examen, si te despiden, si enfermas, si alguien te rompe el corazón, si te declaras en bancarrota, si te lesionas, si recibes malas noticias o sufres algún tipo de pérdida, no te preocupes, todo está bien. Tú estás bien.

Puedes optar por actuar basándote en la fe y en la entrega, dejándote llevar; de lo contrario, te encontrarás atrapado en el miedo y el control. El yoga no se construye únicamente sobre la teoría, de manera que aunque solo sea por hoy, déjate llevar. Siente cómo todo fluye fácilmente cuando la carga del estrés y la ansiedad abandona tu corazón. Espera ese momento porque está llegando a ti la bendición de tener más paz y felicidad de lo que nunca habías creído posible. Todo lo que necesitas es confiar y dejarte llevar.

TAREA

1. Déjate llevar y confía en Dios. ¿Hay alguna situación en tu vida en la que te sientes bloqueado? ¿Intentas forzar tu voluntad en una situación específica? ¿Hay algo que te está agobiando y no puedes dejar de preocuparte por ello? Medita durante al menos cinco minutos. Apunta tu deseo en un papel y luego ofrécele a Dios los frutos de tu trabajo, es decir, el resultado que deseas obtener; después olvídate de ello. Confía en que si eso está destinado a suceder, sucederá. Pero si no lo está, será una bendición que el deseo no se haya materializado.

2. Haz un seguimiento del verdadero objetivo. Dedica un poco de tiempo cada día a recordar las cosas simples de la vida. El amor es lo que importa. El amanecer, la puesta de sol, el océano y el cielo. Eso es el aliento de la vida. Respira profundamente. Nada tiene importancia porque tú ya tienes todo lo que necesitas en tu corazón. Eres una persona íntegra y completa.

3. Realiza una prueba empírica. Durante un periodo de veinticuatro horas no planifiques nada. Al despertar intenta percibir hacia dónde eres guiado. Pasa un día completo sin hacer una lista de tareas, y luego evalúa si te sientes más feliz y más libre. Quizás temas que si no planificas el día y controlas todos los detalles, no harás absolutamente nada, pero te aconsejo que lo pruebes para ver qué es lo que ocurre. ¿Acaso el mundo se ha desintegrado sin tu programación? ¿Se han producido más momentos de espontaneidad y amor a lo largo del día? Es difícil programar la felicidad, el amor, la risa y la alegría. En lugar de pretender hacerlo, abandona la necesidad de controlar y deja que todo fluya hacia tu vida.

PRÁCTICA

1. *Utthan Pristhasana* – Postura del lagarto

Esta postura es una buena oportunidad para trabajar la flexibilidad de tus caderas. *Utthan* se traduce usualmente como "estiramiento", aunque también puede significar "regeneración". Al citar las cualidades regeneradoras del lagarto, el sánscrito tradicional habla de la lección que contiene esta postura. Las caderas a menudo se tornan rígidas debido a los viajes largos en coche, al estrés o a una rigidez corporal general. Así como el lagarto se siente complacido por renunciar a su cola para desarrollar una nueva, tú debes abandonar la rigidez de tus caderas y abrir tu cuerpo y tu mente para que disfruten de nuevos niveles de libertad. *Pristha* puede aludir a las páginas de un libro, de modo que puedes pensar en abrir tus caderas como el hecho de abrir el libro de tu pelvis lo máximo posible.

Existen muchas variaciones de *Utthan Pristhasana*, de manera que vamos a empezar por la más sencilla. Comienza en *Adho Mukha Svanasana*. Inhala mientras das un paso adelante con el pie izquierdo. Exhala mientras colocas la rodilla derecha sobre el suelo. Deja caer la cadera derecha y lleva el muslo izquierdo hacia el pecho. Inhala mientras extiendes el brazo izquierdo y apoya la mano derecha sobre el suelo para tener un apoyo adicional. Dirige la mirada a los dedos de la mano izquierda. Permanece en la postura durante cinco respiraciones. Exhala y vuelve a apoyar las dos manos sobre el suelo. Desplázate hacia atrás hasta

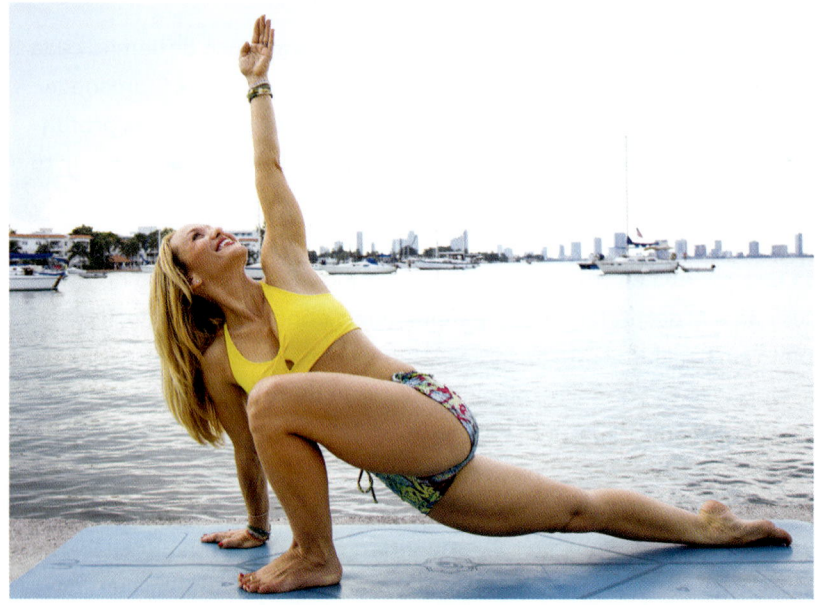

Chaturanga Dandasana. Inhala y vuelve hacia delante para adoptar *Urdhva Mukha Svanasana*. Exhala y muévete hacia atrás hasta *Adho Mukha Svanasana*. Repite todos los movimientos con el lado derecho.

2. *Svarga Dvijasana* – Postura del ave del paraíso

Esta elegante postura requiere mucha práctica. *Dvija* significa "nacido dos veces" y *svarga* quiere decir "paraíso" o "cielo". La mayoría de las personas necesitan hacer varios intentos antes de sentir que están ascendiendo al cielo. En lugar de experimentar esa sensación, sienten que son como el botón de una flor que para florecer requiere paciencia, cuidados y amabilidad. Antes de que pruebes esta postura debes calentar los tendones de las corvas, los hombros y la parte baja de la espalda.

Comienza en *Samasthiti*. Inhala mientras llevas la rodilla izquierda hacia el pecho manteniéndola flexionada. Lleva el hombro izquierdo hacia delante y coloca el codo izquierdo debajo de la rodilla izquierda. Gira el hombro izquierdo hacia el interior y coloca la mano detrás de la espalda y encima del sacro. Deja caer el hombro derecho realizando una rotación interna y junta las manos detrás de la espalda. No intentes estirar la pierna izquierda si no eres capaz de juntar las manos o si los tendones de las corvas están demasiado

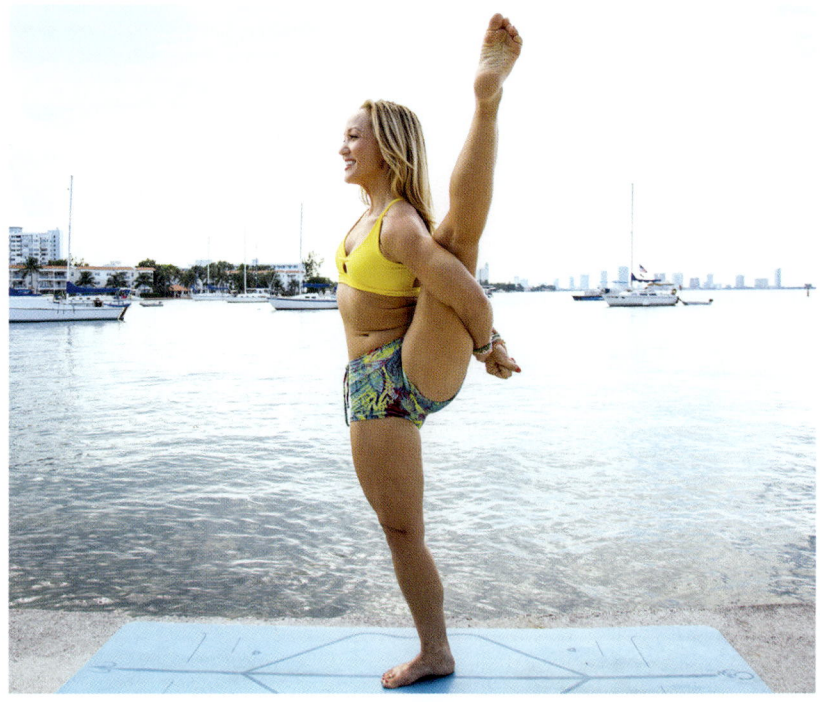

rígidos. Si, por el contrario, tienes las manos firmemente unidas, empieza a extender lentamente la pierna izquierda. Deja caer la cabeza del fémur izquierdo hacia el interior de su cavidad, activa los cuádriceps del lado izquierdo y estira los dedos de los pies. Estabiliza la pierna derecha, contrae la parte inferior del abdomen y enfoca la mirada en un punto. Respira cinco veces en esta posición, luego vuelve a *Samasthiti* y repite toda la secuencia con el lado derecho.

3. *Astavakrasana* – Postura de los ocho ángulos

Este equilibrio sobre los brazos asimétrico es una prueba de equilibrio y desapego. Aunque seas capaz de mantener el equilibrio fácilmente en uno de los lados, es probable que te resulte más difícil con el otro. Abandona tu apego y céntrate en el viaje de trabajar para realizar la postura. Necesitarás toda tu fuerza y flexibilidad para poder adoptar *Astavakrasana* completa. Una vez que hayas hecho la versión completa de la postura, hay muchas formas de iniciarla y de salir de ella. Vamos a empezar con la más fácil.

Comienza en *Dandasana*. Inhala mientras elevas la pierna izquierda y flexionas la rodilla. Debes colocar el músculo de la pantorrilla izquierda en torno al hombro izquierdo, enviando la rodilla izquierda detrás del torso. Flexiona el codo izquierdo por debajo de la rodilla izquierda y mueve lateralmente el brazo a un lado, colocándolo en forma de ángulo,

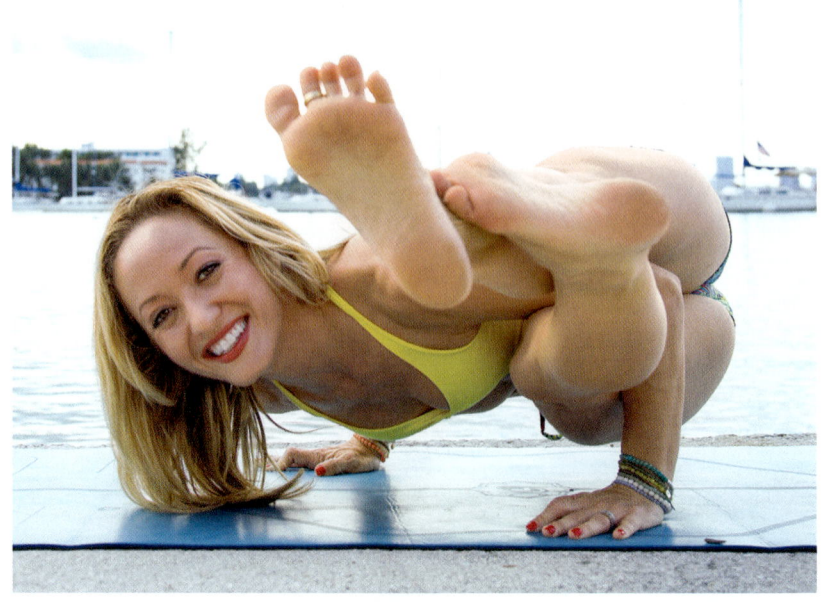

para mantener un buen equilibrio. Alinea las manos sobre el suelo justo frente a las caderas. Inclínate hacia delante y eleva las caderas. En cuanto te sientas estable sobre los brazos, levanta la pierna derecha y junta los pies. Exhala, estabiliza el suelo pélvico y prepárate para elevar el cuerpo. Inhala mientras separas el cuerpo del suelo. Exhala y dobla los codos para colocar el pecho un poco más abajo de ellos con el fin de adoptar la versión completa de *Astavakrasana*. Mantén la postura durante cinco respiraciones. Inhala mientras desplazas el pecho hacia delante y bajas las caderas. Vuelve a *Dandasana* y repite la serie completa de movimientos con el lado derecho.

Si no te sientes cómodo con la versión completa de esta asana, llega hasta la posición donde te sientas a gusto y no te veas obligado a forzar tu cuerpo. Haz la postura un máximo de tres veces.

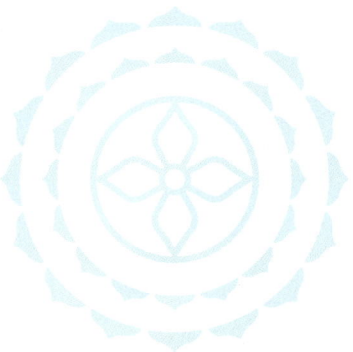

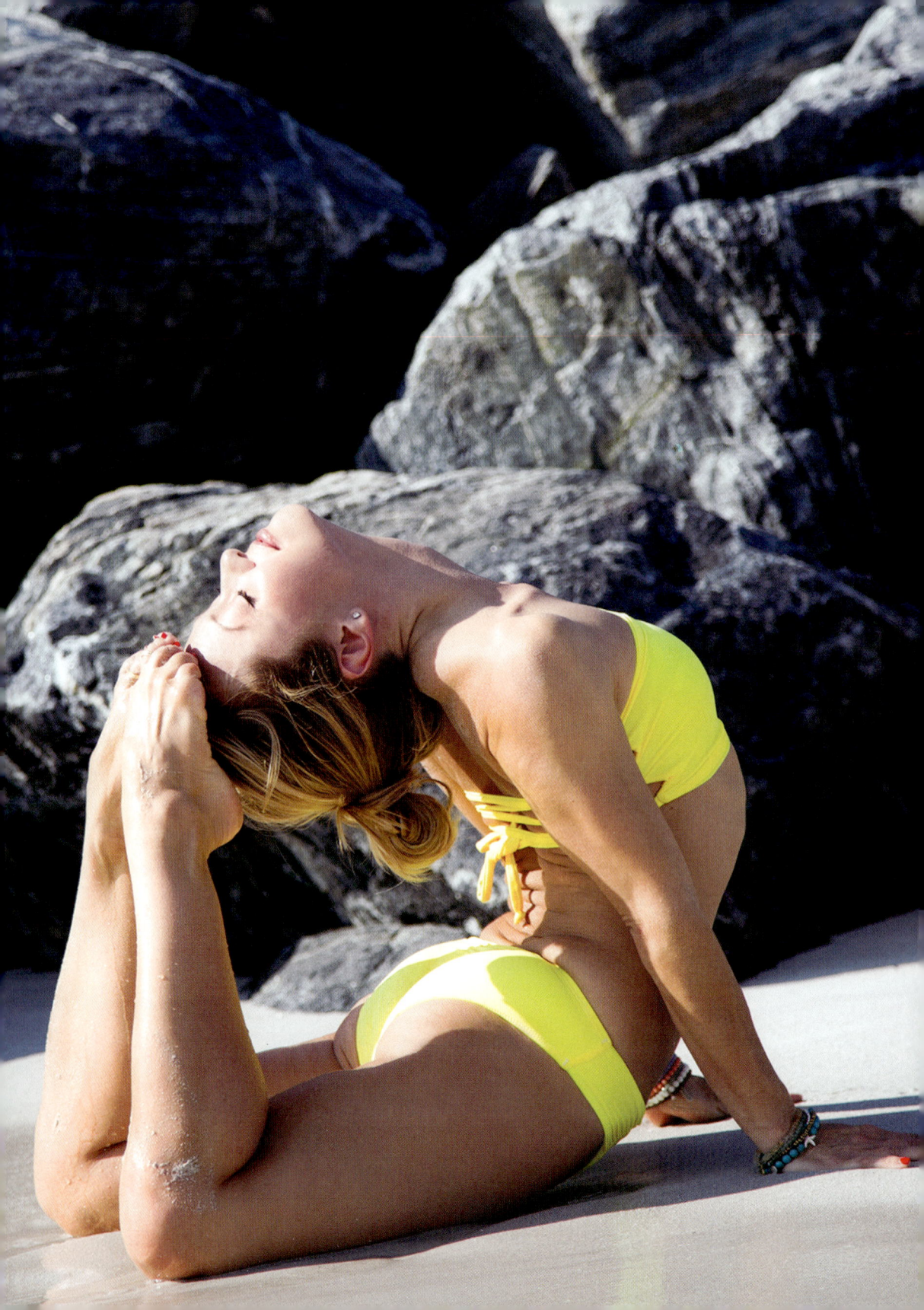

Día 28 | Obstáculos
Arishadvargas

Todas las personas que aspiran a llevar la vida de un yogui pueden a veces encontrarse atrapadas en un ciclo interminable de sufrimiento. El camino espiritual no está exento de baches ni desvíos equivocados, y al recorrerlo se pueden experimentar todo tipo de malestares, como dolor físico, frustración emocional o desilusión espiritual. El primer paso para encontrar la forma de salir de una trampa es percatarte de que has caído en ella.

La filosofía del yoga es sacar los obstáculos a la luz, del mismo modo que un GPS te indica todos los giros, rodeos y desvíos posibles para tu trayecto. Si conoces las tentaciones de antemano, es más fácil no caer en ellas. La tarea del yogui para el día de hoy son los obstáculos. Todos los alumnos de yoga tendrán que enfrentarse a diversas dificultades, y el mero hecho de conocerlas ya implica haber ganado la mitad de la batalla.

Puedo decir que he conocido todos los obstáculos posibles. He enfermado y me he lesionado. Me he sentido perezosa y carente de inspiración. He conocido falsos maestros, he cometido errores de juicio y he dado cinco pasos hacia atrás justo después de haber dado cinco hacia delante. He sentido cólera, orgullo, ignorancia, depresión y codicia, solo para nombrar unos pocos. De acuerdo con Patanjali, existen once perturbaciones (*antarayah*, *Yoga Sutra* 1.30), cinco aflicciones (*kleshas*, *Yoga Sutra* 2.3), cinco *vrittis* (*Yoga Sutra* 1.5) y numerosos *samskaras*, además de muchos otros factores físicos concomitantes.

Guruji a menudo hablaba de los peligros de lo que él llamaba los seis enemigos de la práctica espiritual que rodean el corazón. También se los suele nombrar como las seis pasiones, y son presentados como factores opuestos que disuaden a la mente del yogui de defender el estado de desapego. Los seis enemigos se conocen como los *arishadvargas* y a menudo se considera que son algunos de los obstáculos principales a lo largo del camino del yoga. Los *arishadvargas* son la lujuria (*kama*), la ira (*krodha*), la codicia (*lobha*), el apego (*moha*), el orgullo (*mada*) y la envidia (*matsarya*). Además de los citados, Patanjali enumera catorce obstáculos, nueve *antarayahs* y cinco *kleshas*. Los nueve *antarayahs* son la enfermedad (*vyadhi*), el aburrimiento/estancamiento (*styana*), la duda (*samsaya*), la negligencia (*pramada*), la pereza (*alasaya*), el placer sensual (*avirati*), la falsa percepción (*bhranti darshana*), la incapacidad para pisar terreno firme (*alabdhabhumikatva*) y la reincidencia (*anavasthitatvani*). Las cinco *kleshas* son la ignorancia (*avidya*), el ego (*asmita*), el apego al placer (*raga*), la aversión al sufrimiento (*dvesha*) y el miedo a la muerte (*abhivesha*). La lista de obstáculos es prácticamente una descripción perfecta de lo que significa ser humano. El practicante de yoga únicamente podrá acceder al corazón espiritual enfrentándose a estas tendencias destructivas. Podría escribir un libro sobre los obstáculos, pero en lugar de hacerlo vamos a analizar dos de los enemigos más comunes de la práctica espiritual: el orgullo y la envidia.

En algunas ocasiones somos demasiado orgullosos para pedir disculpas o admitir nuestros errores. Yo solía ser así. Hubo un momento, después de hacer varios viajes a la India, en el que pensé que conocía todos los secretos, que era una persona especial. Mi orgullo me hacía creer que era alguien porque podía mantener el equilibrio en una postura sobre las manos. Mis maestros se dedicaron a enseñarme lo contrario. Cuando yo pensaba que era lo suficientemente fuerte, me pedían que desarrollara más fuerza. Cuando yo creía que iba a ser la primera, me indicaban que ocupara la última posición. Buscaron dentro de mí y desmontaron las defensas de mi ego en todas las situaciones donde yo me regodeaba en la autosatisfacción, hasta que por fin me percaté de que no era mejor que los demás y que una postura sobre las manos no era una forma de medir la fortaleza espiritual.

Ser realmente fuerte no tiene nada que ver con lo que eres o no eres capaz de hacer físicamente, sino con cuánto estás dispuesto a abrir tu corazón. El orgullo y la terquedad toman forma en el *Mahabharata* como el gigante *asura* conocido como el intoxicador, que tiene el poder de tragarse todo el universo de un solo sorbo. El orgullo es algo semejante. Tiene el poder de destruir tu felicidad en un instante. El primer paso en el camino del conocimiento es admitir que no tienes todas las respuestas y que necesitas un maestro. Hay una línea muy delgada entre la sana sensación de autoestima y un ego inflado. Admitir que no eres perfecto, que necesitas ayuda, que no las tienes todas contigo es a veces una mayor manifestación de fortaleza y fe que intentar ocultar tu propio desorden o confusión. Tener un espíritu humilde capaz de recibir enseñanzas allana el camino para que el corazón se abra y para que el poder de la gracia tome las riendas de tu vida. Lo que importa en la vida es ser humilde, amable y compartir cada vez más amor. A nadie le interesan las posturas sobre las manos si no eres una buena persona.

La envidia es una enfermedad del espíritu que nace de una baja autoestima. Estar siempre pendiente de lo que te falta es una forma de negatividad autodirigida que tiene su origen en la falta de confianza en tu propia persona. Lo sé porque he pasado por eso. Cuando empecé a practicar yoga, todas las asanas me resultaban tremendamente difíciles. Yo luchaba con denuedo y me esforzaba por hacerlas, pensando que llegaría el día en que por fin avanzaría hasta la siguiente postura y me sentiría completa. Me resultaba fácil felicitar a las personas que eran mucho más experimentadas que yo porque ellas jugaban en otra liga. Pero los practicantes que estaban al mismo nivel, o quizás un poco más avanzados, me sacaban de quicio. En lugar de relacionarme con los demás, estaba consumida por la envidia y la competencia. Aunque no hablaba de esto con nadie y trataba de que no se notara, me roía el corazón. Pensaba que el éxito ajeno de alguna manera atentaba contra el mío. Perdí la oportunidad de hacer amistades duraderas. Nunca me consideré lo suficientemente buena, lo suficientemente fuerte, lo suficientemente guapa. Estaba siempre buscando algo que llenara el vacío que tenía en mi interior.

Cuando buscas tu verdadero ser en el mundo material, sea en los objetos o en los logros, siempre te minusvaloras. Debes subir el listón, seguir el camino del yogui y elegir la alegría (*mudita*), facilitando así el camino hacia el verdadero éxito. Patanjali afirma que un yogui debe cultivar una actitud alegre en presencia de aquellos que son felices y tienen éxito (*Yoga Sutra* 1.33). La alegría, igual que el amor, nunca se acaba. Cuanto más la ofreces al mundo, más hay para repartir.

¿Cuáles son los secretos que mantienes bajo llave y cerrojo que reconcomen silenciosamente tu alma y tu corazón? ¿Qué obstáculos del ego te impiden abrir tu corazón por completo? Sé lo suficientemente fuerte para romper las cadenas que sujetan y oprimen tu corazón.

TAREA

1. Ofrécele alegría al mundo. Sonríe a las personas, bromea con ellas y comparte risas, hazle cosquillas a alguien, haz alguna tontería, ríete de ti mismo. Comparte todo aquello que te da satisfacción. Invierte la negatividad y dedica una plegaria de alegría a una persona que te suscita un poco de envidia. Tomar conciencia de lo difícil que resulta desear alegría a alguien a quien envidias es una lección de humildad. Tener buenos deseos para otras personas trae más felicidad al mundo. Comparte tu alegría y se multiplicará a tu alrededor.

2. Personaliza los obstáculos. Haz una lista de todos los obstáculos con los que te has topado y añade el antídoto que podría aliviar tu espíritu. Por ejemplo, la alegría es el antídoto para la envidia, la satisfacción es el antídoto para la amargura, la fe es el antídoto para el miedo, el amor es el antídoto para el olvido y la humildad es el antídoto para el ego.

3. Cultiva la humildad y el humor. Ser serio está sobrevalorado. La capacidad de reírte de ti mismo es mucho más entretenida y mucho más útil. Nunca serás perfecto, de manera que déjate de exigencias y diviértete, ríete de ti mismo y sé libre. El humor es un instrumento muy valioso en el camino espiritual, viene acompañado de la humildad y es un gran antídoto para el orgullo. Pon caras graciosas, cuenta chistes tontos y ríete. La capacidad de poner tus defectos e imperfecciones sobre la mesa y arriesgarte a ser el blanco de las bromas es una muestra de verdadera autoconfianza.

PRÁCTICA

1. *Ustrasana* – Postura del camello

Esta flexión hacia atrás es una de las más terapéuticas de la práctica de yoga. Es una asana secilla para los practicantes de diversos niveles y fácil de modificar. La práctica regular de *Ustrasana* instaura una técnica sana para flexionar el cuerpo hacia atrás y permite contemplar profundamente el trabajo interior de la extensión espinal. Acaso descubras puntos frágiles en tus músculos y articulaciones o alguna debilidad neurológica que puede manifestarse en forma de emociones intensas o alteraciones en la respiración. En este caso, es crucial que mantengas la calma, escuches a tu cuerpo para proteger tus articulaciones y trabajes con una técnica consistente.

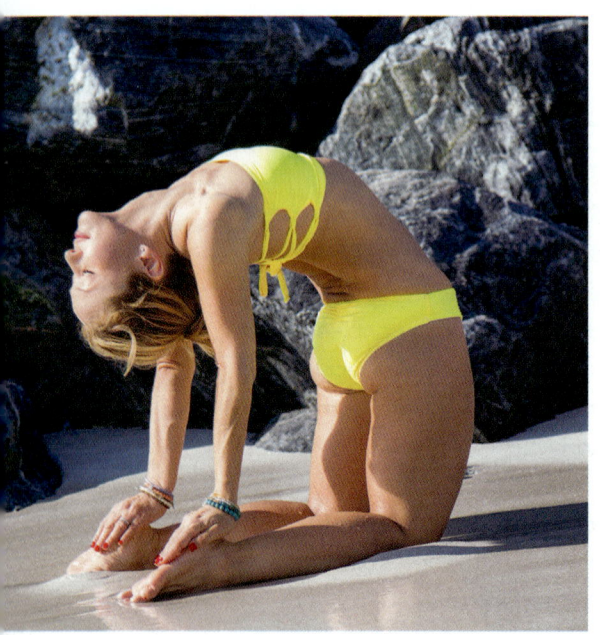

Comienza de rodillas sobre el suelo. Coloca las rodillas justo debajo de las caderas y estira los dedos de los pies. Inhala mientras colocas las manos sobre las caderas y contrae la zona del ombligo como si quisieras pegarla a la espina dorsal. Activa los músculos de la espalda para elevar las costillas y separarlas de las caderas con el fin de hacer espacio entre cada una de las vértebras. Desplaza el esternón en dirección a la barbilla. Exhala mientras proyectas la pelvis hacia delante y flexionas el cuerpo a través de cada una de las articulaciones de la columna vertebral para facilitar una extensión espinal suave. Coloca las manos sobre las plantas de los pies de manera que las bases de las manos se alineen con los talones de los pies y los dedos de las manos estén orientados hacia los dedos de los pies. Gira los hombros hacia delante produciendo una rotación interna para elevar los trapecios con el fin de dar un apoyo al cuello. Consolida el contacto con el suelo a través de los bordes internos de los muslos y activa el suelo pélvico. Realiza un movimiento de nutación con el sacro para llevarlo hacia delante y ligeramente hacia arriba con el fin de adoptar la postura completa de *Ustrasana*. Sigue elevando las costillas para apartarlas de las caderas. Los practicantes flexibles deberían poner mayor énfasis en la fuerza interior necesaria para sostener la flexión hacia atrás. Dirige la mirada hacia la nariz y permanece en esta asana durante cinco respiraciones.

Inhala y lleva las caderas hacia delante para incorporarte mientras vuelves a colocar las manos sobre la cintura. Exhala y apoya nuevamente las caderas sobre los pies. Descansa en *Balasana*. Repite Ustrasana una o dos veces y luego por medio de un salto hacia atrás adopta *Chaturanga Dandasana*. Inhala y vuelve hacia delante hasta *Urdhva Mukha Svanasana*, exhala y desplázate hacia atrás hasta *Adho Mukha Svanasana*.

2. *Raja Kapotasana* – Postura de la paloma real

Esta asana es una flexión hacia atrás bastante difícil. Si fuerzas demasiado tu cuerpo para poder adoptarla, lo único que conseguirás es bloquearte. Practicar esta postura significa hacerte amigo de los obstáculos que surgen a lo largo del camino de la práctica.

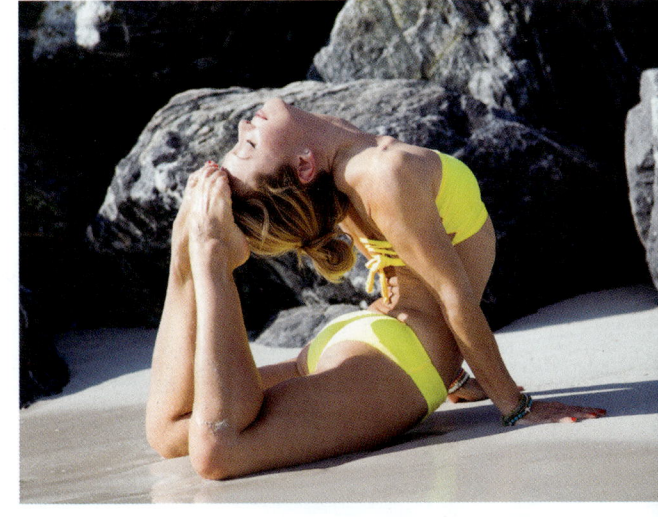

Comienza tumbado sobre el estómago. Inhala mientras empiezas lentamente a elevar el pecho. Coloca las manos sobre el suelo por debajo de los hombros. No intentes arquear la espalda de inmediato; en cambio, piensa en crear espacio entre cada una de las articulaciones de la columna. Eleva los hombros y el esternón para ampliar el espacio que hay entre las costillas y las caderas. Exhala y activa los músculos de la espalda para flexionarla hacia el espacio que hay entre las articulaciones. Lleva los hombros hacia delante en dirección al sacro. Estira lentamente los brazos empujándolos con firmeza contra el suelo. Cuando los brazos estén rectos, tira ligeramente con las yemas de los dedos de las manos y, dependiendo de tu nivel de flexibilidad, desplaza los hombros hasta que hayan superado la posición de las manos. Relaja los glúteos, flexiona suavemente las piernas y estira los dedos de los pies para adoptar *Raja Kapotasana*. Los dedos de los pies deben permanecer estirados. No te esfuerces para que los dedos lleguen a tocar la cabeza; limítate a utilizar la fuerza de la espalda para mover la cabeza en dirección a los pies. Deja caer la cabeza hacia atrás y dirige la mirada hacia la nariz. Realiza la postura de acuerdo con tus posibilidades y permanece en ella durante cinco respiraciones.

Recuerda que no debes forzar los pies para que entren en contacto con la cabeza, acepta las posibilidades que tienes en ese momento. Exhala y estira las piernas. Mantén los brazos en posición y luego adopta *Urdhva Mukha Svanasana*. Exhala y desplázate hacia atrás para ir a *Adho Mukha Svanasana*.

3. *Supta Virasana* – Postura del héroe reclinado

Esta postura es una ocasión para orientar tu atención hacia el interior. Es una asana que se utiliza como preparación para las flexiones profundas hacia atrás y también para recuperarse después de haberlas realizado. *Supta Virasana* se centra en la rotación interna de las caderas, en un estado mental reposado y un corazón humilde.

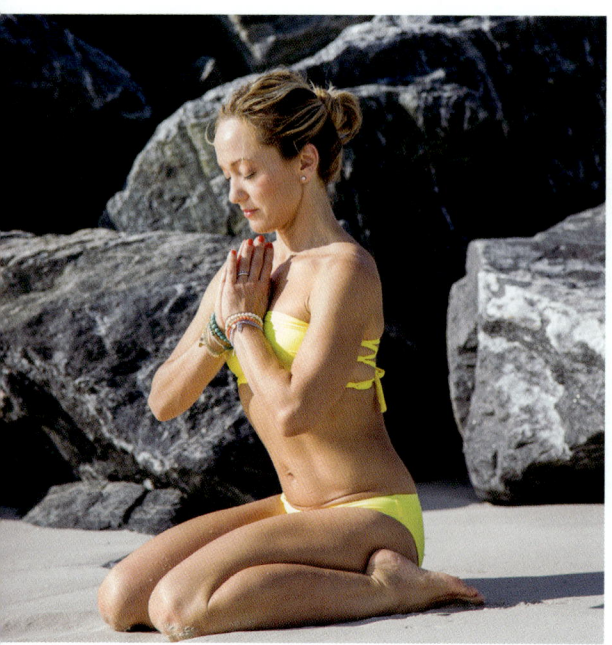

Empieza de rodillas. Con las piernas flexionadas debajo del cuerpo, asienta las caderas sobre los pies. Mantén las rodillas y los pies juntos. Si no sientes ninguna molestia en las rodillas, gira las caderas hacia el exterior, lleva los músculos de las pantorrillas hacia los lados y abre los pies a la anchura de las caderas. Asienta las caderas entre los pies y baja la pelvis. Si tus caderas no llegan al suelo, puedes sentarte sobre una toalla o un bloque. Coloca las manos en posición de oración junto al centro del pecho y deja caer suavemente la cabeza hacia delante. Dirige la mirada hacia la nariz.

Si tienes una lesión en la rodilla que te impide cerrar completamente esta articulación, necesitarás elevar las caderas y para ello puedes usar un bloque o cualquier otro apoyo. Exhala mientras llevas el torso hacia atrás hasta reclinarte completamente, utilizando las manos para ayudar el movimiento y servir de soporte a la parte superior del cuerpo. Una vez que los hombros toquen el suelo, contrae la zona del ombligo y coloca el sacro sobre el suelo. Mantén las rodillas lo más juntas posible para facilitar una profunda rotación interna de las caderas. Coloca las manos sobre los muslos y dirige la mirada hacia la nariz. Permanece en la postura entre cinco y diez respiraciones.

Inhala e incorpórate utilizando tus manos como guía para el torso. Después de levantar el cuerpo, exhala y salta hacia atrás para ir a *Chaturanga Dandasana*. Inhala y vuelve adelante hasta *Urdhva Mukha Svanasana*, exhala y desplázate nuevamente hacia atrás para adoptar *Adho Mukha Svanasana*.

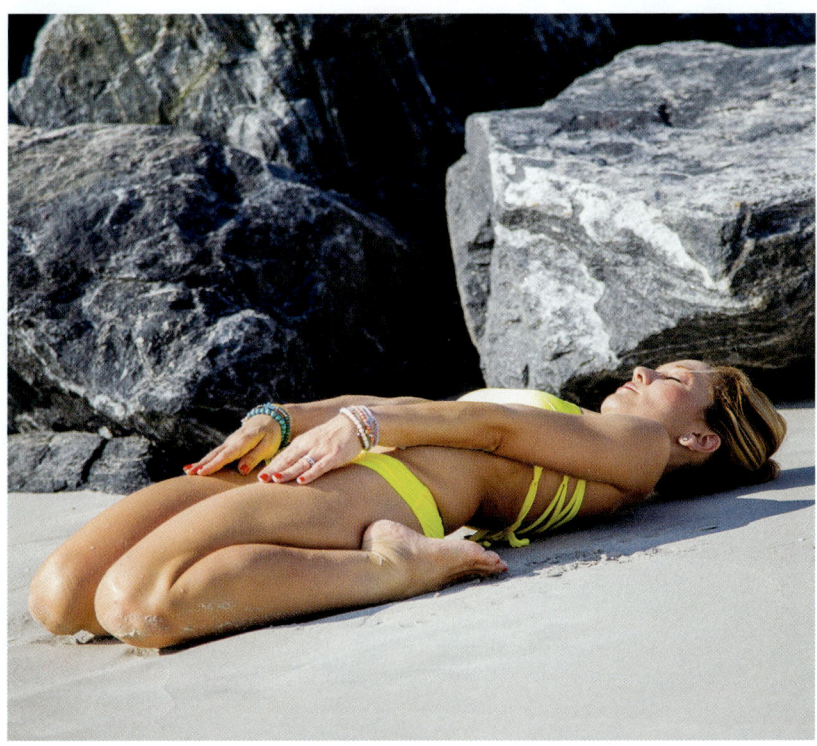

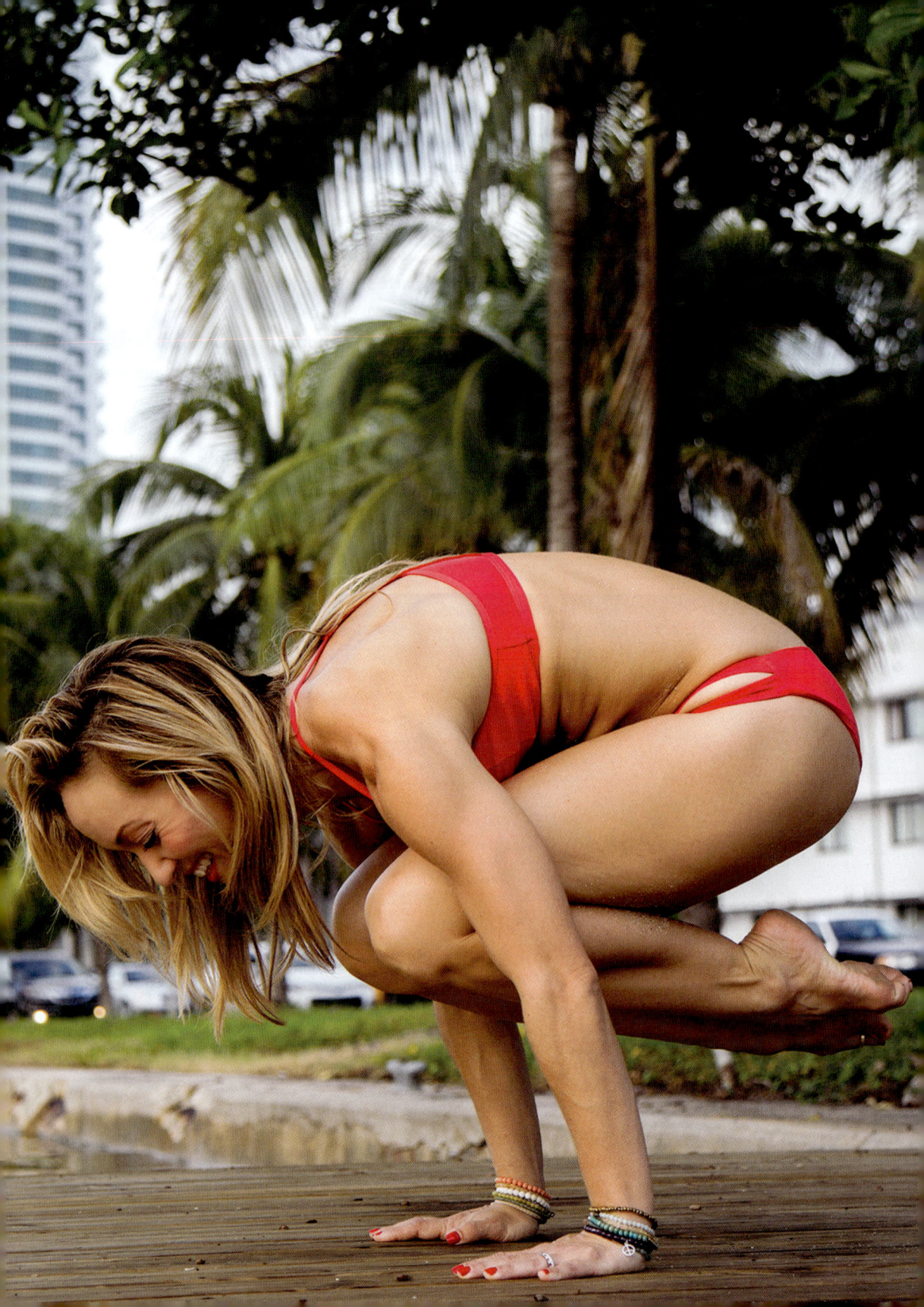

Día 29 | Ser fuerte
Sthira

El viaje de la fuerza ha sido para mí la lección más íntima, difícil y sanadora. Recuerdo que la primera vez que vi hacer una postura de equilibrio sobre los brazos del estilo Ashtanga Yoga pensé que se trataba de pura magia. Nunca hubiera podido imaginar que llegaría a formar parte de mi práctica diaria. Yo me consideraba una niña pequeña con brazos inseguros y tambaleantes y un trasero fofo. Y adivina qué. Ya no me siento así. Soy fuerte, mucho más de lo que hubiera creído posible. ¿Y sabes una cosa? Tú también lo eres.

La tarea del yogui para hoy es la fuerza (*sthira*). La fuerza no tiene nada que ver con ser capaz de adoptar una postura sobre las manos (aunque ciertamente esto resulta gratificante). La fuerza consiste en encontrar el espacio de la conciencia espiritual, que es sólido como una roca, en lo más profundo de tu ser. La fuerza es un estado mental sereno y ecuánime que permanece equilibrado e imperturbable frente a los inevitables altibajos de la vida.

Mis maestros Shri K. Pattabhi Jois y R. Sharath Jois creyeron en mí mucho antes de que yo tuviera confianza en mí misma. Cada vez que sentía que había llegado a un límite y creía que eso era todo lo que tenía para dar física y mentalmente, ellos me decían que tenía que trabajar para ser más fuerte. Ahora, después de casi veinte años de práctica, finalmente lo soy. Recuerdo que cuando empecé a practicar yoga sentía que era un camino cuesta arriba. No era capaz de realizar las posturas sobre las manos, no podía saltar entre las piernas, ni mucho menos adoptar una postura sobre la cabeza. Otras personas parecían fortalecerse mucho más rápida y fácilmente, mientras que yo parecía estar estancada en la pesadez. Elevar mi cuerpo en el aire me resultaba tan imposible como volar hacia la luna. Ninguno de los éxitos que tuve en la práctica fue fácil de conquistar.

Lo mismo puede aplicarse a mi carrera profesional. Cuando comencé a dar clases de yoga, envié cien correos electrónicos a centros y estudios, y recibí únicamente unas pocas respuestas. Aunque estaba contenta por los mensajes recibidos y agradecida a las personas que me apoyaron desde el inicio, el resultado fue muy descorazonador. Me preguntaba si existía alguna fórmula mágica para el éxito que yo simplemente era incapaz de descifrar. Cuando quise publicar mi primer libro, numerosos agentes literarios lo rechazaron, diez me dijeron que no era lo suficientemente bueno y solo uno de ellos creyó en mí y aceptó publicarlo. Recibí una sola respuesta positiva, y pese a que una vez más debo decir que estoy muy agradecida, el hecho de recibir cientos de mensajes negativos me hizo dudar de si realmente habría un espacio para mí en el mundo. La práctica me enseñó a desarrollar fortaleza interior y a tener confianza en mí misma, oponiéndome a toda duda. Trabajé incansablemente para conseguir mis sueños porque creía en ellos aun cuando nadie más lo hiciera.

Necesitaba encontrar la fe para poder desarrollar mi fuerza. Durante los cinco años en los que me caía una y otra vez al intentar hacer una postura sobre las manos, me aferré a la fe que mis maestros tenían en mí. Su fe era como una promesa, y tuve que hacer acopio de una gran confianza para seguir practicando. No tenía ninguna prueba de que llegaría a ser capaz de conseguirlo; todo lo que tenía era la opción de creer en ello. Solo había experimentado el fracaso, de manera que la decisión de confiar en que llegarían los éxitos puso a prueba la profundidad de mi fe. Finalmente llegué a percatarme de que para ser fuerte tenía que encontrar la fuente última de la fe, lo Divino. La verdadera fuerza es la fortaleza espiritual, y mi fe está basada en una profunda y personal relación con Dios.

En cada acción hay fe y fuerza a partes iguales. No te fíes de la suerte. El éxito es para los que están obstinadamente determinados a alcanzarlo, para los que tienen un espíritu tenaz y para aquellos que son lo suficientemente fuertes para ponerse a trabajar con humildad. Si crees que tienes mala fortuna, que nunca serás capaz de ganar nada y nunca destacarás en ningún campo, fabrica tu propia suerte. No postergues las cosas ni esperes que el éxito llame a tu puerta. No pierdas el tiempo amargándote por el éxito de los demás y no te obsesiones por tus propias carencias. No tengas miedo, actúa desde la fe y asume riesgos inteligentes. Sé sensato, atrevido, compasivo y valiente. Enfréntate a esa montaña que te parece imposible de escalar, paso a paso, aliento tras aliento. Corrige constantemente tu dirección para concentrarte en el valor de lo que das, en lugar de fijarte en lo que recibes. Sé la mejor persona que puedes ser, pero no para complacer a nadie sino únicamente por ti mismo. Intenta mantenerte en los niveles más altos, pero no seas exageradamente perfeccionista. Aprende de tus errores, perdónate por tus fallos y vuelve a levantarte una y otra vez para intentarlo de nuevo. La excelencia es una actitud de grandeza constante y no una meta final que se mide por medio de números y hojas de cálculo. Establece tu objetivo con fe y perseverancia, y nunca te rindas.

TAREA

1. Decide no abandonar. La decisión de no abandonar es al menos la mitad de la tarea necesaria para desarrollar fuerza. ¿Hay algún sueño que hayas abandonado silenciosamente y con el cual podrías volver a comprometerte en la actualidad? Pregúntate qué es lo que podrías hacer hoy para dar un pequeño paso hacia delante en dirección a tus sueños.

2. Ejercicios de resistencia. Si quieres ser físicamente fuerte, tienes que trabajar para conseguirlo. Comprométete a repetir las posturas indicadas en este capítulo todos los días durante un año. Solo necesitarás cinco minutos para ello, y añadirán un nuevo nivel de fuerza física a tu práctica.

3. Mejora tu fortaleza emocional. Establece tus límites emocionales con claridad, cariño y paciencia. Olvida todos tus rencores, elimina la amargura y la cólera de tu vida. Actúa de forma firme y decidida en consonancia con la persona que eres. No dejes que nada te haga sentir que eres un ciudadano de segunda clase con una valía personal inferior a la que realmente tienes. Elige una situación tóxica a la que ahora puedes plantarle cara con firmeza o habla contigo mismo cuando estás a punto de cruzar una línea roja. Escríbelo en un diario y apunta la fecha de hoy como el momento crucial en el que decidiste construir tu vida sobre la roca de la autoconfianza que resulta de saber exactamente quién eres. Tú eres fuerte, eres una persona íntegra y completa. Tienes un espíritu brillante y hermoso. Has nacido para compartir algo único y valioso con el mundo. ¡Nunca lo olvides!

PRÁCTICA

1. *Utthita Chaturanga Dandasana* – Postura de la tabla

Utthita Chaturanga Dandasana forma parte integral del trabajo para desarrollar la fuerza. Me encantan las diversas posturas de la tabla y las practico a diario como parte de mi rutina para potenciar mi fuerza. *Utthita Chaturanga Dandasana* les resulta sencilla a los alumnos de yoga de prácticamente todos los niveles y se puede utilizar tanto para fortalecer como para rehabilitar los hombros.

Comienza a cuatro patas. Coloca las manos sobre la esterilla justo debajo de los hombros y junta las rodillas. Alinea los hombros por encima de las palmas de las manos y mantén los dedos en una posición neutra. Contrae el abdomen y la región inferior a él y lleva las costillas inferiores hacia la línea central del cuerpo. Abre los omóplatos y alarga el coxis. Inhala mientras activas los músculos abdominales inferiores y afirmas todo el torso, activando los músculos centrales del cuerpo para elevarte en *Utthita Chaturanga Dandasana*. Ejerce presión contra el suelo con la fuerza de los hombros para abrir los omóplatos lo máximo posible. Deja caer el peso corporal sobre los metatarsos de los pies, mantén los muslos juntos y activa suavemente los glúteos. Dirige la mirada a un punto intermedio entre las dos manos. Respira cinco veces en la postura. Luego deja caer las rodillas hasta el suelo y descansa en *Balasana*. Repite tres veces esta asana.

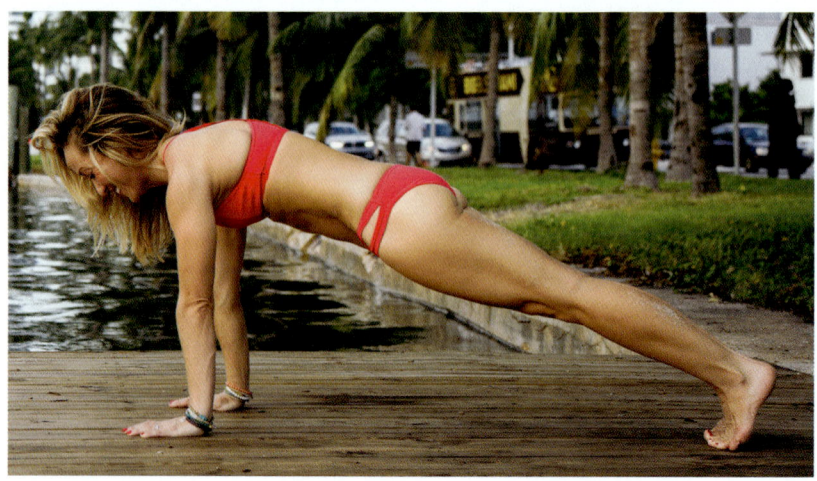

2. *Brahmacharyasana* - Postura sedente en L

La postura sedente en L es una parte integral de todos los saltos hacia atrás que se llevan a cabo en posición sentada, y es esencial para desarrollar la fuerza. Tal vez sientas que nunca serás capaz de elevar completamente el cuerpo, pero la postura sedente en L puede modificarse para que le resulte fácil a todo el mundo.

Comienza en *Dandasana*. Inhala y crea espacio detrás del hueso púbico mientras flexionas el cuerpo ligeramente hacia delante. Coloca las manos sobre el suelo a la altura de la mitad de los muslos (frente a las caderas y detrás de las rodillas). Exhala y desplaza los hombros hasta que se sitúen por encima de las palmas de las manos. Orienta la coronilla hacia los dedos de los pies. Activa los músculos abdominales inferiores y contrae las costillas inferiores. Activa también los cuádriceps y flexiona los pies. Inhala y estira los brazos para elevar las caderas separándolas del suelo. Lleva las caderas hacia atrás y al mismo tiempo proyecta los hombros hacia delante. Mantén las costillas y las caderas lo más cerca posible. Por último, eleva los pies mientras desplazas las caderas hacia atrás para adoptar la postura sedente en L completa. Dirige la mirada hacia la punta de la nariz. Evita impulsar los pies hacia arriba, limitándote a elevar las caderas aunque sin separar los pies del suelo. Permanece en la postura durante cinco respiraciones. Baja las caderas y vuelve a *Dandasana*. Repite tres veces esta asana.

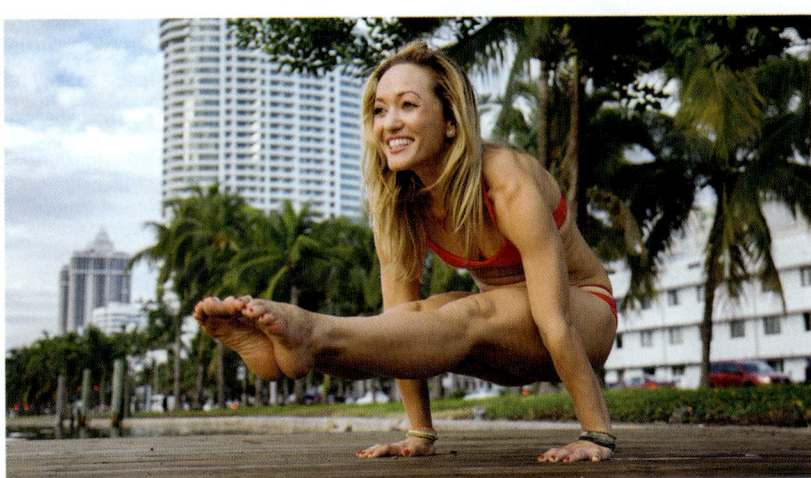

3. *Lolasana* – Postura del columpio

Esta humilde elevación es más difícil que una postura sobre las manos. Si tienes la fuerza suficiente para mantener los dos pies separados del suelo durante cinco respiraciones, también la tienes para dominar la mayoría de las posturas de equilibrio sobre los brazos de cualquier tipo de yoga. Pero si no es así, probablemente sentirás (como me sucedió a mí al principio) que tu trasero nunca conseguirá separarse del suelo. No te quepa ninguna duda de que con paciencia y una práctica persistente conseguirás desarrollar tu fuerza.

Comienza a cuatro patas. Coloca las manos sobre la esterilla justo debajo de los hombros. Ubica los hombros por encima de las palmas de las manos y mantén los dedos en una posición neutra. Contrae la zona del ombligo y lleva las costillas inferiores hacia la línea central del cuerpo. Separa los omóplatos y alarga el coxis. Mueve las rodillas hacia delante, manteniendo los pies y las rodillas juntos. Estira los dedos de los pies y coloca las rodillas entre los brazos. Las rodillas deben quedar alineadas con las muñecas. Inhala mientras activas el suelo pélvico y los músculos abdominales inferiores y afirmas la cintura escapular;

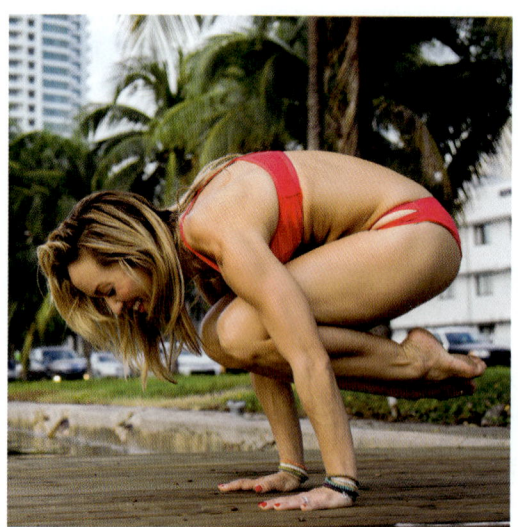

luego eleva ambos pies para adoptar *Lolasana*. Dirige la mirada hacia el suelo, a un punto que se encuentre frente a los dedos de las manos. Respira cinco veces en la postura y a continuación baja las caderas y el resto del cuerpo al suelo para descansar. Repite esta asana tres veces. Si no eres capaz de elevar ambos pies, permanece simplemente en la postura preparatoria y levanta un pie cada vez, pero no intentes elevarlos mediante un impulso o un salto.

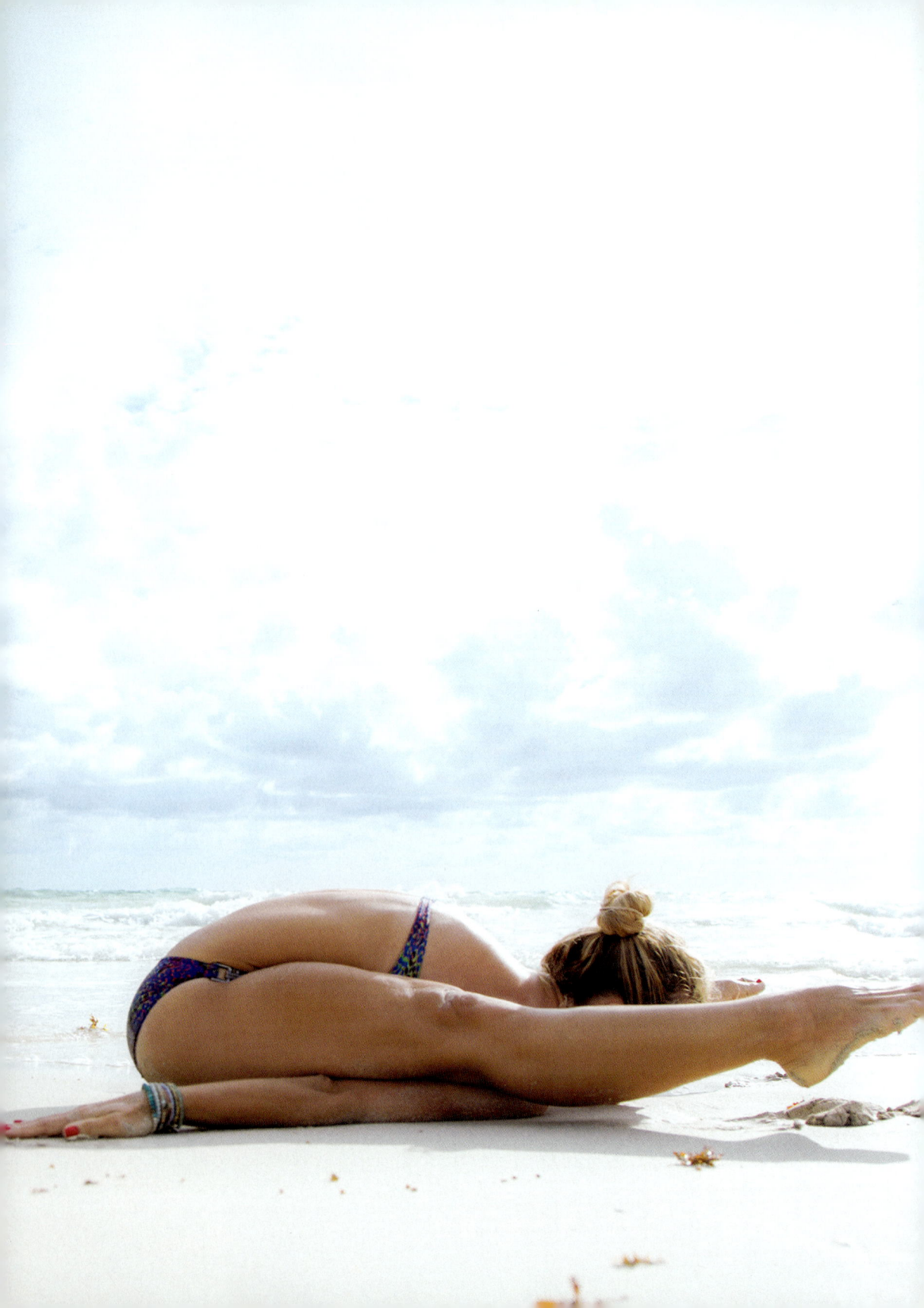

Día 30 | Buscar refugio en la protección divina
Sharanam

A través de nuestro propio camino, y a nuestro propio ritmo, todos buscamos nuestro hogar. Todos necesitamos un sentimiento de pertenencia y una sensación de paz duradera. Todos somos seres de luz y amor a pesar de tener cicatrices, heridas, dolores y sufrimientos, y todos lidiamos con nuestras propias batallas épicas emocionales. Nuestro único refugio se encuentra en las alas de la gracia. No hay felicidad permanente en el mundo material. No hay ningún terreno firme en medio de las arenas movedizas del tiempo. Todo es transitorio, cada momento es fugaz.

La tarea del yogui para el día de hoy es el refugio (*sharanam*). El único lugar real donde podemos buscar refugio es en el centro mismo de nuestro corazón a través de una entrega absoluta. *Sha* hace referencia a la humildad que se requiere para pedir ayuda y ganar la gracia que te libera de los obstáculos humanos. *Ra* alude a la experiencia directa de Dios, que es liberadora, contiene la raíz acústica del fuego y simboliza la luz y el fuego divinos. *Nam* quiere decir la profunda paz y el silencio interior que hay en los dominios de Dios. *Nam* es semejante al mundo del noúmeno, y también representa la palabra y el nombre de Dios, a través de los cuales podemos experimentar de forma directa la revelación de la verdad última. Otra forma de comprender el concepto de *sharanam* es considerarlo como el momento en el que te has rendido ante el poder, la magnitud y la belleza sin parangón de la presencia de Dios, y no tienes ninguna otra opción más que entregarte a ella.

En los *Yoga Sutras* de Patanjali se presenta el concepto de *sharanam* como *Ishvara Pranidhana* a través de una serie de siete sutras (*Yoga Sutras* 1.23-29). Traducido como «devoción al Señor», *Ishvara Pranidhana* es el estado activo de la búsqueda de refugio. Más que un dogma religioso o una estructura legal, sobreviene a través de la experiencia directa de la grandeza de Dios. Solo entonces los practicantes de yoga se consagran realmente a la veneración con humildad y reverencia. La devoción tiene lugar cuando amas algo o a alguien. Amas aquello a lo que te ofreces, pero no puedes amar realmente nada que no hayas experimentado. El yoga te brinda un foro para vivir la experiencia directa de Dios dentro de ti y de este modo cultivar una actitud de entrega.

Shri K. Pattabhi Jois solía decir: «Practica y piensa en Dios». Únicamente después de practicar yoga casi veinte años he conseguido comprender cabalmente la fuerza y la profundidad de esta simple afirmación.

Yo no recibí ninguna educación religiosa y durante mucho tiempo no creí en Dios. De hecho, su mera mención solía ponerme nerviosa y detestaba el uso del pronombre masculino Él para referirse a Dios. Pero ahora puedo decir que he experimentado directamente la presencia de Dios, y a través de su grandeza he conocido una libertad mayor de lo que jamás hubiera podido imaginar. Para mí ya no se trata de la pregunta sobre la existencia de Dios, porque lo he conocido, tengo una relación con Él y lo amo. El yoga es una herramienta revolucionaria que ofrece a todas las personas la oportunidad de conocer directamente a Dios. No es necesario superar ninguna prueba, memorizar ningún texto antiguo ni realizar ningún ritual religioso. Todo lo que necesitas es respirar y orientar tu mente hacia el interior, la verdad se revelará ante ti.

De acuerdo con la filosofía tradicional del yoga, solo el sonido sagrado OM se acerca remotamente a comunicar la grandeza de Dios. OM es el símbolo sagrado para Dios, el verdadero nombre de Dios. Piensa en tu primera clase de yoga y recuerda la vibración del OM que conmovió tu corazón más allá de cualquier tipo de pensamientos e ideas. OM es la vibración de la quietud que resuena a partir del silencio, el sonido que se repite como el eco hasta las profundidades del universo. La pureza de su vibración puede ayudarte a experimentar la grandeza de Dios. Tu mente se calma. Tu corazón se abre. Tu espíritu canta. Y la resonancia abre un canal hacia la experiencia directa de Dios.

El símbolo sagrado OM (ॐ) se puede rastrear hasta el antiguo *Rig Veda*, del segundo milenio antes de Cristo. Es una sílaba mística para nombrar a Dios, la vibración que subyace a todo el universo y lo conecta. En los *Upanishads* se afirma que la esencia de todas las cosas se encuentra en la sílaba OM. El símbolo místico se compone de tres sílabas, lo que explica por qué a menudo puedes encontrarlo descrito como AUM. En sánscrito, la vocal *O* es un diptongo compuesto por *A + U*. El diptongo hace que el sonido se parezca mucho a una *O* prolongada, y no a los dos sonidos *A* y *U* separados. La *A* simboliza el estado de vigilia (*jagrat*), la experiencia humana más común. En ese estado, la conciencia se orienta hacia el exterior a través de las puertas de los sentidos. La *U* simboliza el estado de sueño (*svapna*) en el cual la conciencia se dirige al interior, hacia la realidad personal. La *M* simboliza el estado de sueño profundo donde no hay imágenes oníricas. Todas las personas experimentamos estos tres estados. El punto que hay en el símbolo OM simboliza la resonancia, el estado *turiya*, un cuarto estado de conciencia al que únicamente pueden acceder los yoguis y los buscadores espirituales. La mente se encuentra en un estado ecuánime y sereno, libre de obstáculos y plenamente liberada.

Todos albergamos un anhelo espiritual en nuestro corazón. En cada persona se manifiesta de un modo diferente, pero todos lo sentimos. Hay quien experimenta ese anhelo como una búsqueda de aventura, un deseo de ser amado, un impulso incesante por conseguir logros o una tristeza abrumadora. Esta angustia espiritual forma parte de lo que significa ser humano. Yo la experimenté con una depresión, una sensación de estar separada de todo y una angustia residual que no me daba descanso. El verdadero hogar no es un sitio físico, y tampoco se refiere a un grupo de gente. Tu verdadero hogar está en el espíritu. Encuentra el camino hacia el mundo interior y descubrirás la verdad superior. En ti hay una luminosidad que anhela brillar. El corazón es la clave para desbloquear la estrella que hay dentro de ti. Si actúas con amor, todo está a tu favor. Si actúas sin amor, eres débil aunque seas la persona más poderosa. Hay una voz sabia y serena que te habla desde tu centro cardíaco. Escúchala desde el corazón y ella te guiará hacia tu hogar espiritual. La voz dice: «Estoy aquí. Siempre he estado aquí contigo. No hay ningún lugar donde yo no esté. No hay ningún momento en el que yo no esté». Ten fe y sigue el resplandor sutil que es la semilla de tu nuevo amanecer. Busca tu hogar en el mundo interior y pronto se manifestará ante ti.

TAREA

1. Encuentra la resonancia del OM. Siéntate en una posición cómoda en un lugar tranquilo. Cierra los ojos. Comienza llevando tu mente hacia un estado de calma y ecuanimidad. Coloca las manos en posición de oración junto al centro del pecho. Inhala profundamente. Exhala pronunciando el sonido OM. Déjalo resonar hasta el final de la exhalación. Repite tres veces. Permanece sentado y observa el cuerpo interior.

2. Escucha la voz de Dios. Siéntate en una posición cómoda en un lugar tranquilo. Cierra los ojos. Comienza llevando tu mente hacia un estado de calma y ecuanimidad. Permanece sentado en silencio durante un mínimo de cinco respiraciones. Enfoca tu mente en tu centro cardíaco espiritual, situado en el espacio que hay detrás del esternón. Escucha la voz serena de la sabiduría que te habla a través de la quietud.

3. Entrégate. Siéntate en una posición cómoda en un lugar tranquilo. Cierra los ojos. Comienza llevando tu mente hacia un estado de calma y ecuanimidad. Permanece sentado en silencio durante un mínimo de cinco respiraciones. Coloca las manos en posición de oración junto al centro del pecho. Somete tu voluntad a la voluntad de Dios y otórgale permiso para que ocupe el asiento del conductor en tu vida a lo largo del día de hoy.

PRÁCTICA

1. *Ekam* – La primera respiración

La primera respiración de la práctica siempre comienza con la primera posición de *Surya Namaskara A* (el saludo al sol), conocido en Ashtanga Yoga simplemente como *Ekam*.

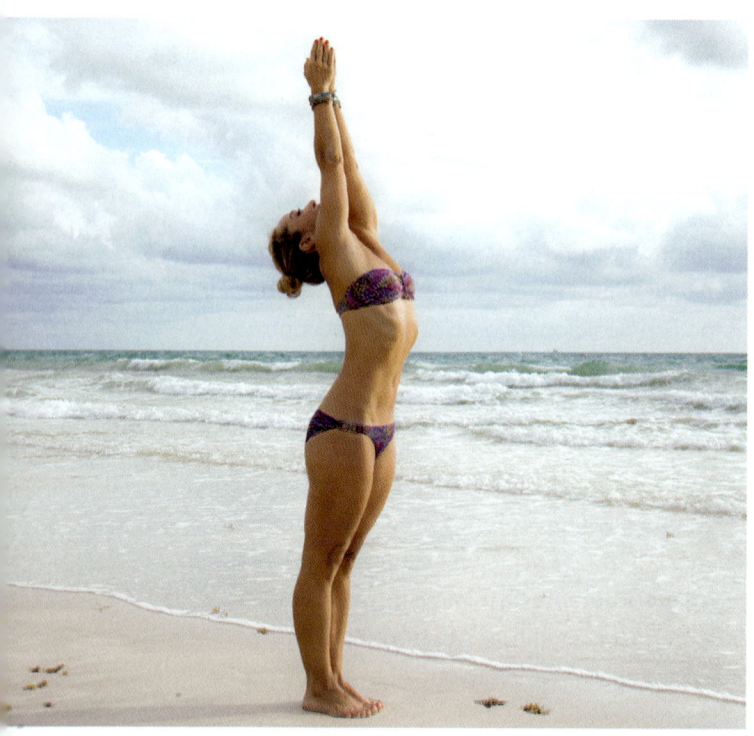

El mero hecho de elevar los brazos por encima de la cabeza representa la sutil simplicidad del viaje de yoga. *Ekam*, la primera respiración, es la iniciación para conquistar el corazón espiritual de la práctica. Al igual que la primera palabra de un relato, la primera respiración de la práctica es como el aliento de la vida. El número uno es también el símbolo de la singularidad de Dios.

Comienza en *Samasthiti*. Inhala mientras elevas las manos por encima de la cabeza, ejerciendo presión entre las palmas. Alinea tu cuerpo a lo largo de la línea central. Contrae ligeramente las costillas inferiores, activa los músculos centrales del cuerpo y comprime la región del ombligo para ofrecer apoyo a la espina dorsal. Gira los hombros hacia el exterior y estira completamente los brazos. Afirma los cuádriceps y amplía el espacio que hay entre las costillas y las caderas. Dirige la mirada hacia los pulgares. Después de hacer una inhalación profunda ya estás preparado para adoptar *Surya Namaskar A* (ver *La fuerza de Ashtanga yoga*, donde se presenta la serie completa de los saludos al sol).

2. *Kurmasana* – Postura de la tortuga

Esta postura requiere fe, entrega y devoción. En el método Ashtanga Yoga es muy común que tu profesor te haga algunas correcciones posturales mientras estás en *Kurmasana*. Dichas correcciones a menudo ponen a prueba tus limitaciones físicas y emocionales. Únicamente gracias a tu entrega y a la confianza depositada en tu profesor serás capaz de encontrarte cómodo en esta asana y disfrutar de ella.

Salta hacia delante con ambas piernas desde *Adho Mukha Svanasana*. Coloca los pies frente a las manos lo más lejos posible de ellas y a continuación pasa las piernas por encima de los hombros. Desliza los brazos y las manos por debajo de los muslos llevándolos hacia atrás y ligeramente hacia fuera, de manera que formen una diagonal en relación con los hombros. Los brazos deben estar rectos, los dedos de las manos estirados y las palmas en contacto con el suelo a ambos lados de las caderas. Afianza la pelvis sobre el suelo. Estira las piernas mientras extiendes el pecho hacia delante. Mantén los muslos lo más cerca posible de los hombros y evita abrir las piernas. Activa el pecho y los hombros para proteger el

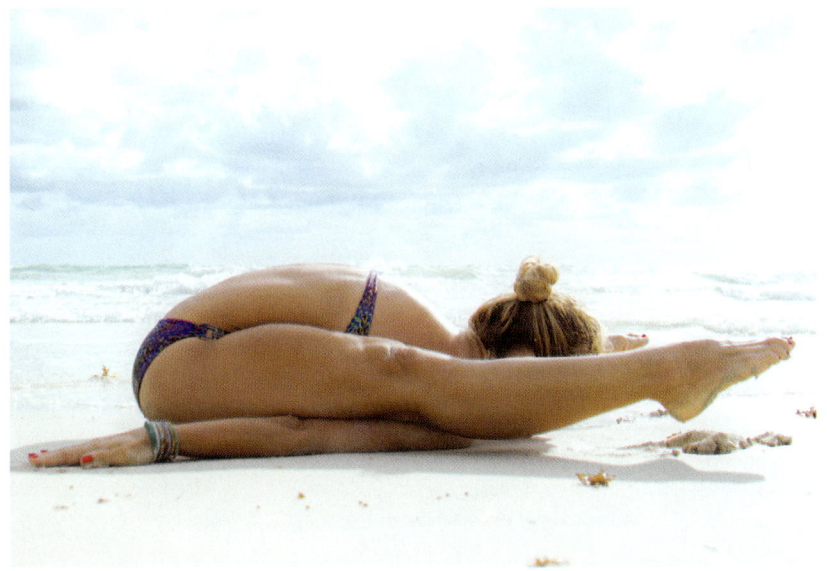

esternón. Baja un poco más el cuerpo con cada respiración hasta que la frente, el mentón o los hombros toquen el suelo. Estira completamente las piernas y por último levanta los talones del suelo. Permanece en la postura durante cinco respiraciones. A continuación, incorpórate lentamente y salta hacia atrás para ir a *Chaturanga Dandasana*. Inhala y vuelve hacia delante hasta *Urdhva Mukha Svanasana*, exhala y desplaza el cuerpo hacia atrás para terminar en *Adho Mukha Svanasana*. Si todavía no estás preparado para esta postura, puedes reemplazarla por *Bhujapidasana*.

3. *Eka Pada Raja Kapotasana* – Postura de la paloma real sobre una pierna

Esta asana fomentará tu necesidad de entregarte a la práctica. Es una flexión hacia atrás asimétrica y profunda que puede descentrarte si no sientes que la parte central del cuerpo permanece estable. Hay dos formas de iniciar *Eka Pada Raja Kapotasana*. Hoy vamos a ocuparnos de la que requiere más fe.

Comienza en *Adho Mukha Svanasana*. Inhala mientras avanzas con el pie derecho. Flexiona la rodilla derecha para cerrar la articulación y coloca el pie derecho junto al hueso púbico. Estira los dedos de los pies. Consolida las caderas sobre el suelo y proyéctalas ligeramente hacia delante. Estira la pierna izquierda y los dedos del pie. Inhala mientras llevas las manos a la cintura. Eleva las costillas inferiores para separarlas de las caderas y ampliar el espacio que hay entre las vértebras. Exhala y activa los músculos de la espalda para plegar el

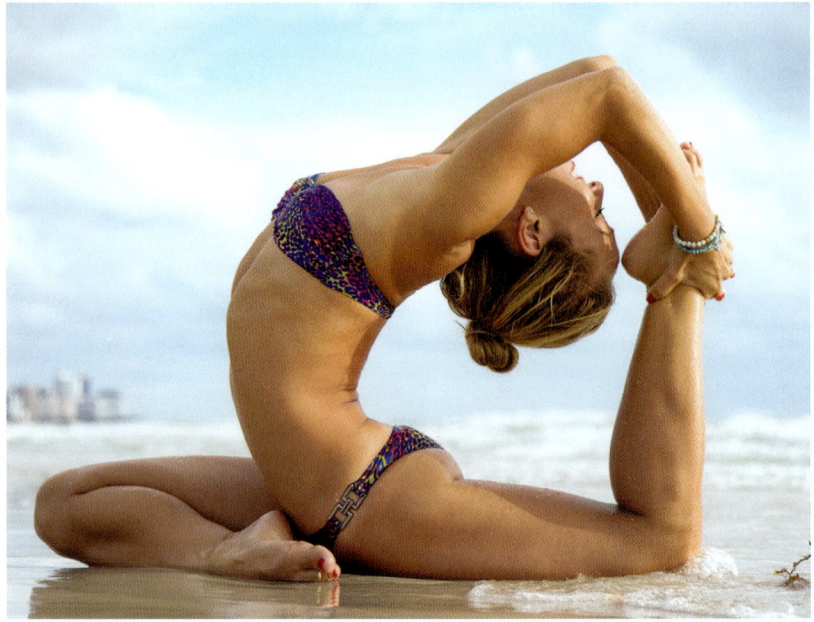

cuerpo produciendo una extensión espinal. Coloca las manos en la posición de oración junto al pecho. Flexiona suavemente la rodilla izquierda. Inhala y eleva las manos por encima de la cabeza con la intención de llegar hasta el pie izquierdo. Sujeta el pie con ambas manos y deja caer la cabeza hacia atrás para adoptar la versión completa de *Eka Pada Raja Kapotasana*. Si no puedes llegar hasta el pie, simplemente deja las manos en el aire orientadas en su dirección. Permanece en la postura durante cinco respiraciones.

Coloca lentamente las manos en el suelo y vuelve hacia atrás hasta *Chaturanga Dandasana*. Inhala y avanza hasta *Urdhva Mukha Svanasana*, exhala y desplázate hacia atrás para adoptar *Adho Mukha Svanasana*. Finalmente repite toda la secuencia de movimientos con el lado derecho.

4. *Yoga Mudra* – El cierre sagrado

Yoga Mudra se realiza normalmente al final de la práctica para simbolizar la culminación del profundo trabajo espiritual que tiene lugar en cada una de las sesiones.

Comienza en *Dandasana*. Flexiona las piernas para adoptar una postura sedente que te resulte cómoda o *Padmasana*. Lleva las manos hacia atrás para sujetar el codo opuesto con cada una de ellas. Si te encuentras a gusto en *Padmasana*, estira la mano izquierda para alcanzar el pie izquierdo y la derecha para sujetar el pie derecho con el propósito de realizar *Baddha Padmasana*. Desde cualquier versión de la postura que puedas hacer hoy, flexiona el cuerpo hacia delante para adoptar Yoga Mudra. Debes llevar la frente o el mentón hasta el suelo. Respira diez veces en esta postura y por último inhala y vuelve a incorporarte para finalizar con *Padmasana*.

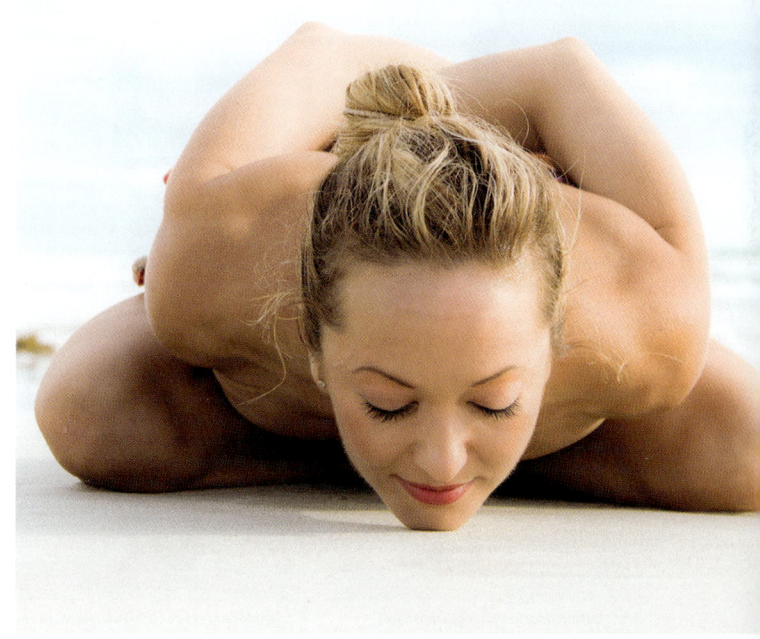

Glosario de posturas

Este glosario presenta todas las posturas que se han incluido en este libro, así como también otras posturas comunes y de transición que se mencionan en el texto.

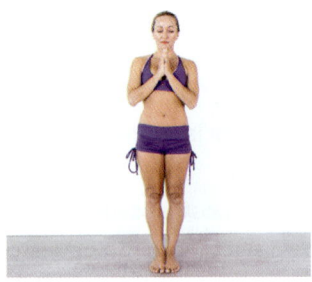

1. *Samashtiti* – Postura erguida

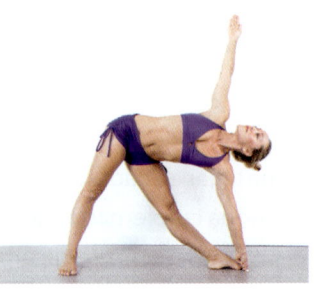

2. *Trikonasana A* – Postura del triángulo A

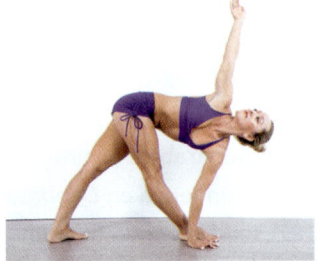

3. *Trikonasana B* – Postura del triángulo B o *Parivrtta Trikonasana* - Postura del triángulo con giro

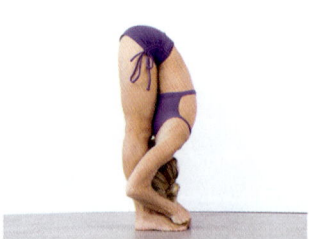

4. *Padangusthasana* – Postura de la mano sobre el dedo gordo del pie

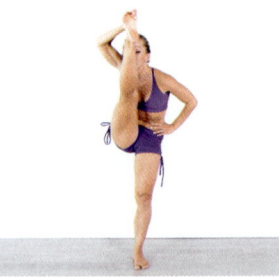

5a. *Utthita Hasta Padangusthasana A* – Postura extendida de la mano en el dedo gordo del pie A

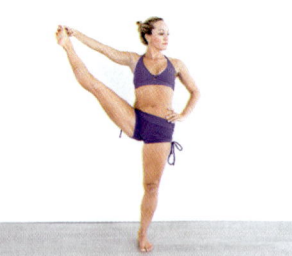

5b. *Utthita Hasta Padangusthasana B* – Postura extendida de la mano en el dedo gordo del pie B

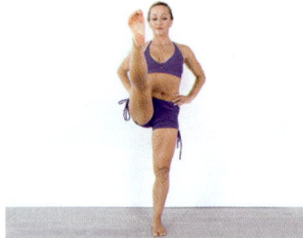

5c. *Utthita Hasta Padangusthasana C* – Postura extendida de la mano en el dedo gordo del pie C

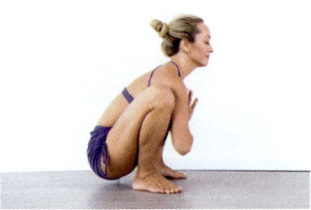

6. *Malasana* – Postura de la guirnalda o de *mala*

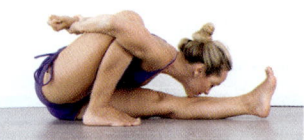

7a. *Marichyasana A* – Postura dedicada al sabio Marichi A

244 • GLOSARIO DE POSTURAS

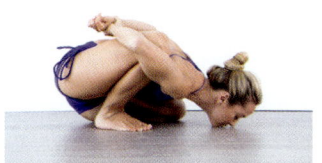

7b. *Marichyasana B* – Postura dedicada al sabio Marichi B

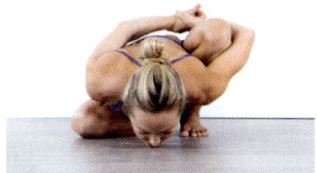

7c. *Marichyasana C* – Postura dedicada al sabio Marichi C

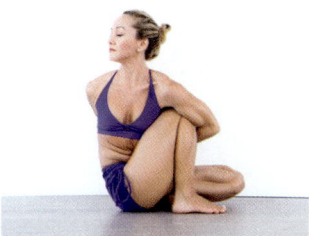

7d. *Marichyasana D* – Postura dedicada al sabio Marichi D

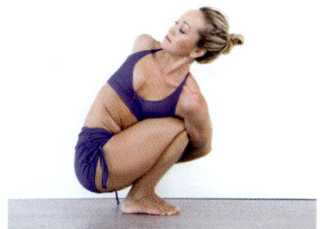

8. *Pasasana* – Postura del lazo (o de la cuerda)

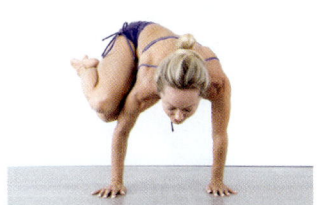

9. *Parsva Bakasana* – Postura de la grulla con las piernas de lado

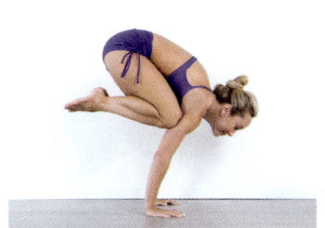

10. *Bakasana* – Postura de la grulla

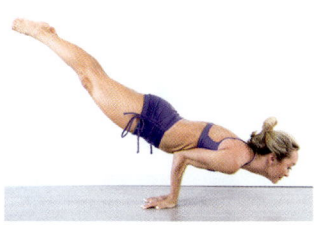

11. *Mayurasana* – Postura del pavo real

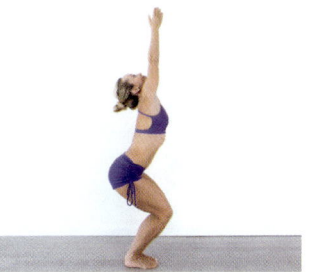

12. *Utkatasana* – Postura de la silla

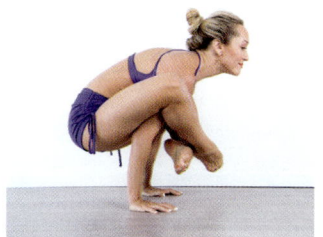

13a. *Bhujapidasana A* – Postura de presión sobre el hombro A

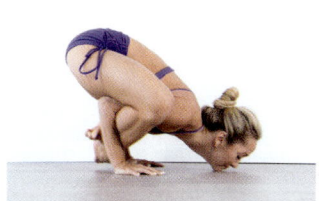

13b. *Bhujapidasana B* – Postura de presión sobre el hombro B

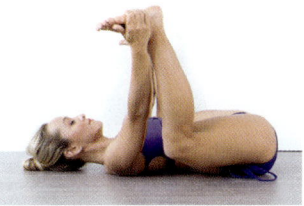

14. *Ananda Balasana* – Postura del bebé feliz

GLOSARIO DE POSTURAS

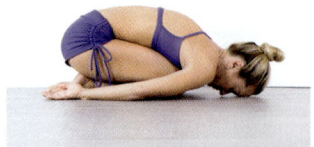

15. *Balasana* – Postura del niño

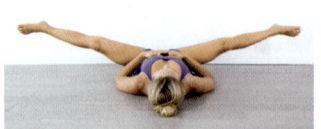

16. *Supta Samokanasana* – Postura del ángulo recto reclinado

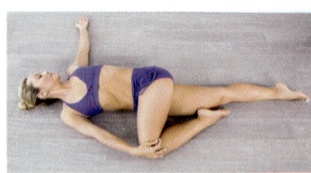

17. *Supta Matsyendrasana* – Torsión espinal en posición supina o del giro reclinado

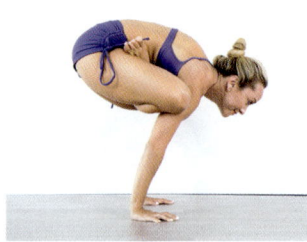

18. *Urdhva Kukkutasana* – Postura del gallo elevado o del gallo mirando hacia arriba

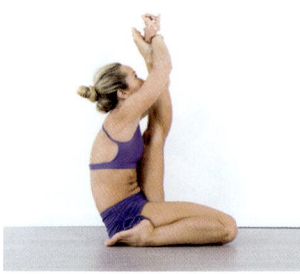

19. *Krounchasana* – Postura del héroe

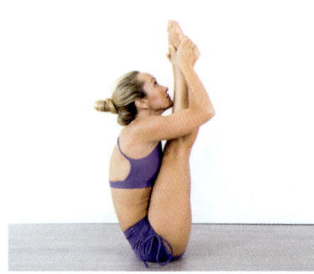

20. *Urdhva Mukha Paschimattanasana* – Estiramiento ascendente intenso mirando hacia arriba o postura de flexión hacia delante

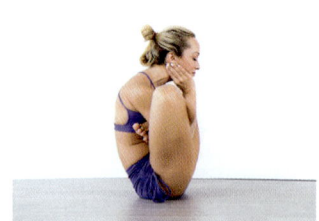

21. *Garbha Pindasana* – Postura del embrión

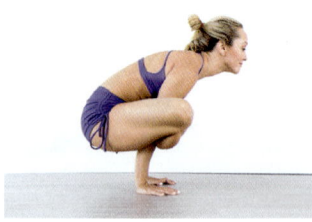

22. *Kukkutasana* – Postura del gallo

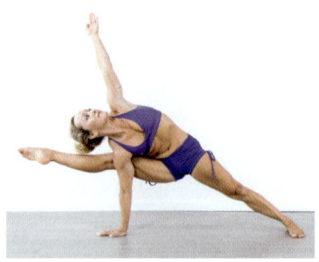

23. *Visvamitrasana* – Postura de Visvamitra

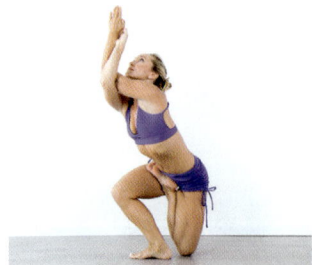

24. *Vatayanasana* – Postura del caballo

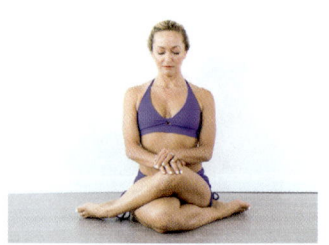

25. *Sukha Gomukhasana* – Postura de la cara de vaca relajada

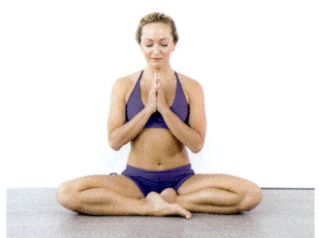

26. *Sukhasana* – Postura sedente cómoda

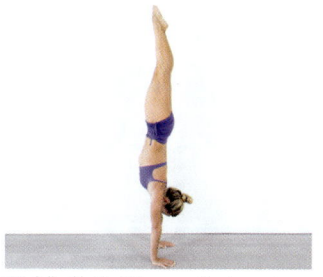 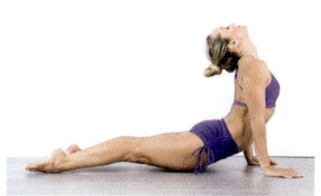 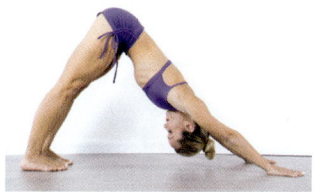

27. *Adho Mukha Vrkasana* – Postura sobre las manos en línea recta

28. *Adho Mukha Svanasana* – Postura del perro bocarriba

29. *Urdhva Mukha Svanasana* – Postura del perro bocabajo

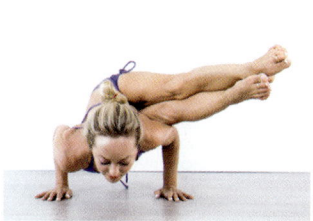 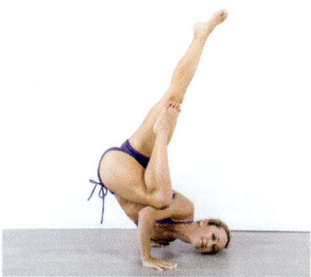 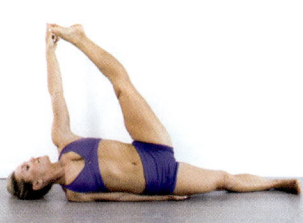

30. *Koundinyasana* – Postura dedicada al sabio Koundinya

31. *Devaduuta Panna Asana* – Postura del ángel caído

32. *Somonasana* – Prana en equilibrio o postura tumbada de lado

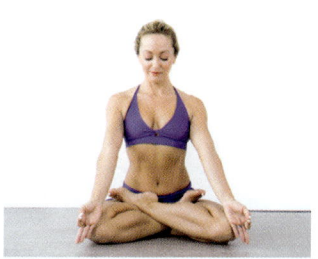 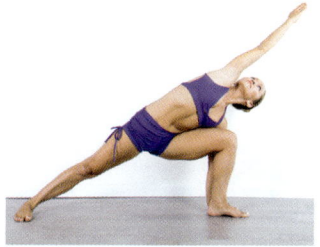 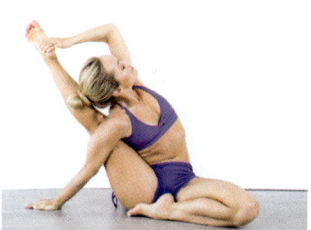

33. *Padmasana* – Postura del loto

34. *Utthita Parsvakonasana A* – Postura del ángulo lateral extendido

35. *Parivrtta Surya Yantrasana* – Postura de la brújula

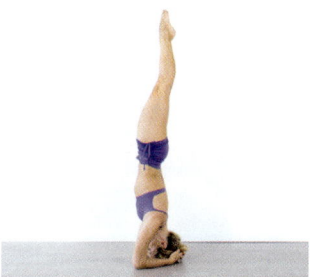 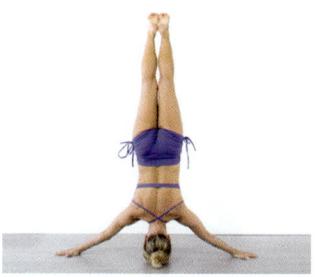 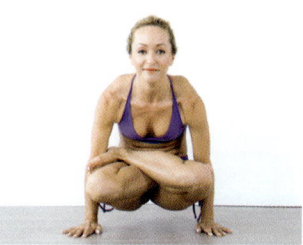

36. *Baddha Hasta Sirsasana A* – Postura sobre la cabeza con las manos unidas

37. *Mukta Hasta Sirsasana C* – Postura sobre la cabeza sin apoyos

38. *Utpluthih o Talasana* – Postura del florecimiento o de la báscula

GLOSARIO DE POSTURAS

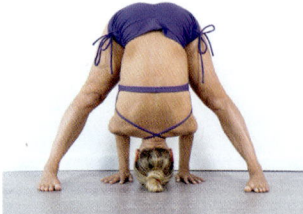

39a. *Prasarita Padottanasana A* – Flexión hacia delante con las piernas muy separadas A

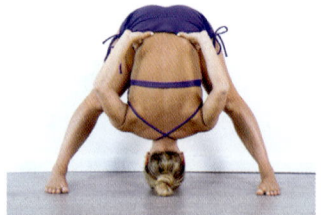

39b. *Prasarita Padottanasana B* – Flexión hacia delante con las piernas muy separadas B

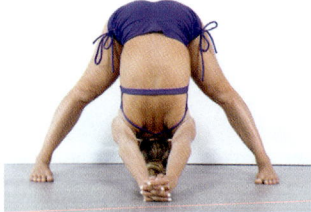

39c. *Prasarita Padottanasana C* – Flexión hacia delante con las piernas muy separadas C

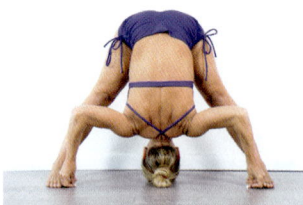

39d. *Prasarita Padottanasana D* – Flexión hacia delante con las piernas muy separadas D

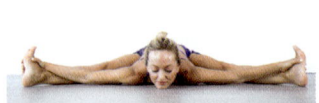

40a. *Upavistha Konasana A* – Postura sedente del ángulo abierto con flexión hacia delante A

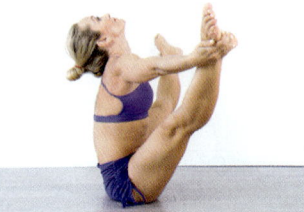

40b. *Upavistha Konasana B* – Postura sedente del ángulo abierto con flexión hacia delante B

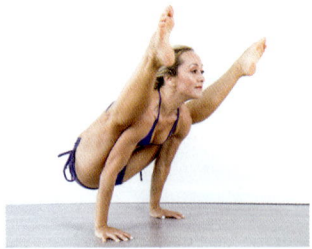

41. *Tittibhasana* – Postura de la luciérnaga

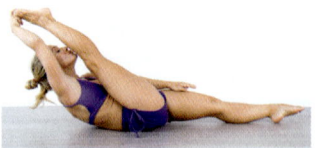

42a. *Supta Padangusthasana A* – Postura de la mano en el dedo gordo del pie en posición tumbada A

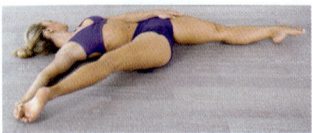

42b. *Supta Padangusthasana B* – Postura de la mano en el dedo gordo del pie en posición tumbada B

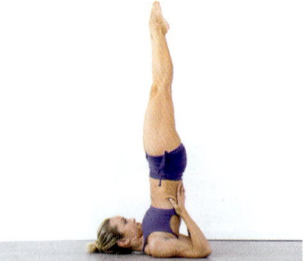

43. *Salami Sarvangasana* – Postura sobre los hombros o de todas las extremidades

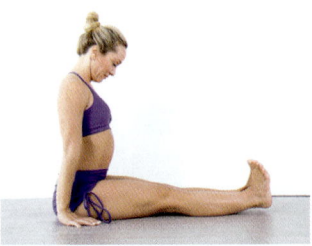

44. *Dandasana* – Postura del bastón

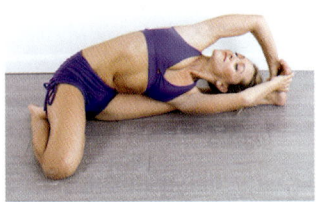

45. *Parighasana* – Postura del portal

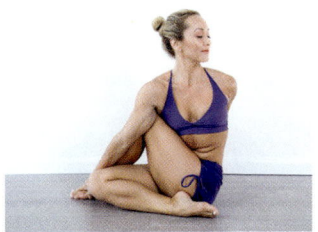

46. *Ardha Matsyendrasana* – Media postura del Señor de los peces

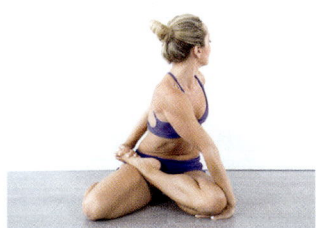

47. *Bharadvajasana* – Postura dedicada al sabio Bharadvaja

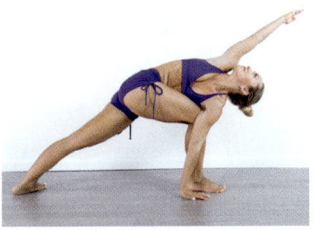

48. *Parivrttasana Parsvakonasana* o *Utthita Parsvakonasana B* – Postura del ángulo lateral extendido con torsión / Postura del ángulo lateral extendido

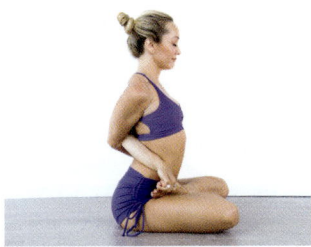

49. *Baddha Padmasana* – Postura del loto con ligadura

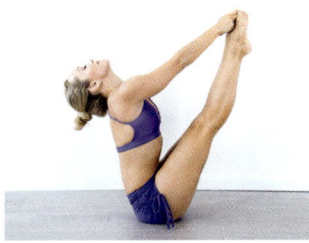

50. *Ubhaya Padangusthasana* – Postura doble del dedo gordo

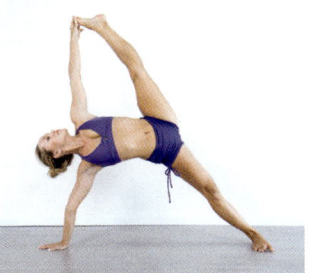

51. *Vashisthasana* – Postura de la tabla lateral

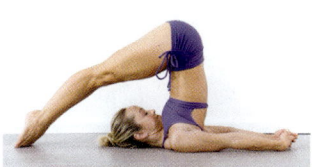

52. *Halasana* – Postura del arado

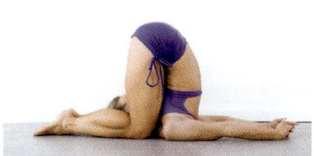

53. *Karnapidasana* – Postura de presión sobre las orejas

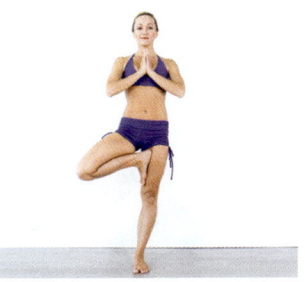

54. *Vrkasana* – Postura del árbol

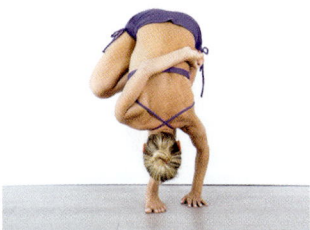

55. *Ardha Baddha Padmottanasana* – Postura de pie en medio loto atado con flexión hacia delante

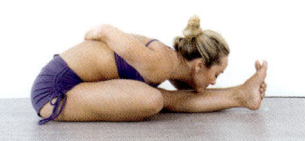

56. *Ardha Baddha Paschimattanasana* – Postura en medio loto atado con flexión hacia delante

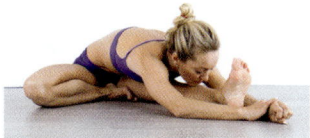

57. *Janu Sirsasana A* – Postura de la rodilla en la cabeza

GLOSARIO DE POSTURAS • 249

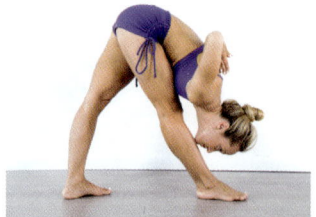

58. *Parsvattanasana* – Postura de estiramiento lateral intenso

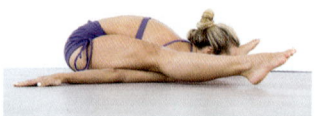

59. *Kurmasana* – Postura de la tortuga

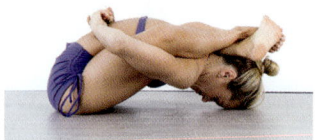

60. *Supta Kumasana* – Postura de la tortuga dormida

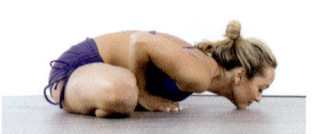

61a. *Baddha Konasana A* – Postura del ángulo unido

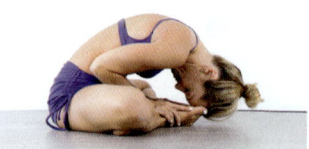

61b. *Baddha Konasana B* – Postura del ángulo unido

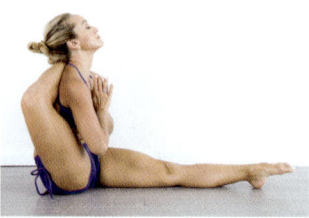

62a. *Eka Pada Sirsasana A* – Postura del pie detrás de la cabeza A

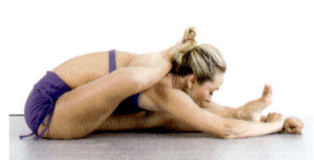

62b. *Eka Pada Sirsasana B* – Postura del pie detrás de la cabeza B

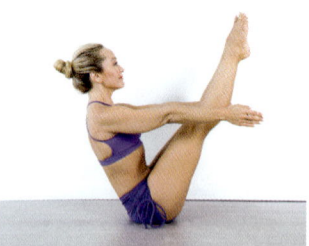

63. *Navasana* – Postura del barco

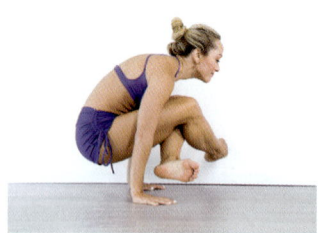

64. *Astau* – «Ocho» o postura elevada

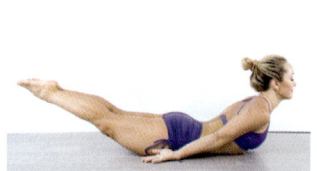

65. *Shalabhasana* – Postura de la langosta

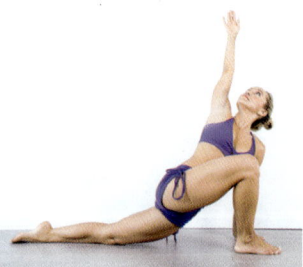

66. *Utthan Pristhasana* – Postura del lagarto

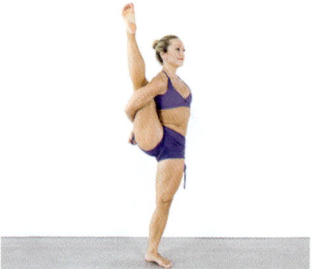

67. *Svarga Dvijasana* – Postura del ave del paraíso

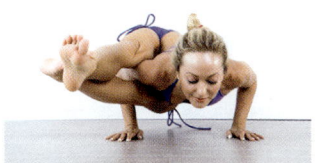 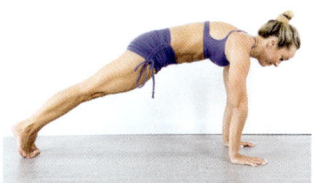 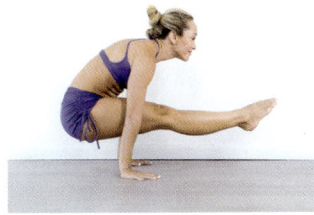

68. *Astavakrasana* – Postura de los ocho ángulos

69. *Utthita Chaturanga Dandasana* – Postura de la tabla

70. *Brahmacharyasana* – Postura sedente en L o Postura del celibato

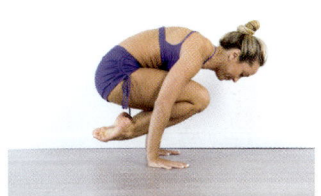 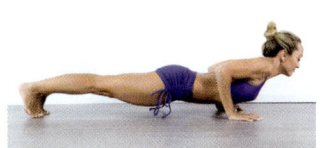 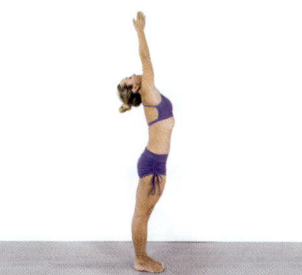

71. *Lolasana* – Postura del columpio

72. *Chaturanga Dandasana* – Postura del bastón de cuatro miembros

73. *Ekam* – La primera respiración

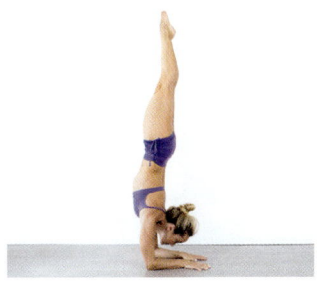 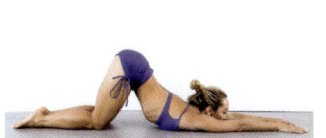 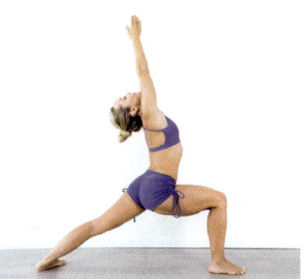

74. *Pinchamayurasana* – Postura de las plumas del pavo real

75. *Uttana Shishasana* – Postura del cachorro estirado

76. *Virabhadrasana A* – Postura del guerrero I

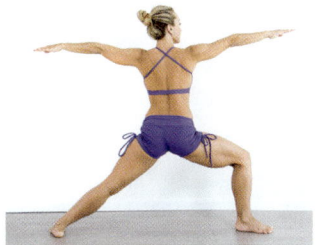 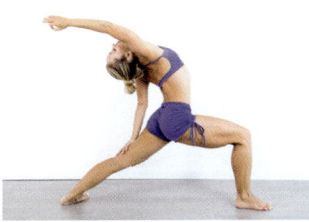 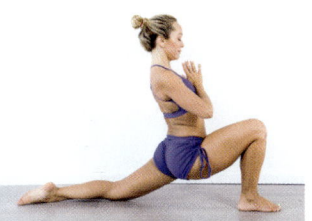

77. *Virabhadrasana B* – Postura del guerrero II

78. *Viparita Virabhadrasana* – Postura del guerrero invertida

79a. *Anjaneyasana A* – Postura de la estocada baja o postura dedicada al sabio Anjaneya, un nombre que se le da a Hanuman, A

GLOSARIO DE POSTURAS

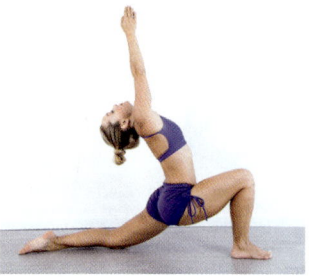 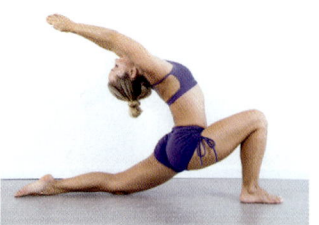 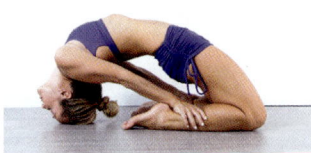

79b. *Anjaneyasana B* – Postura de la estocada baja o postura dedicada al sabio Anjaneya, un nombre que se le da a Hanuman, B

79c. *Anjaneyasana C* – Postura de la estocada baja o postura dedicada al sabio Anjaneya, un nombre que se le da a Hanuman, C

80. *Laghuvajrasana* – Postura del pequeño rayo

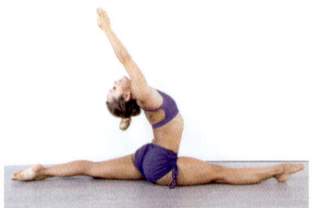 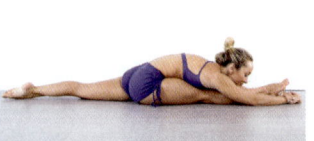 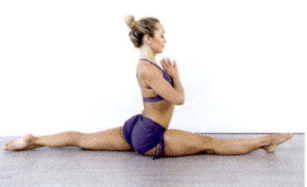

81a. *Hanumanasana A* – Postura dedicada a Hanuman A, o Postura con las piernas abiertas A

81b. *Hanumanasana B* – Postura dedicada a Hanuman A, o Postura con las piernas abiertas B

81c. *Hanumanasana C* – Postura dedicada a Hanuman A, o Postura con las piernas abiertas C

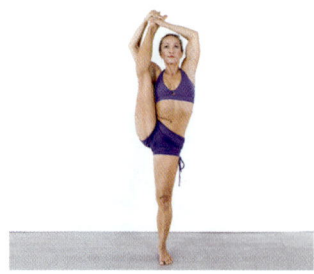 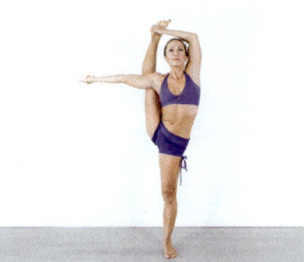 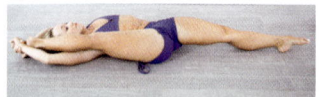

82a. *Trivikramasana A* – Postura con las piernas abiertas A

82b. *Trivikramasana B* – Postura con las piernas abiertas B

83. *Supta Trivikramasana* – Postura reclinada con las piernas abiertas o postura reclinada dedicada a Trivikrama

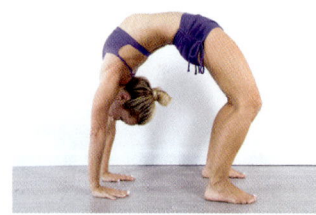 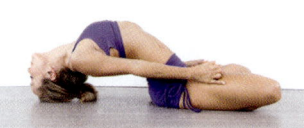 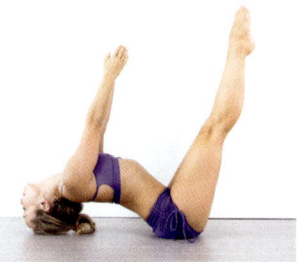

84. *Urdhva Dhanurasana* – Postura del arco elevado

85. *Matsyasana* – Postura del pez

86. *Uttana Padasana* – Postura de la pierna elevada

252 • GLOSARIO DE POSTURAS

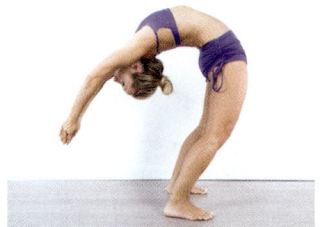

87. *Anuvittasana* – Flexión hacia atrás de pie

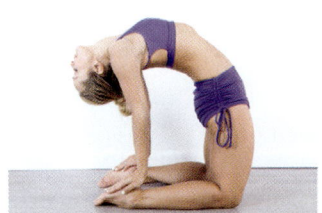

88. *Ustrasana* – Postura del camello

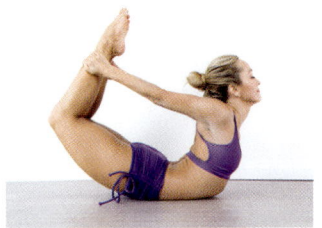

89. *Dhanurasana* – Postura de la rueda

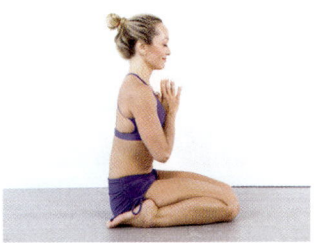

90. *Virasana* – Postura del héroe

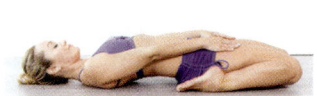

91. *Supta Virasana* – Postura del héroe reclinado

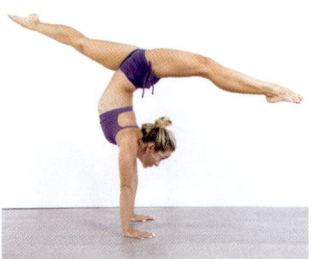

92. *Urdhva Hasta Hanumanasana* – Postura sobre las manos con las piernas abiertas

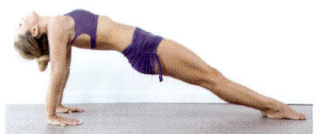

93. *Purvottanasana* – Postura de la tabla hacia arriba

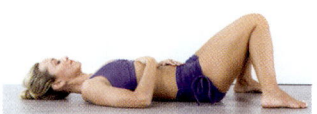

94. Postura de descanso constructiva

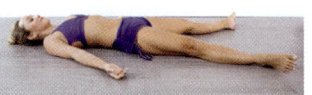

95. *Savasana* – Postura del cadáver

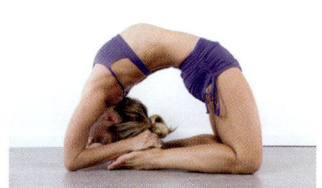

96a. *Kapatasana A* – Postura de la paloma A

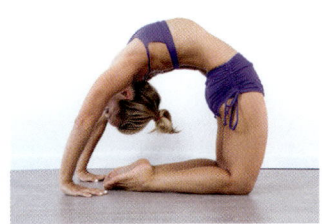

96b. *Kapatasana B* – Postura de la paloma B

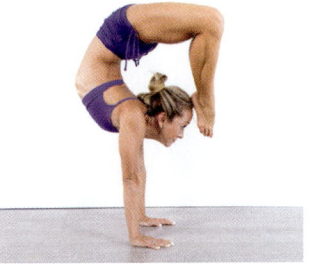

97. *Vrschikasana* – Postura del escorpión sobre las manos

GLOSARIO DE POSTURAS • 253

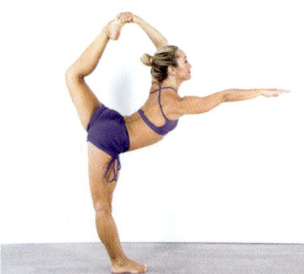 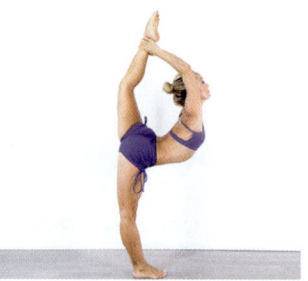 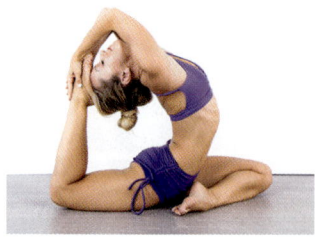

98a. *Natarajasana A* – Postura del señor de la danza A

98b. *Natarajasana B* – Postura del señor de la danza B

99. *Eka Pada Raja Kapotasana* – Postura de la paloma real sobre una pierna

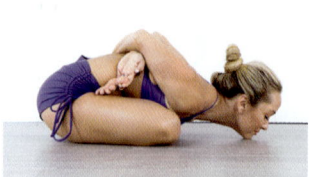 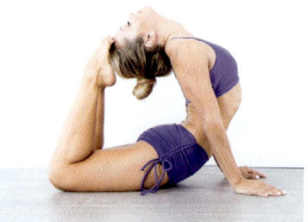 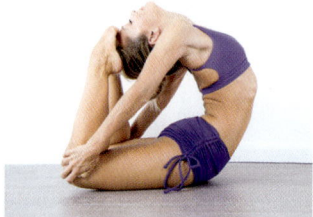

100. *Yoga Mudra* – El cierre sagrado

101a. *Raja Kapotasana A* – Postura de la paloma real A

101b. *Raja Kapotasana B* – Postura de la paloma real B

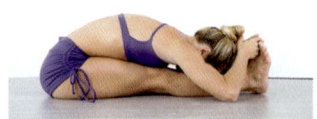 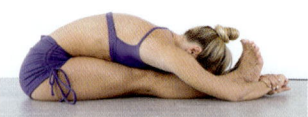 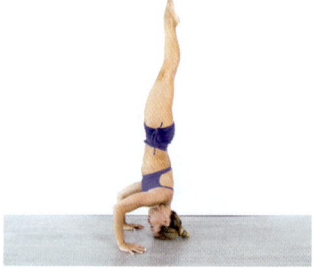

102a. *Paschimattanasana A* – Estiramiento intenso hacia el oeste o Flexión intensa hacia adelante A

102b. *Paschimattanasana D* – Estiramiento intenso hacia el oeste o Flexión intensa hacia adelante D

103. *Mukta Hasta Sirsasana A* – Postura del trípode sobre la cabeza

Acerca de la autora

Kino MacGregor ha dedicado su vida a la práctica de yoga, y está convencida de que todas las personas pueden desbloquear su potencial superior a través de esta disciplina. Kino transmite un mensaje de esperanza y sanación a los practicantes de todo el mundo gracias a su profunda fe y a su dedicación personal. Es conocida por su sentido del humor, su amor por la belleza y su energía inagotable. Le gusta describirse como una apasionada de las posturas sobre las manos, una fanática de la playa y una joven normal que ha encontrado la paz a través del milagro de la gracia. Pero, ante todo, Kino comienza cada día practicando yoga en el espacio sagrado de *sadhana*, en comunión con la verdadera luz que mora en el interior de todos nosotros. Todo lo que ella comparte fluye desde el santuario más profundo de lo Divino que hay dentro de su corazón.

Kino es una profesora de yoga reconocida a nivel internacional, autora de cuatro libros, productora de seis DVD de Ashtanga Yoga, escritora, bloguera, viajera del mundo, cofundadora de OmStars Yoga TV Network, cofundadora del Miami Life Center, y cocreadora de Yoga Pro Wheel. Es una de las pocas personas en el mundo del yoga que ha incluido en su práctica tanto las enseñanzas tradicionales del pasado histórico de la India como los canales contemporáneos más populares de las redes sociales. Da clases y organiza talleres en todo el mundo; en Kino Yoga Instagram, donde tiene más de un millón de seguidores; en su canal OmStars, y en el canal de YouTube Kino Yoga, con más de cien millones de visualizaciones. Con casi veinte años de experiencia en el método Ashtanga Yoga, forma parte del selecto grupo de personas que han recibido autorización para enseñar Ashtanga Yoga directamente de su fundador, Shri K. Pattabhi Jois, en Mysore (India), y que practican la quinta serie de Ashtanga Yoga.

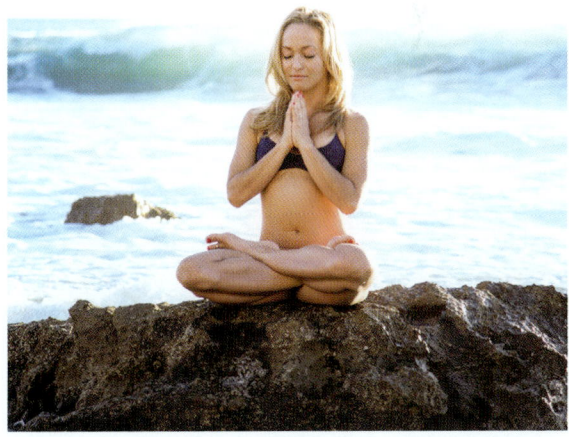